弱视临床诊疗
眼视光学基础与实践

RUOSHI LINCHUANG ZHENLIAO

YANSHIGUANGXUE JICHU YU SHIJIAN

周　哲　张瑶洁　吕天斌 ◎ 主编

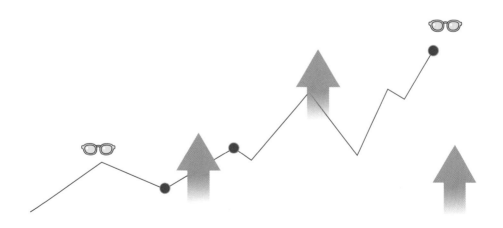

西北大学出版社
·西安·

图书在版编目（CIP）数据

弱视临床诊疗眼视光学基础与实践／周哲，张瑶洁，

吕天斌主编. -- 西安：西北大学出版社，2024. 8.

ISBN 978-7-5604-5469-6

Ⅰ. R777.4

中国国家版本馆 CIP 数据核字第 2024MD5993 号

弱视临床诊疗眼视光学基础与实践

主　　编	周　哲　张瑶洁　吕天斌	
出版发行	西北大学出版社	
地　　址	西安市太白北路 229 号	
邮　　编	710069	
电　　话	029-88302590	
网　　址	http：//nwupress. nwu. edu. cn	
电子邮箱	xdpress@ nwu. edu. cn	
经　　销	全国新华书店	
印　　刷	河南龙华印务有限公司	
开　　本	787mm×1092mm　1/16	
印　　张	20. 5	
字　　数	390 千字	
版　　次	2024 年 8 月第 1 版　2024 年 8 月第 1 次印刷	
书　　号	ISBN 978-7-5604-5469-6	
定　　价	198. 00 元	

如有印装质量问题，请与本社联系调换，电话 029-88302966。

序

人的视力发育从出生到 3 岁极为敏感，是视觉发育的关键期。在 12 岁以前视觉系统发育均较敏感，称为敏感期。敏感期视觉系统发育异常可导致形觉剥夺和（或）两眼异常相互作用，进而引起弱视。

弱视是儿童时期常见的一种眼病，国内流行病学调查显示 4~6 岁儿童弱视发病率大约为 4.32%，其发生原因错综复杂。若错过最佳治疗时机，则可能造成患儿单眼或双眼视觉的终身损害或残疾。因此对弱视儿童做到早筛查发现、早规范治疗、早恢复并重建其三级视功能尤为重要。长期以来对于弱视治疗的讨论、探索、研究均未曾停止，但是规范的认识、诊断、康复治疗及预防一直都存在争议，在临床上对弱视的误诊也长期存在，有不规范验光而导致，有对基础眼病判断不足而导致，也有专业技能欠缺而导致。但是无论何种原因，对一个花样年龄的儿童造成误诊，并以此进行治疗都是一场灾难，轻则延误治疗时机，重则造成不可逆转的伤害，因此从眼科学和视光学的角度重新定义、规范弱视的诊疗和康复是有长远和重要意义的事情。

弱视儿童的康复是一个长期和漫长的过程，这个过程不仅需要专业技能和规范操作，更需要提供完善规范的社区化服务，在治疗康复过程中更要付出巨大的爱心、耐心及细心，因此每一位从事儿童弱视康复的医务工作者都是值得尊重的。

在百岁之余看到眼科领域再添新作，我极为高兴。本书的三位主编中，周哲主任是北京同仁医院长期从事弱视诊疗的医师，有着多年的临床实践经验和弱视诊疗新理论、新见解。张瑶洁副主任医师是老友李纪源先生的贤高足，20 多年来一直从事视光领域新技术、新产品的研发及视光教育工作，对于儿童弱视康复技术实践

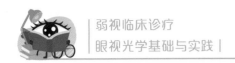

颇有研究，深得李纪源先生真传。李纪源先生是国内著名的中医眼科医师。吕天斌博士是河南省立眼科医院的视光中心主任，其门诊量大、接诊患者多，对于临床诊治有丰富的实战经验。本书从眼视光学角度，重点介绍了儿童弱视的检查、诊断、康复治疗等相关技术和实践经验，也加入了中医中药在弱视诊断和治疗方面的理论与心得，对于临床医生及视光行业从业者都不失为一本极好的专业教材，特是为之推荐。

世界眼科基金会中国分会会长

前 言
Preface

初次接触到弱视患者是1999年在医院实习时，虽然25年过去了，但当时的一幕让我至今记忆犹新。当时在一家知名视光连锁机构兼职勤工俭学，在一天快下班时来了一个孩子，父母一起陪同，至今我清楚地记得孩子是一个屈光参差性弱视，弱视眼的视力只有0.1的样子。孩子父母当时对弱视并没有概念，当我告知孩子父母孩子的眼睛疑似弱视，需要进一步诊断时，父母认为孩子就是近视，戴眼镜就可以了。门店经理听到了我和孩子父母沟通的情况，就拿着一个手电筒递给我说，你给他查一下眼底看看。如果说父母的反应是基于对疾病的认知，那么门店经理的行为就是专业的匮乏和无知了。

2005年，我开始就职于国内某知名连锁机构任技术总监，进行全国视光培训。当时对弱视孩子要解决的第一个问题就是规范验光和配镜处方，但弱视矫正没有统一的标准和规范，市场和技术层面都相对比较混乱，有提出矫正期间不让戴镜的，有提出无论什么样的屈光状态都要带凸透镜的，也有提出弱视不需要治疗的，如此等等，一个简单的问题往往需要很久很久的解释。

基于对偏心注视性弱视和弱视康复后期视觉训练该如何去做，如何制定标准的困惑和疑虑，我查阅了众多文献和资料后发现可用的文献并不多，且很多观点之间存在矛盾。2016年，第二届中国福盛康斜弱视诊断治疗与近视防控论坛暨第一届中美国际视光论坛召开，邀请了全国知名专家学者前来授课。我经多方打听和辗转多人联络，终于邀请到周哲教授来郑州授课。记得当时在会议室旁的洽谈室我和周教授一见如故，整整交流了4个小时，就弱视的发病、诊断、配镜处方原则、偏心性质、康复后期的训练等进行详细交流，从此我对教授弱视诊断治疗的课程也有了更加清晰的规划和授课标准。

也是在2016年，和周哲教授的会面让我萌生了把弱视诊断治疗规范化、标准化、实用化、落地化的想法，从2018年培训教案初稿形成到培训课件的多次易稿，从每次学术论坛弱视诊疗疑点、难点的深度剖析到落地实操班的举办，从网络直播录播课程到弱视诊疗知识题库的建设，从本书大纲的编撰到内容填充，从本书目录的确定到十多次的易稿，从确定出版到图片、表格的绘制，无不充满艰辛和努力。周哲教授白天门诊量巨大，很多时候远道而来的患者都要提前半个月甚至更长的时间预约方能如期就诊，所以本书成书期间周哲教授大部分时间都是在深夜工作，对每一字句的斟酌推敲，对每一幅图片、每一个表格的精益求精，对每一处文献的多方印证，才有了本书的成型，在此对周哲教授再次表达崇高的敬意。

本书在立项和内容规划之时，充分考虑到弱视社区化康复治疗这一关键因素，与全国各地知名连锁眼科及视光门店进行沟通、调研，征集问题及病历线索，当我们充分表达了我们的意图后得到了大家的主动支持和热情帮助，前后收到大家提供的问题、病例、素材等线索 500 余条，在千头万绪中如何梳理思路、如何利用循证医学的方式方法进行大纲和内容设计这一问题，得到了河南省立眼科医院吕天斌主任的大力支持。吕主任帮助我们梳理思路、整理线索、形成大纲，为本书的成书贡献了重要力量。本书中涉及很多仪器设备和训练工具，为了保证本书的客观性，特邀请河南省药品医疗器械检验院张伟主任对书中仪器设备部分进行审核。基于大家对弱视诊疗这一领域的关心、关注和对本书的大力支持，才让本书在立项和规划阶段能够考虑到每一个问题和细节，才能够让本书的受众更加广泛、内容更加实用，在此对大家的付出和努力深表感谢。

根据本书设计的初衷和规划，除纸质图书外，本书将有在线录播课程讲解、在线题库练习、在线答疑解惑、远程会诊、线下系列课程、弱视图谱、弱视科普问答等系列配套资源。我相信随着大家的努力和付出，我们以本书为基础一定会形成一套完整的弱视诊断治疗方面的课程体系。

"三尺讲台，呕心沥血，只为杏林添枝。一颗匠心，精雕细琢，只为银海增辉。"这是我为了感谢和纪念我尊敬的老师李纪源教授写的一副对联，也一直是我们历届中国福盛康斜弱视诊断治疗与近视防控论坛会议大屏两侧的楹联，在此送给参与本书编写的每一位同仁。希望随着本书的出版，我们能为更多的弱视儿童送去福音，给更多弱视儿童的父母带去希望，给每一位视光从业者带去精神食粮。

孙思邈《大医精诚》曰："世有愚者，读方三年，便谓天下无病可治；及治病三年，乃知天下无方可用。"医学是一门终身学习的学科，至今仍有很多我们无法处理的病例，我们的技能距离患者的期望还很大，但是相信随着大家的努力和科技的进步，我们会有更多的进步和创新。

"不为良相，便为良医"当是每一位医者的宏愿。本书历经近十载，终于成册，我们每一位参与者都聊以自慰。也希望本书能够抛砖引玉，让更多的同行、智者能够参与其中，就弱视问题进行讨论。我相信随着更多的人参与进来，弱视的诊断和治疗的大模型能够更快地建立，弱视诊断和治疗的标准化、流程化、规范化、数字化也会早日实现。

张瑷潔

甲辰年初夏于郑州

目　录
Contents

第一章　弱视的眼视光学基础

第一节　概述 …………………………………………………………… 003

第二节　眼的基本结构与生理 ………………………………………… 004

第三节　视觉系统形成及其发育敏感期 ……………………………… 027

第二章　弱视的检查与诊断

第一节　弱视的定义及分类 …………………………………………… 041

第二节　弱视的相关检查 ……………………………………………… 043

第三节　视光门诊主要检查结果及临床意义解读 …………………… 073

第四节　弱视的诊断 …………………………………………………… 080

第五节　视光门诊病历书写 …………………………………………… 089

第三章　弱视的治疗

第一节　儿童弱视的治疗 ……………………………………………… 095

第二节　双眼视功能检查和训练在弱视治疗中的应用 ……… 124

第三节　成人弱视的治疗 ……………………………………………… 130

第四章　弱视诊疗常用器具设备及其应用

第一节　常用检查器具设备 …………………………………………… 135

第二节　常用训练器具设备 …………………………………………… 186

第三节　数字疗法在弱视训练中的应用 …………………………… 201

第五章　**弱视相关眼病**

第一节　角膜疾病 …………………………………………………… 208

第二节　晶状体疾病 ………………………………………………… 213

第三节　玻璃体疾病 ………………………………………………… 218

第四节　视网膜疾病 ………………………………………………… 222

第五节　视神经疾病 ………………………………………………… 238

第六节　斜视 ………………………………………………………… 250

第七节　眼外伤 ……………………………………………………… 267

第六章　**中医中药与弱视的诊断治疗**

第一节　中医对视力的认识 ………………………………………… 277

第二节　中医对弱视的认识和辨证治疗 …………………………… 281

第三节　中医针灸治疗弱视 ………………………………………… 284

第四节　弱视儿童的饮食和药膳 …………………………………… 286

第五节　叶黄素对弱视改善的研究 ………………………………… 288

第七章　**儿童弱视的预防**

第一节　弱视预防的宣传教育与家庭指导 ………………………… 293

第二节　弱视儿童的早期筛查 ……………………………………… 297

第三节　弱视危险因素的早期处理 ………………………………… 305

参考文献 ……………………………………………………………… 311

后记 …………………………………………………………………… 314

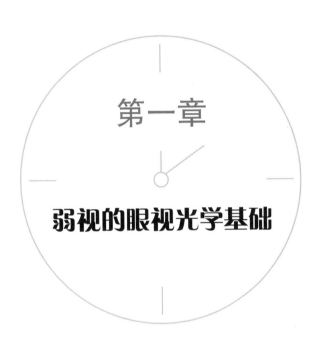

第一章

弱视的眼视光学基础

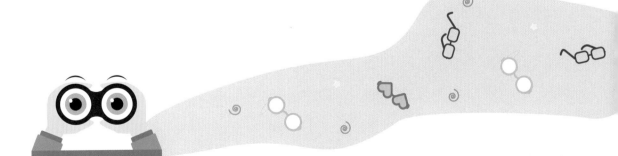

第一节
概述

弱视是一种较为常见的儿童功能性眼病，是由于某些先天因素或视觉发育期内其他因素干扰，导致黄斑中心凹无法形成清晰物像；或由于双眼视觉刺激输入不等，导致清晰物像与模糊物像之间产生竞争抑制，从而造成双眼或单眼视力低下。根据文献报道，我国儿童弱视的发病率为 2%~4%。过去我国由于受到经济发展水平的限制，儿童眼保健工作开展较差，弱视发病率较高。现在随着经济发展水平的提高，人们健康意识的增强，儿童眼保健工作在经济相对发达地区开展较好，这些地区的弱视发病率已经大幅下降；但经济欠发达地区儿童眼保健工作开展相对滞后，弱视的防治仍存在较多尚待解决的问题。

弱视患者的眼部通常无器质性病变（形觉剥夺性弱视除外），而视力低于正常。研究者曾经认为，弱视是一种先天性疾病，是"视力发育不良"引起的。但近年来随着神经生理学与心理物理学等学科的发展，对弱视的发病机制逐渐有了新的解读，其被认为是一种与神经发育学和心理物理学相关的疾病。美国眼科学会《眼科临床指南》（2017 年）明确指出：弱视是一种由于视觉图像处理异常导致的中枢神经系统发育障碍。通常见于眼部无其他器质性病变；少数情况下，也可有累及眼部或视路的结构异常，但视力的降低不能仅归因于结构异常，常同时合并屈光不正等可被矫正和治疗的因素。这些结构异常包括视盘发育不全、有髓神经纤维、早产儿视网膜病变、葡萄膜炎和其他一些细微或未识别的视网膜或视神经结构异常。该指南首次将弱视的范畴扩大至存在器质性病变的患者，同时将这些病变的结构异常导致的视力下降与弱视相关结构异常（屈光不正等）导致的视力下降进行了严格的区分，并强调了对于这些存在非弱视相关性结构异常同时合并有弱视相关性结构异常（如屈光不正等）的患者，实施弱视治疗的必要性。美国眼科学会《眼科临床指南》（2022 年）重申了上述观点，同时指出，随着检测手段的进步，可发现对侧眼常常也存在结构和功能的细微缺陷。

因此，对人眼基本结构和生理的认识，仍然是认识和理解弱视，明确诊断并处理弱视的重要基础。

第二节

眼的基本结构与生理

人眼是感受外界刺激并形成视觉的重要感觉器官，包括眼球、眼附属器、视路 3 部分。

眼球

眼球位于眼眶前部，近似球形。正常眼球的前后径出生时约为 16mm，3 岁时达到 23mm，成年时平均为 24mm。成年人眼球垂直径为 23mm，水平径为 23.5mm。眼球向前方平视时，一般突出于外侧眶缘 12~14mm，但两眼间相差通常不超过 2mm。临床上有时将眼球分为眼前段和眼后段。晶状体（含）平面以前为眼前段，其后为眼后段。眼球由眼球壁和眼球内容物组成。

（一）眼球壁

眼球壁分为 3 层，外层为纤维膜，中层为葡萄膜，内层为视网膜（图 1-1）。

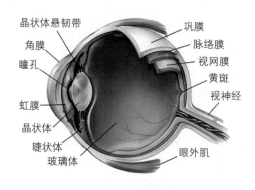

图 1-1　眼球壁

1. 纤维膜

纤维膜即外膜，由致密结缔组织构成，具有维持眼球外形和保护眼球内容物的作用。纤维膜由前1/6的角膜和后5/6的巩膜构成，二者相连处为角膜缘。

（1）角膜　位于眼球前部，略向前凸。角膜中央部厚0.5~0.55mm，周边部厚约1.0mm，横径为11.5~12mm，垂直径为10.5~11mm。角膜无色透明，具有屈光作用。正常成人角膜前表面的曲率半径为7.8mm，后表面约为6.8mm，总屈光度为43D。

组织学上角膜由外向内分为5层：

①上皮层：由5~6层上皮细胞组成，排列特别整齐，易与其内面的前弹力层分离。上皮细胞再生能力强，损伤后修复快，不留瘢痕。

②前弹力层：为一层均质无细胞成分的透明膜，损伤后无再生能力，为瘢痕代替。

③基质（实质）层：厚500μm，约占角膜厚度的90%，由近200层排列规则的胶原纤维束薄板组成，折光性一致。其间有角膜基质细胞，并有黏蛋白和糖蛋白填充。基质层损伤后不能再生，由瘢痕代替。

④后弹力层：为较坚韧的透明均质膜，富有弹性，损伤后能再生。

⑤内皮层：由一层六角形扁平细胞构成，具有一定的房水屏障功能，损伤后一般不能再生（图1-2）。

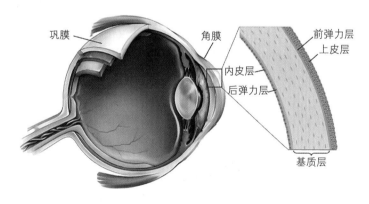

图1-2　角膜

角膜作为屈光介质的重要组成部分，既是光线进入眼球的重要门户，又是眼实现屈光功能的重要介质（约占整个眼球屈光力的70%），其形态的规则性和质地的均匀透明性是人眼视觉功能的重要基础。

角膜大小和形态异常是屈光异常的重要原因，其中包括大角膜（角膜直径一般超过13mm）、小角膜（角膜直径小于10mm）、扁平角膜（屈光度在20~30D）和球形角

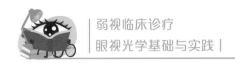
膜。角膜曲率半径小于 6.75mm 或大于 9.25mm，常表现为曲率性近视、远视、散光，由此导致的角膜源性高度屈光不正和屈光参差是发生弱视的危险因素。

角膜透明性降低是形觉剥夺的常见病因之一，常见原因包括角膜瘢痕和角膜水肿。角膜瘢痕根据其程度不同分为 3 种：淡而界限欠清的、肉眼不易分辨的混浊称为云翳；浓密而界限较清楚的称为斑翳；更致密而呈瓷样不透明区者称为白斑。位于瞳孔区的角膜瘢痕会影响儿童视觉正常发育，是弱视的常见危险因素之一。角膜水肿分为上皮水肿、基质水肿、内皮水肿。角膜上皮和基质的水肿对视力的影响颇有差别，相比之下，上皮水肿影响视力较早，患者的视力受损明显，是容易被人们忽视的弱视危险因素（详见第五章弱视相关眼病）。

（2）巩膜　质地坚韧，呈乳白色。巩膜外表面被眼球筋膜包裹，前面又被球结膜覆盖，内邻葡萄膜。巩膜后部在视神经穿出处分内外两层，外 2/3 移行于视神经鞘膜，内 1/3 呈网眼状，称为巩膜筛板，视神经纤维束由此处穿出眼球。巩膜厚度各处不同，眼外肌附着处最薄（0.3mm），视神经周围最厚（1mm）。组织学上巩膜分为 3 层：表层巩膜、巩膜实质和棕黑层。

巩膜与角膜共同构成眼内容物的外屏障，其主要功能是维持眼球外形、保护眼内结构稳定。

（3）角膜缘　是角膜和巩膜的移行区，又称角巩膜缘。角膜缘前界位于连接角膜前弹力层止端与后弹力层止端的平面，后界定于经过房角内的巩膜突或虹膜根部并垂直于眼表的平面，宽 1.5~2mm。于角膜缘处角膜、巩膜和结膜三者结合，该处是许多内眼手术切口的标志部位，也是眼位检查的参考标志（图 1-3）。

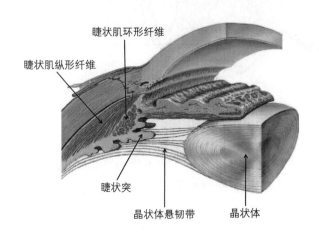

图 1-3　角膜缘

2. 葡萄膜

葡萄膜又称血管膜、色素膜，富含色素和血管，由前向后可分为虹膜、睫状体和脉络膜 3 部分（图 1-4）。

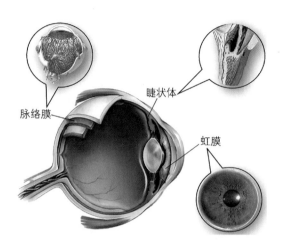

图 1-4　葡萄膜

（1）虹膜　为一圆盘状膜。虹膜表面有辐射状凹凸不平的褶皱，称为虹膜纹理和隐窝。虹膜的中央有一直径 2.5~4mm 的圆孔，称为瞳孔。距瞳孔缘 1.5mm 的虹膜上，有一环形齿轮状隆起，称为虹膜卷缩轮。此轮将虹膜分成瞳孔区和睫状区。虹膜周边与睫状体连接处为虹膜根部，此处很薄，眼球受挫伤时易从睫状体上离断。虹膜位于晶状体的前面，当晶状体脱位或手术摘除后，虹膜失去依托，在眼球转动时可发生虹膜震颤。组织学上虹膜主要由前面的基质层和后面的色素上皮层构成。虹膜内含两种排列方向不同的平滑肌：一种是围绕瞳孔周围呈环状排列的瞳孔括约肌，具有缩小瞳孔的作用；另一种是以瞳孔为中心呈放射状排列的瞳孔开大肌，具有开大瞳孔的作用。二者分别在交感神经和副交感神经的支配下，调节瞳孔大小。

（2）睫状体　为位于虹膜根部与脉络膜之间、宽 6~7mm 的环状组织，其矢状面略呈三角形。睫状体前 1/3 较肥厚，称为睫状冠，宽约为 2mm，富含血管，内表面有70~80 个纵行放射状皱褶，称为睫状突；后 2/3 薄而平坦，称为睫状体扁平部。扁平部与脉络膜连接处呈锯齿状，称为锯齿缘，为睫状体后界。组织学上睫状体主要由睫状肌和睫状上皮细胞组成。睫状肌由外侧的纵行、中间的放射状和内侧的环形 3 组肌纤维构成。纵行肌纤维向前分布可达小梁网。睫状上皮细胞层由外层的色素上皮和内层的无色素上皮两层细胞组成。睫状肌收缩时，附着在其上面的晶状体悬韧带松弛，晶状体依靠自身的弹性回缩而变厚，屈光力增强；而当睫状肌舒张时，晶状体悬韧带紧张，晶状体在拉力的作用下变薄，屈光力减弱，从而实现眼睛的调节功能。

（3）脉络膜 为葡萄膜的后部，前起于锯齿缘，后止于视网膜周围，介于视网膜与巩膜之间，有丰富的血管和色素细胞，具有营养眼球壁和吸收眼球内散射光线的作用。组织学上分为脉络膜上腔、大血管层、中血管层、毛细血管层和玻璃膜5层，借玻璃膜与视网膜色素上皮相连。

葡萄膜的主要生理功能是为视网膜色素上皮和内颗粒层以外的视网膜和视神经的一部分提供营养，其中脉络膜毛细血管是黄斑中心凹的血液供应的唯一来源。此外，脉络膜还有散热、遮光和暗室作用。白化病患者视网膜色素上皮细胞和葡萄膜黑色素细胞内黑色素颗粒部分或全部缺乏，无法正常遮光、形成暗室，影响视觉的正常发育，导致不同程度的视力异常。

3. 视网膜

视网膜是一层透明的膜，衬于葡萄膜的内面。组织学上视网膜分为10层，由外向内依次为：①视网膜色素上皮层，由单层的视网膜色素上皮细胞构成；②视锥视杆细胞层（光感受器细胞层）；③外界膜；④外核层，由光感受器细胞核组成；⑤外丛状层；⑥内核层；⑦内丛状层；⑧神经节细胞层；⑨神经纤维层；⑩内界膜（图1-5）。

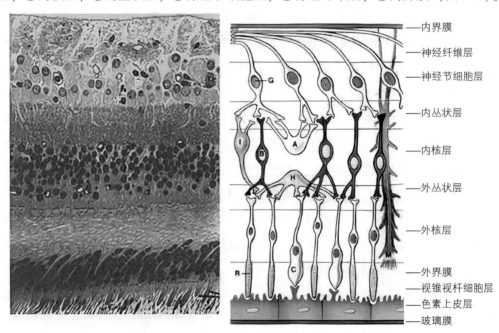

A—无长突细胞；B—双极细胞；C—视锥细胞；G—视神经节细胞；

H—水平细胞；I—网间细胞；R—视杆细胞；M—Müller细胞。

图1-5 视网膜结构

光感受器由视杆细胞和视锥细胞组成。视杆细胞外段呈圆柱形，视锥细胞外段呈圆锥形（图1-6），前者司暗视觉，后者司明视觉和色觉。光感受器的神经冲动，经双极细胞传至神经节细胞。神经节细胞发出的神经纤维向视盘汇聚成视神经。视盘又称为视乳头，是视神经穿出眼球的部位。正常视乳头为一境界清晰、呈橙红色的圆形盘状结构。视盘上有视网膜中央动脉、静脉经过。视盘中央有一小凹陷区，称为视杯。视杯与视盘（面积）的比即杯盘比（cup-disc ratio，C/D）。正常人的C/D通常不超过0.6，一般为0.3或者0.4。如果C/D超过0.6，则提示可能具有青光眼性的视盘改变。

距视乳头颞侧约3mm处有一中央无血管分布的凹陷区，称为黄斑区（亦称黄斑部），因该区富含叶黄素而得名。该区处于眼球的后极部正中位置，可以直接接受来自正前方的视觉信号。该部位视网膜偏薄，有较多放射状排列的Henle纤维（海丁格效应的结构基础），色素上皮细胞稠密，视网膜后的脉络膜毛细血管密集，反光较弱，因此在检眼镜下呈暗红色，其中心有一小凹，称为黄斑中心凹，其位置大致与视盘下缘相当（其与瞳孔中央的连线称为视轴）。正常情况下小凹中心可见到一针尖大小的明亮反光点，即中心凹反光点（图1-7）。

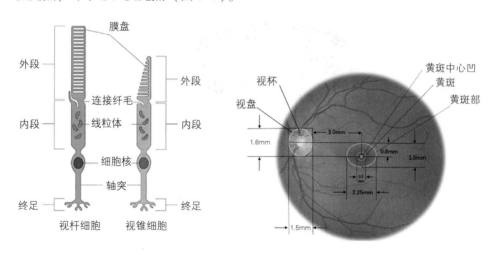

图1-6　光感受器细胞模式图　　　　　图1-7　眼底结构图

眼部光学相干层析成像（optical coherence tomography，OCT）显示黄斑中心凹为视网膜的结构"凹地"（图1-8）。中心凹无血管区（foveal avascular zone，FAZ）保证了视网膜的透明性，同时由于黄斑中心凹视锥细胞密度最大（无视杆细胞），视锥细胞对于色觉和明视觉最敏感，而且视锥细胞和传导细胞是一对一联系的（图1-9），可以将信息以最快捷的方式由视网膜传导至大脑皮质。上述解剖结构和位置上得天独厚的优势，奠定了黄斑中心凹作为视觉最敏锐部位的坚实基础。

正常人多焦视网膜电图（multifocal electroretinography，mfERG）检查结果显示，代表视网膜最高功能水平的"中央尖峰"对应于黄斑中心凹，直观体现了黄斑中心凹作为视网膜功能"高地"的霸主地位，目标图像聚焦于此，才能获得最清晰的视觉感受。而其他区域的视网膜则随着离心度加大，振幅逐渐降低。振幅分布特征与视锥细胞分布特征一致，对应于视乳头部位则显示为一凹陷（图1-10）。目标图像聚焦点距离黄斑中心凹越远，对应的视觉感受越弱，视乳头处由于缺乏光感受器细胞而无感光作用，故又称为生理盲点。

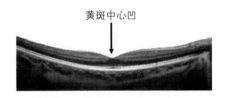

图1-8 黄斑中心凹（OCT）

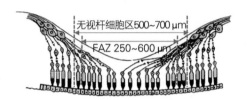

图1-9 黄斑中心凹结构模式图

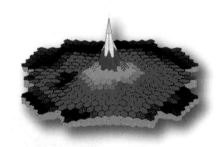

图1-10 mfERG（3D图）（对应于黄斑中心凹的"中央尖峰"）

基于此，临床上根据人眼注视目标时，目标的影像通过屈光系统后在视网膜上的聚焦点，即"注视点"位置与黄斑中心凹相对距离的远近，将注视性质分成不同类型。关于注视性质的分类，各家主张不一。

以Bangerter为代表的外国学者将弱视患者的注视性质分为以下几种：

（1）中心注视（central fixation）

（2）旁中心注视（eccentric fixation） 又称非中心凹注视，包括：

①旁中心凹注视（parafoveal fixation）：注视点位于中心凹附近。

②旁黄斑注视（parafoveal fixation）：注视点位于中心凹以外的黄斑区。

③周边注视（peripherally eccentric fixation）：注视点位于视乳头与黄斑之间或更远处。

（3）无注视（不能注视）

我国学者将注视性质分为 4 型：

（1）中心凹注视　注视点恰好在黄斑中心凹。

如果注视点在中心凹附近轻微移动但在偏离中心凹 1° 范围内，则为不稳定中心注视。

（2）旁中心凹注视　注视点在偏离中心凹 1° 范围外，但在 3° 范围以内。

（3）旁黄斑注视　注视点在偏离中心凹 3° 范围以外，但在 5° 范围以内。

（4）周边注视　注视点在黄斑边缘部与视乳头之间，偶有在视乳头鼻侧者。

其中后三型统称为旁中心注视型。如此将注视性质简化为两大类型，即中心注视型和旁中心注视型（图 1–11）。旁中心注视可以是水平位的，也可以是垂直位的；可以是相对稳定的，也可以是游走性的。偏离黄斑中心凹越远，游走性越大。旁中心注视和不稳定中心注视均属于注视异常，此类患者黄斑中心凹司明视觉的视锥细胞没有得到清晰的物像刺激，而使得中心视力发育水平低下，是导致弱视的重要原因之一。

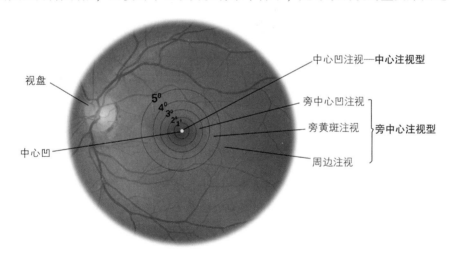

图 1–11　检眼镜下的注视定位

（二）眼球内容物

眼球内容物包括房水、晶状体和玻璃体 3 种透明物质，是光线进入眼内到达视网膜的通路，它们与角膜一并称为眼的屈光介质。

1. 房水

房水为透明液体，充满眼房内。眼房是指位于角膜和晶状体之间的腔隙，被虹膜

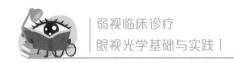

分为眼前房和眼后房，二者借瞳孔相通。

前房角是房水排出的主要通道，位于周边角膜与虹膜根部的连接处。前房角的前外侧壁为角巩膜缘，从角膜后弹力层止端至巩膜突；后内侧壁为睫状体的前段和虹膜根部。在前房角内依次可见到如下结构：Schwalbe 线、小梁网和 Schlemm 管、巩膜突、睫状带和虹膜根部。小梁网系多层束状或板片状的扁平、交叉网孔样结构，每一小梁束由胶原纤维核心和其外被的内皮细胞组成。

房水由睫状体上皮细胞产生后入眼后房，经瞳孔至眼前房，再经前房角渗入巩膜静脉窦，最后汇入眼静脉（图 1-12）。房水除了有屈光作用外，还有营养角膜和晶状体、调节眼内压的作用。

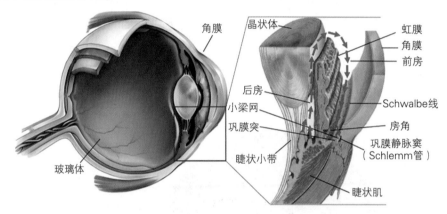

图 1-12　房水生成和排出路径

2. 晶状体

晶状体形如双凸透镜，位于瞳孔和虹膜后面、玻璃体前面，直径 9~10mm，由晶状体悬韧带与睫状体联系固定。晶状体分为前后两面，前面的曲率半径约 9mm，后面约 5.5mm，前后两面交界处称为晶状体赤道部，两面的顶点分别称为晶状体前极和后极。两极间的连线称为晶状体轴，轴的长度即晶状体厚度，其随年龄增长而缓慢增加，一般为 4~5mm。晶状体由晶状体囊和晶状体纤维组成。晶状体囊为一层具有弹性的均质基底膜，前囊比后囊厚约 1 倍。晶状体纤维为赤道部上皮细胞镶嵌后伸展、延长而成。一生中晶状体纤维不断生成，新的纤维将旧的纤维挤向中心，逐渐硬化而形成晶状体核。晶状体核外较新的纤维称为晶状体皮质（图 1-13）。

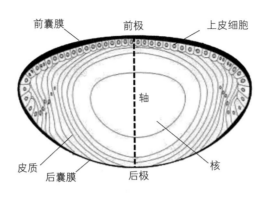

图 1-13 晶状体结构示意图

晶状体是屈光系统的重要组成部分，晶状体富有弹性，是唯一具有调节能力的屈光介质。随年龄增长晶状体核逐渐浓缩，弹性逐渐减弱，其调节能力也随之逐渐降低，即老视现象。晶状体任何部分的透明度降低使光学通路受阻即称为白内障。儿童视觉发育期，致密的核性白内障、混浊位于视轴且直径大于 3mm 的皮质性白内障和囊下白内障易导致形觉剥夺性弱视。

3. 玻璃体

玻璃体为透明的胶质体，充满于玻璃体腔，占眼内容积的 4/5，约 4.5mL。玻璃体前面有一凹面，称为玻璃体凹，用以容纳晶状体，其他部分与视网膜和晶状体相贴。玻璃体前表面和晶状体后囊间有环形粘连，在青少年时粘连较紧密，老年时变松弛（图 1-14）。玻璃体主要具有屈光和支撑视网膜的作用。玻璃体积血、混浊、玻璃体动脉残留（persistent hyaloid artery，PHA）、永存原始玻璃体增生症（persistent hyperplastic of primary vitreous，PHPV）是导致形觉剥夺性弱视的常见器质性眼病。

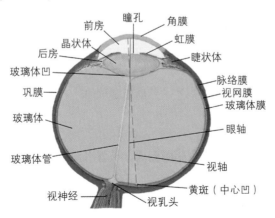

图 1-14 玻璃体及邻近结构（眼球冠状面）

二 眼附属器

眼附属器包括眼睑、结膜、泪器、眼外肌和眼眶等，具有保护、支持和运动眼球的作用。

（一）眼睑

眼睑位于眼眶前部，覆盖于眼球表面，分上睑和下睑，其游离缘称为睑缘。上、下睑缘间的裂隙称为睑裂，其内外连接处分别称为内眦和外眦。正常平视时，睑裂高度约8mm，上睑遮盖角膜上部1~2mm。内眦处有一小的肉样隆起，称为泪阜，为变态的皮肤组织（图1-15）。睑缘有前唇和后唇。前唇钝圆，有2~3行排列整齐的睫毛，毛囊周围有皮脂腺及变态汗腺开口，与眼球表面紧密接触。

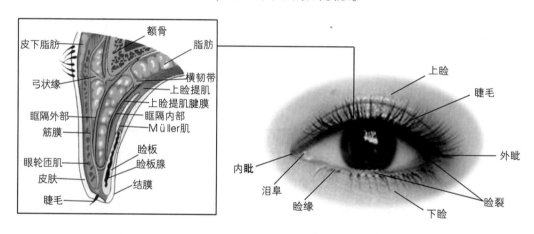

图1-15 眼睑

组织学上眼睑从外向内分6层。

1. 皮肤

眼睑皮肤是人体最薄柔的皮肤之一，易形成皱褶。

2. 皮下组织

皮下组织由疏松结缔组织和少量脂肪构成，易蓄水，肾病和局部炎症时容易出现水肿。

3. 肌层

肌层包括眼轮匝肌、上睑提肌和Müller肌。眼轮匝肌是横纹肌，肌纤维走行与睑裂平行，呈环形，由面神经支配，可使眼睑闭合。上睑提肌由动眼神经支配，提起上睑，开启睑裂。此肌起自眶尖视神经孔周围的总腱环，沿眶上壁至眶缘呈扇形，分成前、中、后3部分。前部为薄宽的腱膜穿过眶隔，止于睑板前面，部分纤维穿过眼轮匝肌止于上睑皮肤下，形成重睑；中部为一层平滑肌纤维，受交感神经支配，附着于睑板上缘（下睑平滑肌纤维起于下直肌，附着于睑板下缘），交感神经兴奋时睑裂特别开大；后部亦为一腱膜，止于穹窿部结膜。Müller肌为一块很薄、很小的平滑肌。上睑Müller肌宽约10mm，起始于上睑提肌下面的横纹肌纤维间，在上睑提肌与上直肌、穹窿结膜间向前下方行进，止于睑板上缘。下睑Müller肌较小且薄、起自下直肌鞘膜和下斜肌相交处，向前上方走行于下穹窿部后，部分纤维附着于下睑板下缘，部分纤维附着于球结膜。Müller肌受颈交感神经支配，当人们处于惊恐与愤怒时，Müller肌收缩，可使睑裂开大约2mm。

4. 肌下结缔组织层

肌下结缔组织层居于眼轮匝肌与睑板之间，向上与头皮的腱膜下层相接，向下与睑缘灰线相连，由纤维结缔组织构成。此层内有上睑提肌纤维和支配眼睑的神经纤维通过。眼科手术需对眼轮匝肌实施麻醉时常将麻醉药注入此层内。

5. 纤维层

纤维层包括睑板和眶隔两部分。其中睑板为由致密结缔组织形成的半月状结构，两端借内、外眦韧带固定于眼眶内外侧眶缘上。睑板内有若干与睑缘呈垂直方向排列的睑板腺，其为全身最大的皮脂腺，开口于睑缘，可分泌类脂质，参与泪膜的构成，对眼表面起润滑作用。眶隔又称睑板阔韧带，是睑板向四周延伸的一薄层富于弹性的结缔组织膜，是隔开眼眶和眼睑的一个重要屏障。

6. 结膜层

紧贴睑板后面的透明黏膜称为睑结膜，可分为睑缘部、睑板部和眶部三部分（详见本节"结膜"部分）。

上睑下垂遮挡瞳孔、眼睑（内翻）倒睫导致的角膜疾病会构成儿童弱视的风险。

（二）结膜

结膜是一层薄的半透明黏膜，柔软光滑且富有弹性，分为睑结膜、球结膜及穹窿结膜。这3部分结膜形成一个以睑裂为开口的囊状间隙，称为结膜囊（图1-16）。

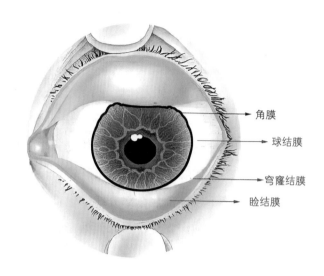

右侧标注（从上到下）：角膜、球结膜、穹窿结膜、睑结膜

图 1-16　结膜

1. 睑结膜

睑结膜覆盖于眼睑后面，与睑板牢固黏附，不能被推动，正常情况下可见小血管走行和透见部分睑板腺管。

2. 球结膜

球结膜覆盖于眼球前部巩膜表面，止于角巩膜缘，是结膜的最薄和最透明部分，可被推动。球结膜与巩膜由眼球筋膜疏松相连，在角膜缘附近 3mm 以内与眼球筋膜融合在一起。

3. 穹窿结膜

此部结膜组织疏松，多皱褶，便于眼球活动。上方穹窿部绊缠有上睑提肌纤维，下方穹窿部有下直肌鞘纤维。

结膜是黏膜，由不角化的鳞状上皮和杯状细胞组成，有上皮层和固有层。杯状细胞是单细胞黏液腺，多分布于睑结膜和穹窿结膜的上皮细胞层内，可分泌黏液，构成泪液的黏液成分，湿润角膜和结膜，起保护作用。固有层含有血管和淋巴管，分为腺样层和纤维层。腺样层较薄，穹窿部发育较好，含 Krause 腺、Wolfring 腺，可分泌浆液。该层由纤细的结缔组织网构成，其间有大量淋巴细胞，炎症时易形成滤泡。纤维层由胶原纤维和弹力纤维交织而成。结膜直接与外界接触，易受外界的理化因素刺激，易被病原微生物或寄生虫感染而患病。结膜与眼睑、眼眶及眼球紧邻，这些部位的病变可直接累及结膜。结膜中的血管及淋巴管直接与全身的相应组织相通，故全身疾病也常常波及结膜。此外，由于结膜由上皮组织和结缔组织构成，多个组织系统的疾病均可发生于结膜。因此，结膜疾病是最常见的眼病。

（三）泪器

泪器包括泪腺和泪道两部分。

1. 泪腺

泪腺位于眼眶上壁外侧部的泪腺窝内，借结缔组织固定于眶骨膜上，上睑提肌外侧肌腱从中通过，将其分割成较大的眶部泪腺和较小的睑部泪腺，正常时从眼睑不能触及。泪腺的排出管有 10～20 根，开口于穹窿结膜外侧部。此外，尚有位于穹窿结膜的 Krause 腺和 Wolfring 腺，称为副泪腺。

2. 泪道

泪道是泪液排出的通道，包括上、下睑的泪小点、泪小管、泪囊和鼻泪管。

（1）泪小点　位于上、下睑缘后唇，距内眦 6～6.5mm 的乳头状突起上，直径为 0.2～0.3mm。

（2）泪小管　上、下睑各有一小管连接泪小点与泪囊。从泪小点开始后的 1～2mm 泪小管与睑缘垂直，然后呈直角转为水平位，长约 8mm。

（3）泪囊　位于泪骨的泪囊窝内，其上方为盲端，下方与鼻泪管相连接，长约 12mm。

（4）鼻泪管　位于骨性鼻泪管内，上接泪囊，向下后稍外走行，开口于下鼻道，全长约 18mm。鼻泪管下端的开口处有一半月形瓣膜，称为 Hasner 瓣，有阀门作用（图 1–17）。

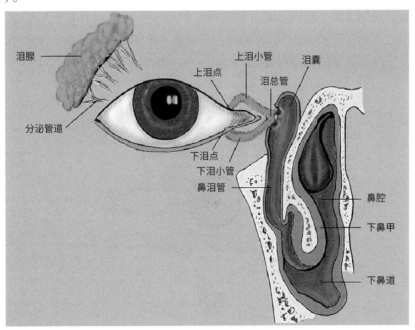

图 1–17　泪器（右侧）

泪腺分泌的泪液排出到结膜囊后，经眼睑瞬目运动，分布于眼球的前表面，并聚于内眦处的泪湖，再通过接触眼表面的泪小点和泪小管的虹吸作用，进入泪囊、鼻泪管到鼻腔，经黏膜吸收。

正常情况下，结膜囊内多余的泪液通过泪小点，通过虹吸作用，经泪小管、泪总管、泪囊、鼻泪管进入鼻腔。泪小点位置异常、泪道任何部位的阻塞，都会影响泪液的正常排出，导致溢泪、泪囊炎等疾病，影响眼睛健康。

（四）眼外肌

眼外肌为横纹肌，司眼球运动。每只眼有4条直肌和2条斜肌。

1. 构成

（1）直肌　包括上直肌、下直肌、内直肌和外直肌，它们均起自眶尖部视神经孔周围的总腱环，向前展开越过眼球赤道部，分别附着于眼球前部的巩膜上。4条直肌的肌止点距角膜缘不同，内直肌最近，为5.5mm；下直肌为6.5mm；外直肌为6.9mm；上直肌最远，为7.7mm。内、外直肌的主要功能是使眼球向肌肉收缩的方向转动。上、下直肌走向与视轴呈23°，收缩时除具有使眼球上、下转动的主要功能外，同时还有内转内旋、外转外旋的作用（次要作用）。

（2）斜肌　包括上斜肌和下斜肌。上斜肌起自眶尖总腱环旁蝶骨体的骨膜，穿过滑车向后转折，经上直肌下面到达眼球赤道部后方，附着于巩膜的外上部。下斜肌起自眼眶下壁前内侧，经下直肌与眶下壁之间，附着于赤道部后外侧的巩膜上。上、下斜肌的作用力方向与视轴呈51°，收缩时主要分别使眼球内旋和外旋，上斜肌亦可使眼球转向下方、外方，下斜肌亦可使眼球转向上方、外方（图1-18）。

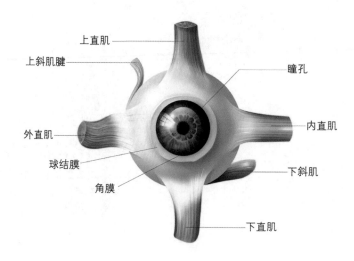

图1-18　眼外肌

2. 作用

眼外肌的作用是使眼球运动，以维持眼位，实现视觉功能（表1-1）。眼位即眼球的位置，生理学上常包括：

（1）第一眼位（primary position）　当头部保持正直位，两眼平视正前方无限远距离（6m以上）目标，两侧角膜正中的垂直线互相平行，且垂直于两眼球旋转中心的连线，此时的眼球位置称为第一眼位（亦称原位或原在位）。

（2）第二眼位（secondary position）　当眼球自第一眼位向上下或左右转动时所达到的位置称为第二眼位。有上转、下转、外转、内转4个第二眼位。

（3）第三眼位（tertiary position）　当眼球自第一眼位转向斜方时，最后所到达的眼位称为第三眼位。有颞上、颞下、鼻上、鼻下4个第三眼位。

眼位检查是指对眼球位置进行的检查，眼球位置又分为正位视、隐性斜视和显性斜视（详见第二章第二节）。正位视是建立双眼单视的基本条件之一，由于某种原因造成两眼不能同时注视同一目标，出现复视或混淆视，视觉中枢会主动抑制斜视眼，构成斜视性弱视的风险。

表1-1　各眼外肌的作用

眼外肌	主要作用	次要作用
内直肌	内转	无
外直肌	外转	无
上直肌	上转	内旋、内转
下直肌	下转	外旋、内转
上斜肌	内旋	下转、外转
下斜肌	外旋	上转、外转

生理学上，根据眼外肌之间的关系将眼球运动分为单眼运动和双眼运动：

（1）单眼运动　包括内转、外转、上转、下转、内旋和外旋。上述所及的眼外肌的主要作用和次要作用，即单眼的运动功能。实际上眼球的每一个运动，都不是单条眼外肌作用的结果，而是几条眼外肌共同作用的结果。根据其发挥作用的不同可分为：

①主动肌（agonist）：在眼球运动中起主导作用的肌肉称为主动肌。如眼球上转时上直肌为主动肌。

②协同肌（synergist）：在眼球运动中，属同一眼中具有辅助作用的肌肉称为协同肌。如右眼下斜肌可以辅助右眼上直肌使眼球上转，右眼下斜肌就是右眼上直肌的协同肌。

③拮抗肌（antagonist）：在眼球运动中，属同一眼中作用相反的肌肉称为拮抗肌。如右眼上转时，上直肌收缩，下直肌即为上直肌的拮抗肌。

第一眼位时 6 条眼外肌的协同肌、拮抗肌见表 1-2。

表 1-2　主动肌及其各自协同肌与拮抗肌

主动肌（作用）	协同肌（作用）	拮抗肌（作用）
内直肌**(内转)**		外直肌**(外转)**
	上直肌、下直肌（内转）	上斜肌、下斜肌（外转）
外直肌**(外转)**		内直肌**(内转)**
	上斜肌、下斜肌（外转）	上直肌、下直肌（内转）
上直肌**(上转)**	下斜肌（上转）	下直肌**(下转)**、上斜肌（下转）
（内转）	内直肌、下直肌（内转）	上斜肌、外直肌、下斜肌（外转）
（内旋）	上斜肌（内旋）	下斜肌、下直肌（外旋）
下直肌**(下转)**	上斜肌（下转）	上直肌**(内转)**、下斜肌（下转）
（内转）	内直肌、上直肌（内转）	上斜肌、外直肌、下斜肌（外转）
（外旋）	下斜肌（外转）	上斜肌、上直肌（内旋）
上斜肌**(内旋)**	上直肌（内旋）	下斜肌**(外旋)**、下直肌（外旋）
（下转）	下直肌（下转）	上直肌、下斜肌（上转）
（外转）	外直肌、下斜肌（外转）	上直肌、内直肌、下直肌（内转）
下斜肌**(外旋)**	下直肌（外旋）	上斜肌**(内旋)**、上直肌（内旋）
（上转）	上直肌（上转）	下直肌、上斜肌（下转）
（外转）	外直肌、上斜肌（外转）	上直肌、内直肌、下直肌（内转）

注：加粗部分为各眼外肌的主要作用。

需要强调的是表 1-1 和表 1-2 所列出的关系仅适合于在第一眼位时的关系。眼球离开第一眼位后，各眼外肌之间的关系就会发生变化。

上述主动肌、协同肌和拮抗肌都是指同一眼而言。这种辅助与拮抗机制的作用，可以防止眼球的过度运动，并且有利于眼球运动的任意起止。只有具备了这样的机制，眼球运动才能细致、平稳，使黄斑能随意跟随固视目标。

前面介绍了单眼运动的机制，然而事实上人们不可能使一眼单独运动。眼球的每一运动，都是双眼多条眼外肌同时参与的联合运动。这种双眼的联合运动不仅使得双眼同时向一个方向转动，而且需要双眼等量、同时向一个方向运动。这种协调的联合运动使两个分开的眼球合成为一个运动单位。能使两眼向相同方向转动的两眼的眼外肌称为配偶肌（yoke muscle）。配偶肌共有6对：向右侧视时主要配偶肌为右眼外直肌与左眼内直肌；向左侧视时主要配偶肌为右眼内直肌和左眼外直肌；向右上方转的配偶肌为右眼上直肌与左眼下斜肌；向右下方转的配偶肌为右眼下直肌与左眼上斜肌；向左上方转的配偶肌为左眼上直肌与右眼下斜肌；向左下方转的配偶肌为左眼下直肌与右眼上斜肌。这6对同向配偶肌的配偶方位（共6个），即临床上常用的检查和比较配偶肌功能的眼球转动位置，称为6个诊断眼位（图1-19）。

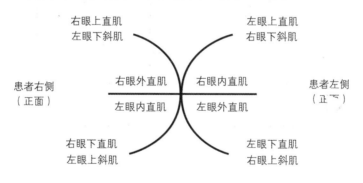

图1-19　双眼同向运动配偶肌（6个诊断眼位）

（2）双眼运动　是在大脑皮质高级中枢控制下的一种极为协调的双眼联合运动。双眼运动又根据其运动的形式和中枢控制分为不同的类型。

①同向运动（conjugate movement）：是指双眼在额平面同时做水平或垂直方向的运动。因此，同向运动可分为水平同向运动和垂直同向运动两种。

● 水平同向运动（horizontal conjugate movement）：是指双眼同时向左侧或右侧的转动。它又可分为两种：一种是随意运动，即遵照检查者发出的指示"向右看"或"向左看"，或者按照被检者自己的主观意愿双眼同时向右侧或向左侧转动。另一种是不随意运动，即双眼非自主地跟随眼前一个移动的目标向右侧或向左侧缓慢转动。

● 垂直同向运动（vertical conjugate movement）：是指双眼同时转向上方或转向下方的运动。同样，垂直同向运动也分为两种：随意性垂直同向运动和不随意性垂直同向运动。

②异向运动（disjugate movement 或 vergence movement）：是指双眼同时、等量、等速度地向相反方向的转动。根据眼球转动的方向不同分为集合运动和散开运动。

• 集合运动（convergence movement）：是指当目标由远到近时，双眼内直肌收缩，使双眼视轴互相集合的运动，又称辐辏运动。集合运动也分为随意的和不随意的两种，即自主性集合和非自主性集合，前者是视觉反射运动中唯一能用意志控制的功能，是通过后天的学习和训练获得的。后者是一种视觉心理反射，包括张力性集合、融合性集合、调节性集合和近感知集合 4 种。

• 散开运动（divergence movement）：是指当目标由近到远时，双眼由集合状态转向原位，使双眼视轴回到相互平行的位置的运动（图 1-20）。

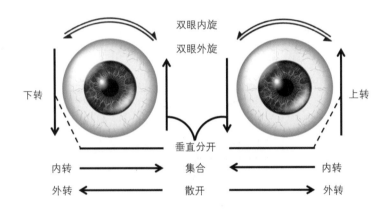

图 1-20　双眼异向运动示意图

正常的双眼运动，是维持正常双眼单视的基础。

（五）眼眶

眼眶为四棱锥体形的骨窝。其开口向前，尖朝向后略偏内侧，由 7 块骨构成，即额骨、蝶骨、筛骨、腭骨、泪骨、上颌骨和颧骨。眼眶有 4 个壁：上壁、下壁、内侧壁和外侧壁。眼眶外侧壁较厚，其前缘稍偏后，使眼球暴露较多，有利于外侧视野开阔，但也增加了外伤机会。其他 3 个壁骨质较薄，较易受外力作用而发生骨折，且与额窦、筛窦、上颌窦毗邻，这些鼻窦发生病变时可累及眶内。眼眶骨壁有视神经孔和视神经管、眶上裂和眶下裂等主要结构。视神经孔是位于眶尖部的圆孔，直径为 4～6mm。视神经管由此孔向后内侧，略向上方通入颅腔，长 4～9mm，管中有视神经、眼动脉及交感神经纤维通过。眶上裂位于视神经孔外下方，在眶上壁和眶外壁的分界处，长约 22mm，与颅中窝相通，有第 Ⅲ、Ⅳ、Ⅵ 对脑神经和第 Ⅴ 对脑神经第 1 支，眼上静脉和部分交感神经纤维通过。此处受损可累及通过的神经、血管，出现眶上裂综合征。眶下裂位于眶外壁和眶下壁之间，有第 Ⅴ 对脑神经第 2 支、眶下动脉及眶下静脉等通过。此外，眶外上角有泪腺窝、内上角有滑车窝，内侧壁前下方有一泪囊窝。泪囊窝前缘为泪前嵴，其为泪囊手术的重要解剖标志。

眼眶内容纳了眼球、眼外肌、泪腺、血管、神经和筋膜等。其间填充的脂肪，称为眶脂体，对眼球起支持和保护作用。眶脂体与眼球之间的薄而致密的纤维膜，称为眼球筋膜鞘，又称为 Tenon 囊。眼眶前部有一弹性的结缔组织膜，连接眶骨膜和睑板，与眼睑形成隔障，称为眶隔。

三　视路及眼的其他神经

（一）视路

视路是视觉信息从视网膜光感受器开始，到大脑枕叶视中枢的传导经路，临床上通常从视神经开始，经视交叉、视束、外侧膝状体、视放射到枕叶视中枢（图 1-21）。

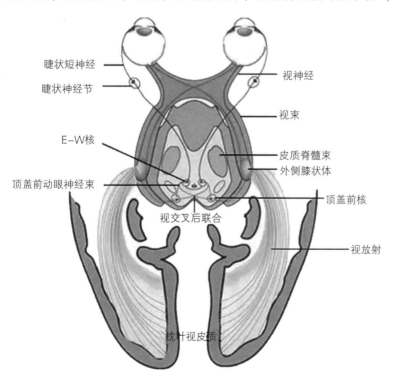

图 1-21　视路结构示意图

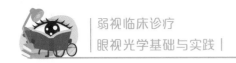

1. 视神经

视神经是神经系统的一部分。从视盘至视交叉前脚，这段神经称为视神经，全长40～50mm。按部位划分为眼内段、眶内段、管内段和颅内段4部分。

（1）眼内段（通常称视乳头） 是从视盘开始，节细胞的轴突组成神经纤维，成束穿过巩膜筛板出眼球，长约1mm。可分4部分：神经纤维层、筛板前层、筛板和筛板后区。临床上可从眼底看到神经纤维层（橙红色）、筛板前层中央部分（杯凹），有时可见到视杯底部的小灰点状筛孔，即筛板。筛板前的神经纤维无髓鞘，筛板后的神经纤维开始有髓鞘包裹。

（2）眶内段 长25～30mm，为从筛板之后至视神经管眶口的部分，呈"S"形弯曲，以利于眼球转动。

（3）管内段 即视神经通过颅骨视神经管的部分，长6～10mm。鞘膜与骨膜紧密相连，以固定视神经。

（4）颅内段 为视神经出视神经骨管后，进入颅内到达视交叉前脚的部分，约为10mm。

2. 视交叉

视交叉是两侧视神经交汇处，位于蝶鞍的上方，为横径约12mm、前后径8mm、厚4mm的神经组织。此处的神经纤维分两组，来自两眼视网膜的鼻侧纤维交叉至对侧，来自颞侧的纤维不交叉。黄斑部纤维占据视神经和视交叉中轴部分的80%～90%，亦分成交叉纤维和不交叉纤维。视交叉与周围组织的解剖关系：前上方为大脑前动脉及前交通动脉，两侧为颈内动脉，下方为垂体，后上方为第三脑室。这些部位的病变都可侵及视交叉，表现出特征性的视野损害。

3. 视束

视神经纤维离开视交叉后，分成两视束绕大脑脚至外侧膝状体。来自下半部视网膜的神经纤维（包括交叉的和不交叉的）位于视束的外侧，来自上半部视网膜的神经纤维（包括交叉的和不交叉的）位于视束的内侧，黄斑部神经纤维起初位于中央，以后移向视束的背外侧。

4. 外侧膝状体

外侧膝状体位于大脑脚外侧，呈卵圆形，由视网膜神经节细胞发出的神经纤维约70%在此与外侧膝状体的节细胞形成突触，换神经元后，再进入视放射。

5. 视放射

视放射是联系外侧膝状体和枕叶皮质的神经纤维结构。换元后的神经纤维，通过内囊和豆状核的后下方呈扇形散开，分成背侧、外侧及腹侧 3 束，绕侧脑室下角，到达枕叶。

6. 视皮质

视皮质位于大脑枕叶皮质相当于 Brodmann 分区的 17、18、19 区，即距状沟上、下唇和枕叶纹状区，是大脑皮质中最薄的区域。每侧与双眼同侧一半的视网膜相关联，如左侧视皮质与左眼颞侧和右眼鼻侧视网膜相关联。视网膜上部的神经纤维在视路各段排列不同，所以当神经系统某部位发生病变或损害时，对视觉纤维的损害各异，表现为特定的视野异常。因此，检出这些视野缺损的特征性改变，对中枢神经系统病变的定位诊断具有重要意义。视觉图像处理异常导致的中枢神经系统发育障碍是弱视形成的根本原因。

（二）眼的其他相关神经

眼的神经支配丰富，共有 6 对脑神经与眼有关。除第 II 对脑神经视神经参与视觉的传导外，还有以下神经，分别管理着人眼的不同功能。

1. 运动神经

第 III 对脑神经动眼神经，支配睫状肌、瞳孔括约肌、上睑提肌和上直肌、下直肌、内直肌、下斜肌；第 IV 对脑神经滑车神经，支配上斜肌；第 VI 对脑神经展神经，支配外直肌；第 VII 对脑神经面神经，其分支支配眼轮匝肌。

2. 感觉神经

第 V 对脑神经三叉神经的第 1 支眼神经发出的分支有泪腺神经、额神经、鼻睫状神经等，司眼部感觉。

3. 睫状神经节

睫状神经节属副交感神经节，位于视神经外侧，总腱环前 10mm 处。此节由 3 个根组成：①长根为感觉根，由鼻睫神经发出。②短根为运动根，由艾-魏核（Eolinger-Westphal 核，简称 E-W 核）发出副交感神经节前纤维，在此节内换元。③交感根，由颈内动脉丛发出。该节发出 6~10 条睫状短神经向前进入眼球。眼内手术施行的球后麻醉，即阻断此神经节。

4. 睫状短神经

睫状短神经为混合纤维在视神经周围及眼球后极部穿入巩膜，行走于脉络膜上腔，前行到睫状体，组成神经丛。由此发出分支，司虹膜睫状体、角膜和巩膜的感觉，其副交感神经纤维分布于瞳孔括约肌及睫状肌，交感神经纤维分布至眼球内血管，使血管舒缩。

（三）瞳孔反射及相关通路

1. 光反射

光线入眼引起瞳孔缩小，称光反射。分直接、间接光反射两种。以光照一眼，引起被照眼瞳孔缩小称直接光反射。光照一眼，引起另一眼瞳孔同时缩小称间接光反射。光反射经路分传入和传出经路。

（1）传入经路　光照一眼后，除引起视觉冲动外，也同时引起光反射传入纤维的冲动。开始时光反射纤维和视觉纤维伴行入颅，经视交叉时一部分纤维交叉到对侧视束，另一部分纤维不交叉进入同侧视束。当接近外侧膝状体时，光反射传入纤维离开视束，经四叠体上丘臂进入中脑顶盖前区，终止于顶盖前核。在核内交换神经元后，一部分纤维绕过大脑导水管，与同侧缩瞳核（E-W核）相联系；另一部分纤维经后联合交叉到对侧，与对侧的缩瞳核联系。

（2）传出经路　光反射的传出纤维由两侧的E-W核发出，随同动眼神经入眶，终止于睫状神经节。在节内交换神经元后，发出节后纤维，经睫状短神经进入眼球，止于瞳孔括约肌，引起两眼同时缩瞳。间接光反射得以完成，是由于传入纤维在后联合处有纤维互相交叉，使每侧的E-W核包含两眼传入的冲动。

2. 近反射

当两眼同时注视一个近处目标时，两眼瞳孔同时缩小，晶状体变凸（调节），两眼向内侧集合运动，这三种联合反射称为近反射。其目的是使外界物体成像清晰并投射在两眼的黄斑上。近反射的管辖为中枢性，主要由大脑皮质的协调作用来完成。婴儿无近反射现象。近反射的传入途径尚未确切肯定，一般认为有二：

（1）调节作用　是通过大脑皮质来完成的，其传入途径与视路相同。传出纤维发自纹状周围区，经枕叶-中脑束分别到达两侧动眼神经E-W核和两侧动眼神经的内直肌核。由E-W核发出的纤维随动眼神经入眶达睫状神经节，经睫状短神经到达瞳孔括约肌和睫状肌，司瞳孔缩小和晶状体调节。由内直肌核发出的纤维到达双眼内直肌，使两眼产生集合运动（辐辏运动）。

（2）集合反应　有人认为集合反应与调节作用不同，它并不经过大脑皮质。传入途径，神经冲动可能起于两眼内直肌的本体感受，纤维经动眼神经到达脑干，止于三叉神经中脑核，再发出短联系纤维至动眼神经核。传出纤维，自动眼神经核群中的内直肌核发出，分布于两眼内直肌，引起集合反应。

近反射中的三种反射虽经常同时发生，关系密切，但各有一定的独立性，因此三者也可能有不同的反射通路。

第三节
视觉系统形成及其发育敏感期

视觉系统的形成始于胚胎时期，这一时期是人的组织器官在母体内分化形成的时期，眼的胚胎发育是全身发育的一部分，眼的各种组织是在胚胎的不同时期逐渐分化形成的（此阶段的发育异常即产生先天性眼病）。从胚胎第 3 周视泡形成，眼球雏形出现，直至出生时，视觉器官在胚胎时期分化形成，解剖结构发育已接近完成，但视觉系统尚未发育成熟。出生后，在外界环境中，视觉系统在解剖和功能上由幼稚走向成熟，即进入儿童时期。根据儿童生长发育特点，一般将儿童时期分为：①新生儿期：通常指 1~3 月龄，是机体从子宫内生活过渡到外界环境生活的时期；②婴儿期：指 3~12 月龄，此阶段是机体发育最旺盛的时期；③幼儿期：18~36 月龄；④学龄前期：一般指 4~6 岁；⑤学龄期：指 6~12 岁，又称少年期。

儿童时期是视觉系统发育的重要时期，在这一时期，眼的结构进一步发育，其功能逐步完善，也是弱视的易发期，因此了解这一阶段儿童视觉系统结构和功能发育的基本规律，对预防弱视的发生，及时发现弱视，有着非常重要的意义。

一 儿童时期眼的结构发育

眼及其附属器在出生后的发育，主要表现为眼球增大及外形改变，某些组织继续分化，趋向成熟。

（一）眼球外形

新生儿刚出生时，眼球前后径短，为 12.5~15mm，垂直径长，为 14.5~17mm，不呈正圆形，而是不对称地向外后方膨出，使视乳头与黄斑中心凹的距离较大，其结果是使视轴投射在视乳头和中心凹之间，在出生后的发育中，视轴逐步移至中心凹处。

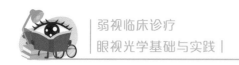

眼球增大分两个时期：1~3 岁时，眼球迅速增大，尤以出生后第 1 年最快，3 岁以后则发育速度逐渐减慢，5~6 岁时，眼球大小已近似成人；青春期时，眼球增大又较迅速，一般来说，15~16 岁时，眼球已基本上如成人大小，以后增长甚微。眼球各部分增长速度并不一致，前部增长较少且缓慢，后部增长较大且快，特别是巩膜和玻璃体变化较大。

（二）角膜

角膜在胚胎时期发育较早，新生儿时期直径已达成人的 3/4，周边部的弯曲度较中央为大，厚度较薄，出生后 2 年基本可达成人大小。

（三）巩膜

婴幼儿巩膜很薄弱，其下方可透见脉络膜的颜色，外观呈现淡蓝色，随着年龄增长，巩膜也逐渐增厚。

（四）葡萄膜

儿童时期虹膜色素非常丰富，显得眼睛黑且明亮。由于瞳孔开大肌发育比较薄弱，新生儿瞳孔较小，直径多不超过 1.5mm，对散瞳剂反应较弱，一般 5 岁左右才发育成熟。初生婴儿睫状肌的环形纤维尚未明显发育，也需到 5 岁时，整个睫状肌才逐渐形成三角形，7 岁时睫状肌才发育完善。

此外，婴儿出生时前房浅、房角窄，出生后前房角逐渐增宽，2~4 岁时才大致与成人相似。

（五）晶状体

晶状体的外形在出生后逐渐变化，新生儿时晶状体呈球形，晶状体新生纤维主要从赤道部形成，赤道部直径增加较前后径快。随着年龄增长，晶状体也逐步变得扁平。晶状体后囊终生不变，前囊厚度缓慢增加。胚胎时晶状体后囊附着玻璃体动脉，供给玻璃体、晶状体和视网膜营养。出生时该动脉已经萎缩，并完全消失，也有少数人可能有不同程度的残留。晶状体纤维在一生中持续不断地新生，陈旧的纤维被挤在中央，形成晶状体核。出生时胚胎核和胎儿核已经形成，晶状体体积逐渐增大，到青春期，晶状体婴儿核已完全形成，此后逐渐形成成年核和皮质。

（六）眼底

新生儿的眼底、视乳头颜色略显灰白，视网膜周边部颜色也淡，新生儿黄斑部的发育和分化明显落后于其他部分视网膜，黄斑部较厚，略呈突起，且无中心凹光反射。视锥细胞短、尚未分化成熟，随着黄斑区的分化，视锥细胞变细变长，在后极部数目增多，该部位视网膜变薄，中心凹形成凹陷。

视路神经纤维髓鞘是从出生后才开始增长的，从枕叶开始，由上而下，直到出生后4个月才到达眼球壁的视神经筛板处。新生儿时筛板区薄弱，以后逐渐发育，巩膜增厚。

（七）眼外肌

新生儿眼球运动并不协调，两眼也无共同运动，当一侧眼球向左侧转动时，对侧眼球也可能转向右侧。出生后1周出现的内斜视完全是生理现象，有时也能看到眼球震颤。出生后4周左右，眼球运动才逐渐相互配合，5~6周后两眼可以追随物体转动，辐辏运动开始出现。调节一般需要到2~3岁开始发挥作用，并且伴随辐辏平行发展。

（八）眼眶

婴幼儿眼眶的特征是体积小，成人颜面大小约为头颅的1/2，新生儿的颜面仅为头颅的1/3，这是由于鼻旁窦在新生儿尚处在始基状态，额窦在1岁后开始发育，蝶窦在3岁以后开始发育。刚出生时筛窦仅有数个筛泡，4~5岁时方进一步发育，上颌窦至青春期才发育到接近成人形态。

出生时，脑颅骨发育较快，面颅骨发育则显得落后，新生儿的眼眶形态与成人有较大的区别，成人眼眶呈四面锥形。新生儿眼眶呈三面锥形，眶顶比眶底发育较早，眶口初生时为圆形，而不是椭圆形。眶腔也比较浅。婴儿蝶骨大翼尚未完全发育，眶下裂比较宽大，随着鼻旁窦的发育，促使眼眶逐渐接近成人。如果在儿童时期由于疾病或外伤，眼球萎缩或行眼球摘除，眼眶部便不能得到充分发育，患侧较小，呈现两侧眼眶不对称的外观。

（九）泪器

新生儿的泪腺很小，出生1~1.5个月后才完全具有分泌功能，因此新生儿哭而无泪，但反射性泪液分泌（如结膜或鼻黏膜受刺激）较早出现。新生儿的鼻泪管下端开口处被一膜状组织遮盖，在鼻泪管发育过程中，逐渐萎缩，最后消失。

儿童时期视觉系统结构发育的焦点问题是眼屈光度的变化，与之相关的是眼轴长度、角膜屈光力、晶状体屈光力（晶状体厚度）3个结构变量的对比变化。

如前所述，新生儿眼轴长度为12.5~15mm，和发育成熟的眼球相比，需要增长8~11mm。如果仅就眼轴这一数据论，新生儿的眼睛的屈光状态应该是20D左右的远视，然而实际情况并非如此，原因是新生儿虽然眼轴短，但其角膜曲率小，晶状体呈球形，眼的屈光系统屈光力强，正常情况下，仍能使外界光线聚焦在视网膜上。

随着儿童年龄增长，眼球不断发育，眼轴变长（表1-3，1-4），与此同时，角膜曲率变平（表1-5），晶状体也由球形变得扁平（表1-6），眼的屈光力逐渐降低，在调节参与下，仍能保证外界光线聚焦到视网膜上而表现为正视。

表1-3　3~12岁儿童眼轴长度（超声测量值）

年龄（岁）	眼轴（$\bar{x}\pm S$，mm）	年龄（岁）	眼轴（$\bar{x}\pm S$，mm）
3	21.78±0.74	9	22.95±2.40
5	22.07±2.04	10	23.00±2.44
7	22.73±2.20	11	23.00±2.44
8	21.47±2.52	12	23.35±2.50

表1-3中数据显示，9岁前儿童随年龄增长眼轴长度的增加值有明显统计学意义，说明9岁前儿童眼轴在发育变长，10岁以后眼轴发育基本完成。

近几十年来，我国的社会经济水平发展迅速，社会生活方式变化较大，儿童过早、过度用眼行为增多，眼轴长度等眼生物学参数的参考区间也发生了相应变化。最新研究发现，新生儿的眼轴长度约为16.5mm，3月龄时约为19mm，9月龄时约为20mm；在3岁以前增长较快，共约增长5mm。3~15岁一般增长较为缓慢。6~15岁学龄儿童眼轴长度的参考区间见表1-4。眼轴长度6岁时约为22.46mm，随后以每年平均0.09mm的速度增长，7~8岁时增长幅度最为明显（0.22mm），15岁时约为23.39mm。6岁时眼轴长度的参考区间为20.93~23.98mm，其跨度超过3mm；15岁时眼轴长度的参考区间为22.10~24.68mm，跨度为2.58mm。揭示儿童眼球形态（尤其是眼轴）发育随年龄增长的新特点。

表1-4　6~15岁儿童眼轴长度的参考区间

年龄（岁）	均值（mm）	参考区间值（mm）	年龄（岁）	均值（mm）	参考区间值（mm）
6	22.46	20.93~23.98	11	23.26	21.71~24.80
7	22.56	21.07~24.04	12	23.32	21.79~24.84
8	22.78	21.30~24.27	13	23.36	22.07~24.65
9	22.59	21.45~24.46	14	23.37	21.92~24.82
10	23.13	21.60~24.67	15	23.39	22.10~24.68

表1-5　3~12岁儿童角膜屈光力

年龄（岁）	角膜屈光力（$\bar{x}\pm S$，D）	年龄（岁）	角膜屈光力（$\bar{x}\pm S$，D）
3	43.56±1.26	9	43.73±1.34
5	44.24±1.29	10	43.70±1.38
7	43.39±1.27	11	43.78±1.24
8	43.26±1.16	12	43.39±1.46

表1-5中数据显示，3岁幼儿的角膜屈光力已接近成人，此后随年龄变化极小。说明通常情况下，角膜形态的发育性变化对3岁以上儿童屈光状态变化的影响较小。

表1-6　3~12岁儿童晶状体厚度

年龄（岁）	晶状体厚度（$\bar{x}\pm S$，mm）	年龄（岁）	晶状体厚度（$\bar{x}\pm S$，mm）
3~	4.07±1.57	9~	3.73±2.32
5~	3.95±2.42	10~	3.65±1.95
7~	3.73±1.71	11~	3.46±2.01
8~	3.75±2.70	12~	3.56±1.74

表1-6中数据显示，5岁年龄段儿童的晶状体厚度变化明显低于3岁年龄段，5岁以后各年龄段儿童晶状体厚度变化无显著统计学意义。说明儿童期晶状体形态发育的总体趋势是逐渐变得扁平，这种趋势在5岁前较为明显。

一般情况下，新生儿的眼球为远视状态，屈光度数平均为+2.50~+3.00D，这种生理性远视称为远视储备。儿童时期，随着生长发育，眼球的远视度数逐渐降低，一般到15岁左右发育为正视眼（屈光度数为-0.50~+0.50D），这个过程称为正视化（表1-7）。眼球的远视储备是眼轴长度与角膜及晶状体屈光力等参数之间的动态匹配结果。

表 1-7 6~15 岁儿童眼球远视储备均值及参考区间值

年龄（岁）	均值（D）	参考区间值（D）	年龄（岁）	均值（D）	参考区间值（D）
6	+1.38	+0.38~+3.63	11	+0.63	-0.38~+2.88
7	+1.38	+0.38~+3.63	12	+0.50	-0.38~+2.50
8	+1.25	+0.38~+3.38	13	+0.50	-0.32~+1.75
9	+0.88	+0.13~+3.13	14	+0.38	-0.38~+2.00
10	+0.75	-0.13~+2.88	15	+0.31	-0.38~+1.13

表 1-7 中数据显示，6 岁学龄儿童的远视储备平均为 +1.38D，随后远视储备呈现逐渐减少趋势，以每年平均 +0.12D 速度减少，8~9 岁阶段的下降幅度最为明显（+0.37D），12 岁时进入正视眼的屈光度数范围，15 岁时约为 +0.31D。眼球远视储备 95% 参考区间 6 岁时为 +0.38~+3.63D，其跨度为 3.25D；随后参考区间逐渐缩窄，15 岁时为 -0.38~+1.13D，参考区间的范围缩窄了约 50%（1.51D）。

一般而言，儿童时期远视储备越低，正式化进程越快，近视风险相对越高。部分婴幼儿受遗传及后天性因素的影响，眼轴长度与角膜及晶状体屈光力等参数之间的动态匹配出现异常，其屈光状态的发展也会随之出现异常，而发育成为不同程度的近视和远视。高度屈光不正（主要是高度远视）是导致弱视的常见危险因素之一。

二 儿童时期视觉功能的发育

视觉功能是在外界环境刺激下逐步建立完善的。如果把新生儿放置在暗室中喂养，长期看不到光线和外界物体，虽然眼球外观与同龄儿童相似，但却不具备视觉功能。儿童视觉功能的发育主要包括视力发育和双眼视觉发育。

（一）视力发育

视力是指眼睛分辨细小的或遥远的物体及细微部分的能力，眼睛识别远方物体或目标的能力称为远视力，识别近处细小对象或目标的能力称为近视力。婴幼儿时期的儿童智力和语言功能尚不健全，不能准确地表达自己的视觉情况，只能通过他们对外界刺激的反应和视觉行为观察间接判断。

足月胎儿离开母体数小时即有光觉，出生 1~2 周的新生儿，对强光有闭睑反应，瞳孔受光照射刺激后，先缩小，经过 2~3 秒钟后又恢复性散大。这个阶段的儿童，头和眼会朝向窗户方向转动，眼球可呈现不协调无目的的转动。出生 2~4 周的新生儿，对于由远而渐近的光源可产生小幅度的辐辏反应。

出生后 5~6 周，能注视大的物体，可以在较大范围内出现"同向性固视反射"（为使物像落在双眼黄斑中心凹上，并维持这种状态，两眼追随同一目标而产生同向共同运动的反射活动）及"再固视反射"（方位发生改变或注意一物体过久，需再一次注视此定位物体时，眼球自定位点被动转回原位，或眼睛接收到新的信号刺激时所引起的迅速、主动转向新的定位点的反射活动），一般能持续数秒钟。对左右摆动的物体，可产生追随运动。

出生后 2 个月，眼球可以跟随人运动，注视近处目标，很容易引起辐辏运动，开始出现瞬目反射。

出生后 3 个月，出现注视功能，对缓慢移动的物体能够不稳定地追随 180° 范围，头也随之转动。

出生后 4 个月，头可抬起，能看自己的手，有时会用手接触物体。

出生后 6 个月，在母亲哺乳时，双眼注视母亲的脸，并能跟随转动，注视辐辏持续时间延长，眼外肌能持续地协调运动，不再出现眼球偏斜现象。

出生后 8 个月，婴儿会伸手去抓想要的东西，能够稳定地固视。

1 岁幼儿能捡出细的棉线。

2 岁幼儿对电视和天上的飞机、鸟等都有较强的兴趣，走路时能躲开障碍物。

3 岁儿童应能辨认细小物体，视力达 0.6。

有学者应用视动性眼球震颤（opto-kinetic nystagmus，OKN）、视觉诱发电位（visual evoked potential，VEP）和强迫选择性优先观看（forced-choice preferential looking，FPL）等技术，对不同年龄的新生儿、婴幼儿进行视力客观检查，获得了不同年龄组婴幼儿的估计视力（表 1-8）。

表 1-8 不同年龄儿童估计视力

检查技术	出生时	2 月龄	4 月龄	6 月龄	12 月龄	达到 20/20 的年龄
OKN	20/400	20/400	20/200		20/60	20~30 月龄
FPL	20/400	20/200	20/200	20/200	20/200	18~24 月龄
VEP	20/200~20/100	20/80	20/80	20/40~20/20	20/40~20/20	6~12 月龄

注：视力 20/400 表示被检者在 20 英尺（约 6m）处可以看到正常人在 400 英尺（约 120m）处能看到的目标，相当于 0.02，以此类推。

婴幼儿视力发育的快慢可能也存在差异，但一般倾向于视觉发育过程在 2~3 岁大致完成，5~6 岁近于成人。

我国天津市以人群为基础的流行病学调查结果显示，儿童视力随年龄增长而提高，

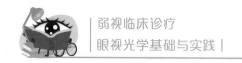

正常视力参考值下限 3 岁为 0.5，4~5 岁为 0.6，6~7 岁为 0.7，此为我国目前诊断儿童弱视的视力参考标准。

（二）双眼视觉发育

双眼视觉（binocular vision）是指双眼协调、准确、均衡地同时工作，使某一物体反射的光线成像在视网膜，形成两个有轻微差异的物像，通过视觉通路传送至大脑，在皮质高级中枢进行分析、整合、加工，形成一个有三维空间深度感完整印象的过程，即双眼单视。

双眼视觉在临床上由简单到复杂共分为三级，即同时视、融合视和立体视。

（1）同时视　亦称"同时知"，为最低级的、最基本的双眼视功能，代表单纯知觉方面的融合功能。

（2）融合视　为第二级融合功能。它是在同时视的基础上，视中枢两眼对应点物像综合为一个完整影像的功能。

（3）立体视　也称为立体功能。它是融合功能的第三级，也是最高级的双眼单视功能，是在上面两级功能的基础上，建立的具有三维空间的视觉功能。

维持这些视觉功能须满足以下条件：①双眼视觉知觉必须正常或接近正常，即物像在形状、大小、明暗、颜色等方面相似以及双眼物像大小差在 5% 以下；②双眼视网膜具有正常对应关系，无交替抑制等现象，双眼能同时感知外界物体并能同时结像在视网膜对应点上；③具有单眼黄斑注视目标能力，即单眼注视力，无论眼向哪个方向注视或目标向哪个方向移动，均能使目标不脱离黄斑中心凹；④双眼有共同视觉方向，双眼眼球运动正常，又必须协调一致，注视近处物体时，双眼视轴进行集合，使双眼所接受的物像时刻落在双眼黄斑中心凹上；⑤双眼有一定的融合力，能将落在视网膜非对应点的物像，通过感觉性及运动性融合调整到黄斑中心凹，即视网膜对应点上。反射性融合运动还必须正常和有足够的融合范围。双眼视野重叠部分必须够大，视神经、视交叉和不交叉纤维及视中枢的发育正常。上述各项生理基础，对建立良好的双眼视觉十分重要。

双眼视觉是人类在发展进化过程中逐渐形成的，是对认识和适应环境的一种完善，低等动物两眼位于两侧，视神经完全交叉到对侧，没有双眼单视。而人的眼睛在进化中逐渐由头的两侧移向正前方，使两眼的视野得以最大限度地重合，两眼的视神经半数交叉到对侧，直到视皮质。1967 年在猫的视皮质首次发现对视差敏感的双眼驱动细胞，位于视皮质的 17 区和 18 区。而人类双眼视觉的发育开始于出生后 4 个月，高峰在 1~3 岁，3~4 岁立体视接近成人水平，通过反复的视觉锻炼直到 5~6 岁双眼视觉才逐渐发育成熟和完善。

1. 双眼固视

固视反射是双眼为固视目标所进行的小而快的矫正运动，以使物像稳固于黄斑中心凹。正常新生儿的双眼很少呈正位，生后数周内，眼球在正位与内斜位或外斜位之间变动。说明新生儿无完好的双眼固视功能。视觉行为观察显示，婴儿出生后5~6周已能注视大的物体，可在较大范围内呈现出同向性固视反射。出生后2个月，眼球可随人运动，注视近处目标。有人认为，固视反射建立于出生后1年之内，出生后2~3个月是固视反射发育的关键时期，在此期间任何影响视觉发育的因素，都会影响固视反射的形成，导致眼球震颤。

2. 双眼单视

研究发现，正常人双眼VEP波幅比单眼大1倍以上。借助VEP能判断被检者有无双眼单视功能。有学者对出生后2~18个月婴儿行VEP检查，发现双眼VEP波幅较单眼大30%以上，显示婴儿在出生后2个月，已开始具有双眼单视功能。

3. 双眼融合视

Pane用2次潜振波幅观察评价婴儿的双眼融合功能，发现出生后2~3个月才有双眼波幅呈现，3个月以后增大，证实此时已有双眼融合功能存在。Regan等用静态随机点立体图形刺激记录VEP，当图形在垂直方向上产生视差时，VEP波幅表现为B-2M也表明此时有双眼融合功能。可见双眼融合功能是从出生后2~3个月开始的。

4. 立体视觉

立体视觉是双眼视觉的最高级反应能力。研究表明，出生后2个月婴儿已能区分具有不同深度觉的刺激，3个月左右具有一定的双眼视能力，6个月时已有相当完好的双眼视和立体视觉能力。

Olive等用红绿随机点刺激，记录出生后2周至8个月婴儿的VEP，发现婴儿在出生后3个月就有了立体视觉；用动态随机点刺激记录其VEP，证明出生后10~19周就产生了立体视觉。用立体视觉刺激测定婴儿的立体视敏度，发现婴儿在出生后16周就产生了立体视觉，并在其后几周的时间内，立体视敏度迅速提高至接近成人的水平。

Aonigo等用Titmus立体图，测定了3~5岁儿童的立体视敏度，认为5岁后立体视敏度才达到成人水平。Romano等用同样的方法调查了1.5~13岁具有正常双眼视功能儿童的立体视敏度，显示其立体视敏度在9岁前，随年龄增长逐渐提高，正常儿童立体视敏度的下限分别为：3.5岁为3000″，5岁为140″，5.5岁为100″，6岁为80″，7岁为60″，9岁为40″。但也有人认为，3~5岁儿童的立体视敏度已经发育完善，只是用一

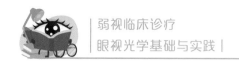

般调查方法未能排除儿童识别事物的经验不足这一因素。

 ## 视觉发育敏感期

敏感期（sensitive period）的概念由诺贝尔生理学或医学奖获得者大卫·休伯尔（David Hubel）和托斯坦·维泽尔（Torsten Weisel）（1970）最早提出。他们以幼猫为研究对象进行大量实验，证明在出生后的有限期间视觉系统对形觉剥夺产生敏感反应，此期间称为敏感期。进一步实验发现幼猴同样存在敏感期，只是比幼猫稍晚且更长。从高等哺乳类动物和灵长类动物的实验及临床观察结果推测：人类的视觉发育，3岁前为关键期（critical period），12岁以前为敏感期。关键期是人类视觉发育最快的、对环境的变化最敏感的时期，这个时期，视觉系统对异常的视觉刺激也非常敏感（如形觉剥夺可导致弱视）。在视觉发育敏感期内，视功能的可塑性最强，既是易发生弱视的时期（在关键期内，短暂的单眼剥夺也能引起重度弱视），也是弱视治疗的关键时期。

研究表明，人类较高解剖平面的敏感期比低层平面发生早，持续时间长，视觉经验不同，敏感期的起止时间不同。若存在弱视，视觉发育时期可能延长，但由于不同类型弱视的视觉经验不同，其敏感期结束的时间可能各不相同。目前比较一致的看法是：形觉剥夺性弱视的敏感期是出生到6岁，斜视性弱视的敏感期为出生到9岁，屈光不正性弱视的敏感期为出生到10~12岁。

临床研究还发现，不同的视觉功能，其敏感期的起止时间并不都是一致的。视力、对比敏感度及立体视觉的敏感期结束时间可能也各不相同。9岁以前是正常儿童立体视觉发育的敏感期。屈光不正儿童的立体视阈值随年龄增加而降低，但其发育由于视力、调节、辐辏等因素影响，敏感期较正常儿童提前。还有学者通过一些非损伤性试验研究，估计人视皮质双眼性神经细胞所占的百分率，并结合临床观察证明，人类双眼视觉发育的关键期，是从出生后几个月开始，一直延续到6~8岁，但最关键的时期是1~3岁。

目前多数学者认为，人类视觉系统敏感期从出生时开始，2~3岁可塑性最强，4~6岁以后明显减弱，9~12岁敏感期结束。以此为基础，传统观点认为：作为视觉发育相关性疾病，弱视如果已经发生，其可逆转的年龄上限取决于敏感期，视觉发育敏感期是弱视发生的危险期，也是可以逆转弱视的最佳时期。弱视各种疗法的疗效均与年龄有关，年龄越小疗效越好。敏感期后视觉神经系统已经发育成熟，可塑性（plasticity）很小，超出视觉敏感期的患者往往被视为治疗基本无效。然而，年长时确诊和年幼时贻误了治疗的弱视患者，是否过了视觉发育敏感期治疗就完全无望呢？Selenow等认为至少在30岁以前，人类视觉系统仍存在不同程度的可塑性。也有学者提出人眼终生存在视觉的可塑性。这一观点提示我们，任何被诊断为弱视的患者，不论年龄大小，即使是大龄儿童，甚或成年人，都应该积极予以弱视治疗。近年来，这一观点的正确性也得到大量临床实践的反复证明。

关于视觉发育敏感期的研究和重大发现，为弱视早发现早治疗的必要性和重要性提供了重要依据，也为大龄儿童乃至成年弱视患者实施治疗的可行性和功能康复的可能性提供了重要的理论指导，使人类对弱视的认识和临床实践进入了一个更深、更高的层次。

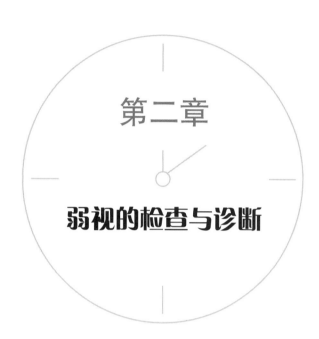

第二章

弱视的检查与诊断

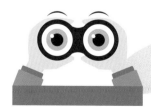

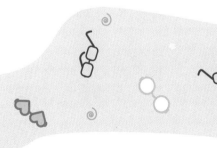

第一节
弱视的定义及分类

一 弱视的定义

弱视的定义曾有多种表述，国内国外标准也存在一定差异，随着对弱视这种疾病的认识不断加深，其定义也在不断被修改。我国 1996 年对于弱视的定义是：凡眼部没有器质性病变，以功能性因素为主引起的远视力低于 0.9，不能矫正者为弱视。根据中华医学会眼科学分会斜视与小儿眼科学组发布的《弱视诊断专家共识（2011 年）》，弱视的定义为：视觉发育期由于单眼斜视、未矫正的屈光参差、高度屈光不正及形觉剥夺引起的单眼或双眼最佳矫正视力低于相应年龄的视力为弱视；或双眼视力相差 2 行及以上，视力较低眼为弱视。

需要特别注意的是，根据儿童视力发育规律，对于 3~7 岁儿童，其视力下限不应按照成人标准，而应以各年龄段视力正常值下限作为参考。3~5 岁儿童的正常视力下限值为 0.5，6 岁以上儿童的正常视力下限值为 0.7。

二 弱视的分类

（一）按照发病原因分类

按照发病的不同原因，弱视主要分为以下类型：

1. 斜视性弱视

斜视性弱视为单眼性弱视，发生于单眼性斜视的患者，双眼交替性斜视不形成斜视性弱视。

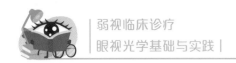
2. 屈光不正性弱视

屈光不正性弱视为双眼性弱视，主要发生于双眼高度远视性屈光不正或高度散光未及时矫正者。超过-10.00D的近视也有形成双眼弱视的危险。

3. 屈光参差性弱视

屈光参差性弱视为单眼性弱视，两眼之间存在屈光参差（正球镜相差≥1.50D，柱镜相差≥1.0D），屈光度高的眼形成弱视。中低度的近视性屈光参差一般不形成弱视，差别>-6.0D屈光度高的眼有形成弱视的危险。

4. 形觉剥夺性弱视

形觉剥夺性弱视一般为单眼性弱视，在视觉发育关键期内由于屈光介质混浊、完全性上睑下垂等造成。

目前认为 Von Noorden 提出的形觉剥夺和双眼之间的异常交互作用是弱视发生的两大主要机制。形觉剥夺指视网膜不能清楚成像。异常交互作用主要表现为对非主导眼的视觉抑制。屈光不正性弱视和双眼形觉剥夺性弱视的主要机制是形觉剥夺；斜视性弱视、屈光参差性弱视和单眼形觉剥夺性弱视的机制，不仅包括形觉剥夺，也包括双眼之间的异常交互作用。在敏感期内，把弱视产生的两个机制都解除之后，弱视眼的视力才能不断发育，逐步提高，最终恢复正常。

（二）按照弱视程度分类

按照最佳矫正视力的高低，一般把弱视划分为轻、中、重三个不同的级别：

1. 轻度弱视

最佳矫正视力为0.6~0.8。

2. 中度弱视

最佳矫正视力为0.2~0.5。

3. 重度弱视

最佳矫正视力≤0.1。

以上分级标准与《弱视诊断专家共识（2011年）》弱视诊断视力标准存在一定的冲突，《中国儿童弱视防治专家共识（2021年）》修订为：

1. 轻中度弱视

最佳矫正视力低于相应年龄视力正常值下限，且≥0.2。

2. 重度弱视

最佳矫正视力<0.2。

第二节
弱视的相关检查

一 视力检查

外界物体通过眼睛引起的大小感觉，取决于外物在视网膜上所成物像的大小。根据几何光学原理：视网膜像大小＝视网膜至第二节点距离×物体大小／物体至第一节点距离（视角的正切值）。视力即视觉分辨力，就是眼睛在一定距离所能够分辨的外界两个物点间最小距离的能力，通常以视角来衡量。视角越小，视力越好，所以常常用视角的倒数来表示视力。

年龄较大或训练有素的低龄儿童可以与成人一样，采用视力表检查视力。就弱视诊疗而言，完整的视力检查内容包括：裸眼远视力、裸眼近视力、矫正远视力、矫正近视力。未行视力矫正，且裸眼视力异常者，可用小孔镜检查小孔镜远视力。隐性眼球震颤者，可在其一眼前放置+5.00D 球镜，检查另一眼视力，分别获得双眼视状态下的单眼视力。有代偿头位的冲动性眼球震颤患者，应分别检查常规头位和代偿头位时的视力并详细记录。

（一）远视力检查

检查方法是将视力表上的视标自上而下、由大至小，逐级指给被检者看，直至查出能清楚辨认的最小一行视标（图 2-1）。远视力检查需注意以下情况：

1. 0.8 以上的视力行数允许错 2 个；0.5、0.6 行的视标允许错 1 个。

2. 如果在 5m 距离外不能辨认出表上任何字标，可让其走近视力表，直到能辨认表上 "0.1" 行标记为止。视力－0.1×患者所在距离（m）/5m。

3. 如在 1m 处尚不能看清 "0.1" 行视标，则让其背光数检查者手指，记录能看清

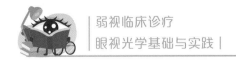
的最远距离，记录方法如 CF/40cm。

4. 如果将手指移到最近距离仍不能辨认，可让其辨认是否有手在摇动，记录其能看清手动的最远距离，记录方法如 HM/20cm。

5. 视力只有手动（HM）者需要检查光定位。方法是嘱其注视正前方，不转动头部和眼球，手持笔灯在眼前 40cm 处，从上、左上、左、左下、下、右下、右、右上、中 9 个方位将笔灯照射在其眼睛上，要求其指出光的位置，并记录，正确用 "+"，错误用 "-" 来表示。

6. 光感检查，即将笔灯直接照在其眼前，询问其是否能看到光。

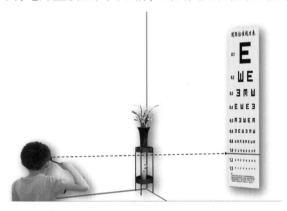

图 2-1　远视力检查

（二）近视力检查

近视力是视觉系统在阅读距离能辨别微小视标的能力。近视力检查多采用 Jaeger 近视力表和标准近视力表。检查近视力的距离为 30cm，方法与检查远视力的方法相似。除老视等调节不足者外，近视力通常等于或优于远视力（图 2-2）。

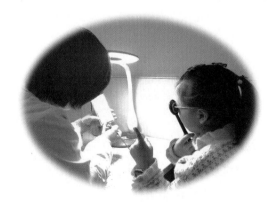

图 2-2　近视力检查

（三）视力检查结果常用英文字母简写

视力检查结果常用英文字母简写包括：

①VA：视力；②SC：裸眼视力；③CC：矫正视力；④BCVA：最佳矫正视力；⑤CF：数指；⑥HM：手动；⑦LProj：光定位；⑧LP：光感；⑨NLP：无光感；⑩D：远距；⑪N：近距；⑫PH：针孔视力；⑬OD 或 R：右眼；⑭OS 或 L：左眼；⑮OU：双眼。

VAccOD：0.6@D，表示右眼戴镜矫正远视力 0.6。

（四）1 岁前婴幼儿视力检查

1. 光追随检查

新生儿有光追随（眼睛跟随光源活动，如注视并追随手电筒的光，观察其有无注视，有无追随光源运动）及瞳孔对光反应（光照时有无瞳孔缩小）。

2. 眼球运动观察

观察眼球转动时有无震颤，如果有眼球震颤，提示可能存在视力障碍。

3. 视觉反应能力观察

出生后 2 个月左右的婴儿，可以取红色玩具置于其眼前 15~20cm，观察其双眼追随物体的幅度和反应。2 个月以上的婴儿，可以对其做鬼脸等动作，观察其是否出现应答性微笑。

4. 能否双眼集合注视手指

婴儿出生后 3 个月时可双眼集合注视手指（眼前物体或手指移动时会做"对眼"）。

5. 交替遮盖

可交替遮盖婴儿的一只眼，观察和比较婴儿的反应，如果在遮盖某一只眼时，婴儿极力反抗（嫌恶反射），则未遮盖眼的视力可能低下。也可遮盖婴儿的一只眼，将各种大小、颜色鲜艳的玩具放在另一眼前，根据其单眼注视及追随运动来估计婴儿的视力。

6. 三棱镜试验

在婴儿眼前置 $10^\triangle$ 底朝下的三棱镜，观察其注视反应，如果放置在一眼上时，对侧

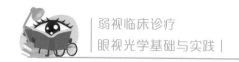
眼不转动注视，提示该眼视力不良。如对侧眼能转动注视，则提示双眼视力均衡。

1 岁前的婴幼儿只要有上述反应，视力一般没有问题。

（五）儿童视力检查

1. 主观视力检查

主观视力检查是借助视力表进行的检查。视力表是由大小不等的视标排列成行组成的，视标的种类繁多，包括字母、数字、动物、几何图形或物体图形等。

（1）儿童图形视力表　由儿童所熟悉的图案（如花、动物等）按不同视力水平所对应的视角大小设计而成，检查时儿童往往较为感兴趣且易于表达，适用于 2~3 岁及其他不能配合实施常规视力表检查的儿童。

（2）点状视力表　由一系列大小不等的黑色圆点排列在乳白色圆盘上构成，检查时转动圆盘，显示出不同大小的黑色圆点让儿童识别，适用于 2 岁左右的幼儿。

2. 客观检查法

（1）视动性眼球震颤　儿童取坐位或仰卧位，将一画有黑白相间条栅的视鼓放在儿童眼前转动（图 2-3），起初儿童的眼会顺着视鼓转动的方向做追随运动，随着视鼓的继续转动，儿童眼球就会产生矫正性逆向运动，这种交替的垂直于视鼓转动轴向的顺向及逆向眼球运动称为 OKN。

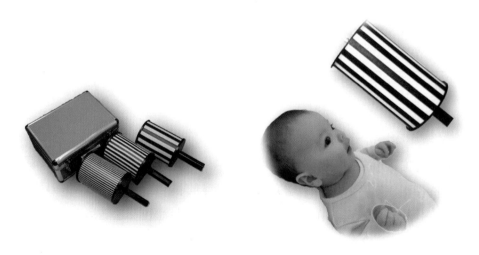

图 2-3　视鼓和 OKN 检查法

当视鼓沿着鼓轴向右旋转时，引起双眼水平震颤，快相向左；反之则向右。逐渐将视鼓的条栅变窄，即空间频率升高，继续在儿童眼前转动，直至不再产生OKN，则其前一个条栅宽度即为该儿童的视鼓视力，可根据条栅宽度及距检测眼的距离测出视角，再根据视角即可换算出Snellen视力。国内有研究者用OKN检查法测定43例4~24周龄正常婴儿的视力，结果如下：4~8周龄约为0.012，9~12周龄约为0.025，13~16周龄约为0.033，17~20周龄约为0.05，21~24周龄约为0.1。国外有研究者测定1~5岁幼儿视力，结果为：1岁时为20/200，2岁时为20/40，3岁时为20/30，4岁时为20/25，5岁时为20/20。

（2）强迫选择性优先观看　心理学研究发现，婴儿喜欢观看有条纹、有变化的目标，不愿意观看质地均匀、灰板样的目标。把黑白相间的、高对比度的方波条栅和同等平均亮度的灰板放置在婴儿的视野之内，条栅对婴儿的吸引力比较大，婴儿面部和视线会转向条栅视标（图2-4）。还有一种形式的FPL检查法，具体是：卡片上设计了多种图形，有人面卡通、条栅等。一种称为Teller卡，另一种称为Lea扇形条栅卡。检查时记录能引起婴幼儿视觉刺激最窄的条纹，按照条栅的宽度与阅读距离，通过三角函数计算出每一根条栅所对应视角的大小。

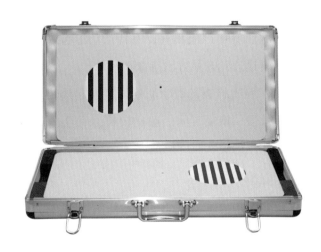

图2-4　FPL检查法

一般2~4岁儿童可以在家长的训练下学习看"E"视力表，从3岁起能通过"E"视力表检查视力，但应注意1.0不是视力正常标准。

正常视力标准为：出生1个月以内，婴儿的视力只有光感；3个月时视力可以发育到0.02；6个月时，视力可以发育到0.04~0.08；1周岁时，视力可以发育到0.2左右；3周岁视力可以发育到0.6左右；4周岁视力可以发育到0.8左右；6周岁视力可

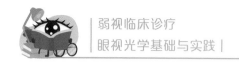
以发育到1.2。

 屈光状态检查

规范进行视网膜检影验光和准确矫正屈光不正是弱视治疗的基础。

屈光状态检查（验光）是弱视诊断和治疗的重要环节，包括客观验光和主观验光（主觉验光）。客观验光包括视网膜检影验光和电脑验光，主观验光包括综合验光仪检查和插片验光等。儿童调节作用较强，不同年龄调节力不同，年龄越小调节力越强。在验光过程中如果调节紧张或调节痉挛，睫状肌不能完全放松而造成额外的调节，会形成对验光的干扰，这种情况下，近视眼的验光结果比实际的高；远视眼的验光结果比实际的低。所以为获得准确的屈光度，屈光不正的弱视儿童需要充分麻痹睫状肌后再进行验光检查，即散瞳验光。

（一）睫状肌麻痹剂及其使用规范

1. 理想的睫状肌麻痹剂

理想的用于验光的睫状肌麻痹剂应具有以下特点：①起效快；②睫状肌麻痹作用强；③不良反应少；④恢复迅速；⑤最好没有散瞳效果。

目前，临床已有的用于验光检查的睫状肌麻痹剂或起效快、恢复迅速，但作用相对较弱，或作用强，但起效慢、恢复时间一般比较长，而且迄今为止还没有研发出只麻痹睫状肌而无瞳孔散大作用的睫状肌麻痹剂。

2. 我国常用的睫状肌麻痹剂

临床常用的睫状肌麻痹药物都属于 M 型胆碱受体阻滞剂，包括以下几种：

（1）1.0% 阿托品　长效睫状肌麻痹剂，即"慢速散瞳验光"或"慢散"用药。

使用方法：1.0% 阿托品眼膏或阿托品眼用凝胶点眼，每天 3 次，连用 3 天共 9 次后检查。年幼儿童可每天 1 次，连用 7 天后检查。

起效时间：阿托品眼膏或凝胶点眼每天 3 次，连用 3 天或每天 1 次，连用 7 天才达到最佳调节麻痹效果，但其睫状肌麻痹效果最强。

（2）复方托吡卡胺　0.5% 托吡卡胺与 0.5% 去氧肾上腺素的复方制剂，短效睫状肌麻痹剂，即"快速散瞳验光"或"快散"用药。

使用方法：复方托吡卡胺滴眼液滴眼，5分钟1次，每次1滴，共4次，每次滴眼后须闭眼，末次滴眼30分钟后检查。

起效时间：复方托吡卡胺滴眼液最佳睫状肌麻痹效果在第1次滴药后第45分钟、第4次滴药后第25~85分钟出现，都是良好的睫状肌麻痹效果窗口期，可供检查，而在第1次滴药后第345分钟（5.75小时）时，基本恢复到滴药前的水平。

（3）1.0%环喷托酯　人工合成的强力抗胆碱药物，与复方托吡卡胺相似，属于短效睫状肌麻痹剂，但其睫状肌麻痹效果优于复方托吡卡胺。

使用方法：环喷托酯滴眼液滴眼，5分钟1次，每次1滴，2~3次；每次滴眼后须闭眼，末次滴眼30分钟后检查。环喷托酯滴眼液刺激性比较强，对于敏感的个体尤其是儿童患者，在点用该药前可先点一次表面麻醉剂，以减轻刺激性疼痛。

起效时间：环喷托酯滴眼液给药后20分钟睫状肌麻痹作用已明显，给药后45分钟睫状肌麻痹作用接近最大，该作用可维持到给药后75分钟，之后开始减弱。给药48小时此作用已完全消失。所以应用环喷托酯进行麻痹睫状肌功能的眼科检查，最好在第一次给药后45~75分钟之间进行。

需要明确的是，使用睫状肌麻痹剂后，并没有完全麻痹睫状肌，眼睛仍能做一定程度的调节，这部分调节称为残余调节。残余调节力反映的是睫状肌麻痹的效果，残余调节越小，麻痹效果越好。1.0%阿托品的睫状肌麻痹效果最强，可以有效地避免屈光检查中调节的影响，仍然是验光的"金标准"，但其睫状肌麻痹持续时间和散瞳持续时间长，副作用相对大；复方托吡卡胺虽然有散瞳持续时间短的优点，但其麻痹睫状肌的效果相对较弱，甚至有人认为它不适合儿童的睫状肌麻痹检查；环喷托酯睫状肌麻痹效果接近阿托品，强于复方托吡卡胺，目前在我国一些地区已成为儿童睫状肌麻痹验光的一线用药。

对低龄，伴有中高度远视，因调节引起斜视、弱视及其他眼病的屈光不正儿童，原则上应该使用阿托品充分麻痹睫状肌后进行验光。

3. 睫状肌麻痹剂使用方法与注意事项

（1）协助患者取坐位或仰卧位，擦净眼部分泌物。

（2）滴眼药。患者头稍向后仰，眼向上看，操作者一手持棉签将下眼睑向下牵拉，充分暴露结膜囊，一手持眼药瓶（注意药瓶口不要碰到患者睫毛，以免造成污染），将药液滴入下穹窿部外侧（近耳侧）1滴（如绿豆大小），嘱患者轻轻闭眼并慢慢转动眼球，擦去溢出眼外的药液并按压内侧（近鼻侧）眼角3~5分钟。

（3）不要将滴眼液直接滴在角膜上，否则容易引起患者不适。

（4）每次点 1 滴即可，多点会刺激泪液分泌，易导致药物外溢。

（5）患有唐氏综合征、脑瘫、13 和 18 三体综合征以及其他中枢神经系统疾病的婴幼儿，使用时需减量。此外还需考虑儿童的生物个体差异，如低体重儿使用睫状肌麻痹剂时用量也应相应减少。

4. 我国睫状肌麻痹剂使用的参考标准

（1）《儿童屈光矫正专家共识》　中华医学会眼科学分会眼视光学组发布的《儿童屈光矫正专家共识（2017 年）》对儿童屈光不正检查时睫状肌麻痹剂的使用提出了指导性意见，指出：屈光不正检查结果因人眼调节状态不同而有所改变，12 岁以下儿童的睫状肌张力大，调节更明显。使用睫状肌麻痹剂放松调节后验光，是实现儿童精确验光的方法之一。该共识对目前临床使用的睫状肌麻痹剂（1.0% 阿托品滴眼液或眼膏、1.0% 盐酸环喷托酯滴眼液和 0.5% 复方托吡卡胺滴眼液）的适应证、选择原则、禁忌证做出了如下明确界定。

①适应证：以下情况首诊时建议应用睫状肌麻痹验光。

• 年龄：建议 10 岁以下常规使用，12～19 岁酌情使用。

• 斜视与否：伴随斜视患者尤其内斜视患者。

• 调节痉挛。

• 矫正视力不理想。

②睫状肌麻痹剂选择。

• 1.0% 阿托品滴眼液或眼膏：该药能充分麻痹睫状肌，最大程度抑制调节。由于阿托品使用后会出现较长时间的视近模糊、畏光等反应，使得其在学龄期儿童中的使用受到一定限制。

适应证：屈光不正伴斜视、弱视者，特别是远视伴内斜视者和远视伴弱视者（首选）；验光过程中屈光度波动明显者。

禁忌证：年龄小于 3 个月的婴儿；唐氏综合征、癫痫、痉挛性麻痹、颅脑外伤、闭角型青光眼、低色素者以及对药物成分过敏者（慎用）。

• 1.0% 盐酸环喷托酯滴眼液：研究显示 1.0% 盐酸环喷托酯滴眼液具有和 1.0% 阿托品相近的睫状肌麻痹作用，在不适宜使用 1.0% 阿托品的情况下可选用 1.0% 盐酸环喷托酯滴眼液替代，如学龄期近视、近视散光患者，远视矫正视力正常者。

深色虹膜色素人种可能需要稍增加使用量。滴眼前使用表面麻醉剂可减轻眼部刺激症状。滴药后按压泪囊对应位置 2~3 分钟可减少鼻黏膜吸收。

闭角型青光眼及对药物成分过敏者禁止使用。

• 0.5% 复方托吡卡胺滴眼液：该药睫状肌麻痹效果弱，很少单独用于睫状肌麻痹验光，可作为辅助用药，与 1.0% 盐酸环喷托酯滴眼液联合使用可以加强后者的睫状肌麻痹作用。

闭角型青光眼为禁忌证。

该共识是经过大量的调查研究，结合国内的情况，参考国外相关的视光临床实践指南及大量文献形成的，对儿童屈光不正矫正有重要的指导意义。

（2）《中国儿童睫状肌麻痹验光及安全用药专家共识》与《中国儿童弱视防治专家共识》 中华医学会眼科学分会斜视与小儿眼科学组在《中国儿童睫状肌麻痹验光及安全用药专家共识（2019 年）》中，对儿童睫状肌麻痹验光用药提出了 8 点建议，并在《中国儿童弱视防治专家共识（2021 年）》中重申了这些建议：

①所有儿童初次验光均应在睫状肌麻痹下进行。

②内斜视儿童和 6 岁以下儿童初次验光宜使用 1.0% 阿托品眼膏或眼用凝胶，每天 2 或 3 次，连续 3~5 天；年幼儿童可每晚使用 1 次，连续使用 7 天；若使用 1.0% 阿托品眼用凝胶，验光当日早晨再使用 1 次。再次验光可酌情使用 1.0% 环喷托酯滴眼液。

③6 岁以上不伴有内斜视的儿童，初次验光可使用 1.0% 环喷托酯滴眼液。先使用表面麻醉剂点眼 1 次，2~3 分钟后再使用 1.0% 环喷托酯滴眼液，每 5 分钟使用 1 次，至少使用 3 次；可联合使用 0.5% 复方托吡卡胺滴眼液 1 或 2 次；在 1.0% 环喷托酯滴眼液最后 1 次点眼至少 30 分钟后进行验光。

④对个别儿童使用 1.0% 环喷托酯滴眼液验光发现远视屈光度数不稳定（有残余性调节）或短期内视力下降需要排除调节痉挛的，需使用 1.0% 阿托品眼膏或眼用凝胶充分睫状肌麻痹后进行验光。

⑤屈光性调节性内斜视儿童戴远视足矫眼镜（按睫状肌麻痹验光的全部远视屈光度数配镜）后眼位控制仍不稳定时，有必要多次使用 1.0% 阿托品眼膏或眼用凝胶进行睫状肌麻痹验光。

⑥12 岁以上近视儿童验光可使用 0.5% 复方托吡卡胺滴眼液，每 5 分钟使用 1 次，共使用 3 次，最后 1 次点眼 30 分钟后进行验光。

⑦先天性或外伤性白内障已行晶状体摘除或联合人工晶状体植入术儿童，可使用去氧肾上腺素滴眼液或 0.5% 复方托吡卡胺滴眼液散大瞳孔后验光。

⑧先天性无虹膜儿童仍需要在睫状肌麻痹下验光。

上述"建议"作为一般原则，对规范实施弱视儿童患者的验光检查，有一定积极意义。除此之外，以下情况也需要采用睫状肌麻痹验光：

- 矫正视力差或视力波动。
- 视网膜检影结果不稳定。
- 检影验光结果和主觉验光结果差异明显。
- 内斜或内隐斜明显。
- 视疲劳症状与屈光不正情况不相符合。
- 高度远视或者高度散光（高度散光容易造成调节波动、调节不稳定）。

（二）验光检查

按上述要求规范使用睫状肌麻痹剂点眼后，进行视网膜检影验光或用电脑验光仪进行客观验光检查，必要时需以功能为导向实施主客观验光检查。

1. 客观验光

所谓客观验光，是指不需要通过被检者的知觉能力来确定屈光不正的性质及程度，而由检查者进行测定。由于其对被检者的主观配合能力要求低，所以适用于聋哑人、婴幼儿等配合度较低的患者。常用的客观验光检查法包括：视网膜检影检查法、直接检眼镜检查法和自动验光仪（电脑验光）检查法。其中以视网膜检影检查法和电脑验光仪检查法最为常用。

（1）视网膜检影检查法　是一种用检影镜来检查被检眼静态屈光的检查方法（详见第四章第一节）。睫状肌麻痹后视网膜检影验光是儿童必要的屈光检查方法（图 2-5），目前被认为是婴幼儿验光的"金标准"，更是弱视诊断和治疗的重要基础，尤其适用于远视以及伴有内斜视的儿童。《儿童屈光矫正专家共识（2017年）》中明确指出：屈光不正检查结果因人眼调节状态不同而有所改变，12 岁以下儿童的睫状肌张力大，调节更明显。使用睫状肌麻痹剂

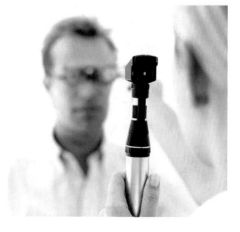

图 2-5　视网膜检影检查法

放松调节后验光，是实现儿童精确验光的方法之一。视光师应具备娴熟的技能和丰富的经验。对年幼儿童进行视网膜检影验光时，可以手持试镜片或排镜，置于患儿眼前，这样患儿不用戴试镜架，会更容易接受。同时根据检查婴幼儿的年龄使用不同的检影距离。

（2）电脑验光仪检查法 是一种采用光电技术及自动控制技术检查屈光度的检查方法。其原理与视网膜检影法基本相同（详见第四章第一节）。由于检查时对被检眼屈光介质透明度、被检者眼睛的注视角度和稳定度要求较高，对儿童和屈光介质混浊的患者，检查结果的误差较大，甚至不能检测出屈光度数。因此，该法不能替代视网膜检影检查，其检查结果只能给专业人员验光提供有益的参考，不能作为处方依据，更不能直接用于配镜。对检查能合作的儿童，可以采用睫状肌麻痹后电脑验光，再以电脑验光的屈光度值为起点进行视网膜检影验光以提高工作效率。

2. 主观验光

主观验光是靠被检者主观感觉的反馈来判断其屈光性质，确定其屈光不正程度的检查方法。包括综合验光仪验光和插片验光两种，而斜视、弱视患者多为儿童，且大多数患者存在双眼视功能缺陷，因此不适合进行综合验光仪验光。对于大龄外斜视尤其是近视性屈光不正者，可以在自动电脑验光仪验光的基础上进行主观插片验光。检影验光是该阶段的关键步骤，在综合验光仪上进行检影验光便于验光师进行操作（详见第四章第一节）。

结合弱视患者的特点，在验光检查过程中应当注意以下情况：

（1）儿童屈光不正患者 因其调节力存在差异（有的存在调节痉挛、有的调节偏弱、有的调节过于活跃），状态极不稳定，故对于此类患者，尤其是远视性屈光不正、散光程度较大（>1.50D）者，内斜视或有内斜倾向者，在验光前原则上必须应用睫状肌麻痹剂（通常使用1.0%阿托品，每天2~3次，共3~5天）充分麻痹睫状肌，力求检查结果准确，以利于正确评估、准确诊断、合理矫正。

（2）斜视性弱视患者 实施检影验光时，眼位明显偏斜会影响检影验光的准确性，可先检查注视眼，然后遮盖注视眼，使斜视眼回到正位后再行检影。

（3）眼球震颤患者 遮盖一眼会导致震颤加重，因此验光过程中，可考虑放置一个+2.00~+6.00D球镜片作为雾视片替代常规的遮盖黑片。对于有中间带者，可在不影响注视视角的前提下，让患者采用偏中间带眼位检影，以减少因震颤加重导致的客观检影困难。

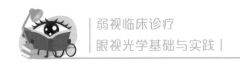

三 立体视觉检查

立体视锐度是指两眼所能分辨的最小深度差。在被检者眼前显示既相似又水平偏离的两维图像，使其双眼颞侧或双眼鼻侧视网膜产生不同的影像。在 Panum 融合区内，双眼颞侧视网膜受刺激会产生一个凸出来的具有立体感的影像，而双眼鼻侧视网膜受刺激会产生一个凹进去的具有立体感的影像。

立体视的检查方法按距离分为远距离、中距离和近距离立体视检查法。远距离立体视无调节、集合和瞳孔反射参与，是相对静态的立体视；近距离立体视则有近反射三联动的参与，是相对动态的立体视，其中，集合提供了深度信息，与立体视的关系非常密切。

（一）近距离立体视检查法

1. Titmus 立体视检查图

被检者戴偏振光镜片，使双眼视线呈轻度分离状态，两眼出现视差，距离 40cm，观看检查图上苍蝇，有立体视者能感知苍蝇翅膀高高浮起。观察方框中会有 4 个圆圈，有立体视觉者，能看出其中一个浮起于图的表面。其视差角越小，立体视功能越强。

2. 随机点立体视检查图

以 2 张完全相同的随机点作质地，再将 2 个形状大小和随机点近似的匹配图隐藏在 2 张质地相同的部位中，使 2 张图形存在微小的两眼视差。利用红绿互补的原理，左图印红色供左眼看，右图印绿色供右眼看。两色套在一起，戴红绿眼镜观察时，出现立体视感。检查距离为 40cm，可测定立体视锐度、交叉视差和非交叉视差（详见第四章第一节）。

3. TNO 立体视检查

检查距离为 40cm，用红绿眼镜分离双眼。共有 7 块检查板，为随机点图。板 1~3 图用于定性检查，板 4 图用于测定有无抑制及抑制眼，板 5~7 图用于定量立体视锐度值。

4. Frisby 立体视检查

检查距离通常为 40cm，检查时被检者面部与测试板平行。由 3 块厚度不同的测试板组成（6mm、3mm 和 1mm）。3 块板的视差分别为 340″、170″和 55″，通过调整距离可改变视差，最大视差为600″，最小视差为15″（详见第四章第一节）。

（二）立体视功能分类参考标准（按视差大小）

1. 周边立体视

视差>200″。

2. 黄斑立体视

视差为80″~200″。

3. 中心凹立体视

视差≤60″。

（三）粗略检查法

在条件简陋，要求不严格的情况下，可采取如下自然状态下粗略检查法。

1. 穿圈检查法

检查者和被检者相对而立，检查者手持一带手柄直径约2mm金属圆圈，置于被检者眼前，并令其手持一根头端折成钝角的金属丝（直径小于2mm）从圆圈中穿过，若能顺利穿过，则可初步判断被检者有立体视（图2-6）。

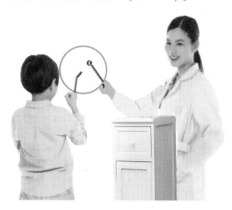

图2-6　穿圈检查法

2. 笔尖检查法

检查者和被检者相对而坐，检查者手持铅笔，笔尖朝下竖直置于被检者眼前33cm处，且与被检者眼等高，令被检者拿另一铅笔，笔尖竖直向上对准检查者所持铅笔的笔尖。若能顺利对准，则可初步判断被检者有立体视（图2-7）。

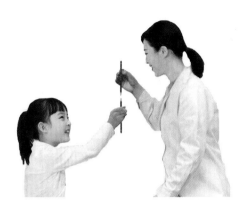

图 2-7　笔尖检查法

四　眼表及眼前节检查

用裂隙灯显微镜可以清楚地观察到眼睑、结膜、巩膜、前房、虹膜、瞳孔、晶状体及玻璃体前 1/3 等眼前段组织的病变情况，可确定病变的位置、性质、大小及其深度。裂隙灯检查是与弱视诊断密切相关的一项检查，与其他眼病的检查相比，弱视患者的检查重点在于排除眼前节的急性炎症（如结膜炎、角膜炎、前部葡萄膜炎等）、眼屈光介质（如角膜、晶状体、玻璃体等）混浊等干扰弱视诊断、影响弱视康复治疗的器质性病变（详见第四章第一节）。

五　眼位检查

眼位检查主要包括角膜映光法和遮盖法。

（一）角膜映光法

1. Hirschberg 法

被检者端坐，正向面对检查者，检查者手持点状光源，放置于被检者正前方，检查距离为 33cm，让被检者注视光源，通过观察角膜上反射光点（角膜映光点）的位置与瞳孔的关系来判断眼位。如果两只眼角膜映光点不对称，一只眼位于瞳孔中央，另一只眼映光点落在瞳孔鼻侧，偏斜眼为外斜视；映光点落在瞳孔颞侧，为内斜视；映光点落在瞳孔中央上方，为下斜视；映光点落在瞳孔中央下方，为上斜视（表2-1）。

表 2-1　角膜映光点与眼位的关系

注视眼正位时对侧眼角膜映光点位置	斜视类型
瞳孔中央	正位
鼻侧	外斜
颞侧	内斜
上方	下斜
下方	上斜

角膜直径大约为 12mm，瞳孔直径大约为 4mm。映光点偏离瞳孔中央 1mm，视轴偏斜大概相当于 7°；映光点落在瞳孔缘，为 10°~15°；落在瞳孔缘与角膜缘之间，为 25°~30°；落在角膜缘，为 45°（图 2-8）。

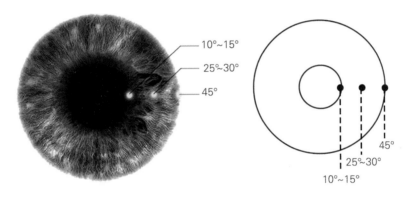

图 2-8　Hirschberg 法检查眼位

2. Krimsky 法

配合三棱镜观察角膜映光点位置来判断眼位，在注视眼前放置三棱镜，内斜视在眼前放置底朝外三棱镜，外斜视在眼前放置底朝内三棱镜，逐渐增加或减少三棱镜度数进行调整，使双眼角膜映光点对称地落在瞳孔中央区（图 2-9）。

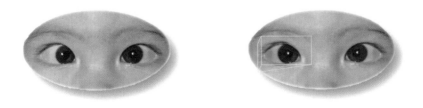

图 2-9　Krimsky 法检查眼位

这种方法既适用于两只眼视力正常或视力比较好的患者，也适用于单眼盲和单眼视力低下、不能注视的患者。即使斜视眼是旁中心注视，也不会影响检查结果。既适用于共同性斜视，也适用于麻痹性斜视和由限制性因素引起的斜视。对于非共同性斜视，应考虑第一斜视角和第二斜视角的问题。如果把三棱镜放置在麻痹眼（或运动受限比较重的眼）前，测量到的斜视角的度数就是第一斜视角；如果把三棱镜放置在健眼（主视眼）前，观察到的斜视角度数是第二斜视角。

（二）遮盖法

该法是用遮盖的方法消除双眼的融合功能，使双眼视变成单眼视。检查时用遮盖板（详见第四章第一节）遮盖一眼，并根据检查需要迅速移动遮盖板，不让双眼有同时暴露的机会，遮盖时间在 3s 以上，反复多次、最大程度破坏融合，充分暴露眼位偏斜度数。

遮盖法检查眼位的时候，首先一定要注意调节对斜视的影响。为了减轻或控制异常调节功能的影响，消除异常调节功能带来的异常调节性集合，患者必须配戴合适的眼镜，矫正屈光不正，使调节功能正常化。其次要选用调节视标，可以把数字或小型图案印制在一大小约 1.5cm×15cm 长方形卡片一端，也可以选用相当于 0.6 一行大小的 E 字视标，将其贴在上述卡片一端。有时候也选择点光源作为视标，但这种视标不能控制调节功能，是一个突出的缺点。

被检者正向面对检查者，检查者手持调节性视标，放置于被检者正前方 33cm 或者 6m 处。

1. 遮盖–去遮盖试验（cover-uncover test）

检查时令被检者注视 33cm 或 6m 处目标，用遮盖板遮盖一眼，注意观察此时另一眼（未遮盖眼）有无转动，去掉遮盖，注意观察未遮盖眼有无转动，同时观察被遮盖眼在去遮盖时眼球有无转动（表 2-2）。

表 2-2　遮盖–去遮盖试验与眼位判断

操作（注视眼正位）	未遮盖眼	被遮盖眼	眼位判断
遮盖注视眼	不动		正位视
去掉遮盖	不动	不动	
遮盖注视眼	内转		外斜视

操作（注视眼正位）	未遮盖眼	被遮盖眼	眼位判断
	不动（保持正位）	不动（保持外斜）	交替外斜视
去掉遮盖	不动（保持正位）	保持外斜数秒后恢复正位	间歇性外斜视
	转动（恢复外斜位）	转动（恢复正位）	恒定性外斜视

2. 交替遮盖试验（alternative cover test）

检查时令被检者注视 33cm 或 6m 处目标，用遮盖板交替遮盖两眼，注意观察在遮盖板移开时被遮盖眼有无转动（表 2-3）。

表 2-3　交替遮盖试验与眼位判断

操作	观察遮盖板移开时被遮盖眼	眼位判断
遮盖一眼 3s	不动（保持正位）	正位
迅速移动遮盖板至对侧眼		
遮盖板停留 3s	不动（保持正位）	
迅速移动遮盖板至对侧眼		
遮盖一眼 3s	内转	外（隐）斜
迅速移动遮盖板至对侧眼		
遮盖板停留 3s	内转	
迅速移动遮盖板至对侧眼		

若被检者存在斜视，交替遮盖试验中未遮盖眼重新注视时会发生眼位移动。眼球移动的方向表明了斜视的方向。配合棱镜串可确定其斜视量。三棱镜交替遮盖试验可测量出显性斜视和隐性斜视总的斜视度，是斜视手术前进行定量的最常用、最精确的斜视度测量方法。三棱镜交替遮盖试验不受生理性 Kappa 角的影响，但要求患者能够合作，且两眼均有固视能力。

交替遮盖试验回答了有无眼位偏斜倾向，但还无法区分是隐性斜视还是显性斜视。遮盖-去遮盖试验回答了眼位偏斜的倾向属于显性斜视还是隐性斜视。交替遮盖试验比遮盖-去遮盖试验破坏融合更充分，检查的结果包含了显性斜视和隐性斜视两种成分，而遮盖-去遮盖试验检查的结果仅含显性斜视成分。检查过程中总是停留在偏斜位的眼为恒定性斜视眼；两眼都能分别停留在偏斜位，而另一眼均能分别作为注视眼者为交替性斜视；初始表现无显性斜视，但几次遮盖后表现出显性斜视者为间歇性斜视。

以上以外斜视和外隐斜为例介绍了遮盖检查判断眼位的方法，根据眼球运动与斜位的关系（表2-4），可以判断出内斜视和内隐斜，以及垂直方向的眼位异常。

表2-4 眼球运动与斜位的关系

去遮盖时被遮盖眼的转动方向	斜视或隐斜的方向
向内	外
向外	内
向上	下
向下	上

六 视网膜对应及抑制检查

正常视网膜对应（NRC）是指两眼的黄斑及视网膜对应点均有共同的视觉方向。异常视网膜对应（ARC）是指在两眼的视网膜非对应点产生了共同的视觉方向，即注视眼黄斑部与斜视眼黄斑部以外的视网膜成分建立了新的异常联系的一种双眼现象。

1. Bagolini 线状镜片试验

于半暗室中将点光源置于眼前30cm及5m处，镜片（图2-10）上刻有不容易看到的微细平行线条，两眼镜片的条纹方向分别为45°和135°，通过镜片将光源看成为一条光线并与镜片线条垂直，使左眼线条方向由右上向左下（镜片线条呈135°），右眼线条方向由左上向右下（镜片线条呈45°）（图2-11）。

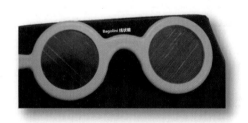

图 2-10 Bagolini 线状镜

（1）两根线条垂直交叉，一眼看见左上右下光条，另一眼看见右上左下光条，恰好在点状光源处相交，为正位或一眼黄斑部被非黄斑部代替的 ARC 斜视者。

（2）两根线条虽然相交，但一根光条于点状光源处显示有缺损，见于患眼黄斑抑制患者。

（3）只见点状光源及一根光条，为单眼抑制。

（4）于两根光条及点状光源交互出现，为交替抑制现象。

（5）于两根光条交点的上方见有两个点状光源，为内斜（同侧性）复视。

（6）于两根光条交点的下方见有两个点状光源，为外斜（交叉性）复视。

（7）于两根光条交点的左方见有两个点状光源，分居于上下表示左上斜复视。

（8）于两根光条交点的右方见有两个点状光源，分居于上下表示右上斜复视。

此法操作方便，因通过镜片可见测试环境中的物体，融合功能未消除，更接近于自然状态，但不适用于幼儿和其他配合能力差者。

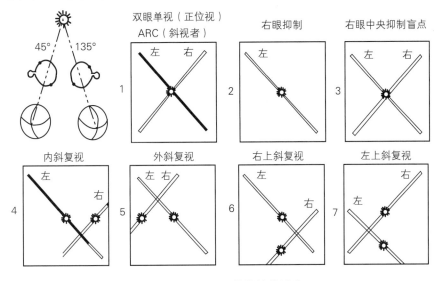

图 2-11　Bagolini 线状镜片试验

2. 后像试验

人眼的视网膜被强光照射以后会产生后像，后像的形状和大小与光源相似，后像试验就是根据这一原理设计的。后像试验可显示视网膜中心凹的视觉方向，是两眼中心凹对中心凹关系的知觉试验，因此在临床上被广泛用于视网膜对应检查。检查通常借助同视机，选择后像画片，按如下步骤进行：①将两张后像画片分别置于左、右镜筒中。②拨动弥散片操作杆，打开弥散光。③打开后像灯，先照好眼 15 秒，再照另一眼 15 秒。④让患者闭上眼睛，感知后像位置。⑤如果后像为"十"字交叉，表明为 NRC；后像为"—|"或"|—"则为 ARC（图 2-12）。⑥若患者只能看到一个后像，则说明后像消失眼抑制。

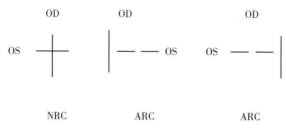

图 2-12　后像试验测定视网膜对应

3.4△ 三棱镜试验

被检者端坐，睁开双眼，平视正前方点光源，把一只 4△ 底向外三棱镜置于疑有中心凹抑制的一侧眼（如右眼）前，自颞侧向鼻侧移动，若另一眼不移动，则结果为阳性，表示该侧眼（右眼）有中心凹抑制。如另一眼有一个小的矫正性移动，则结果为阴性，表示该侧眼（右眼）无中心凹抑制，即有中心凹融合。

单眼注视综合征患者常伴有微小内斜视，内斜眼存在一个小于 3° 的绝对性中心抑制暗点，单眼注视综合征患者有黄斑外双眼单视而没有中心双眼单视，是大脑视皮质对小角度内斜视的一种知觉适应。

七　眼底及注视性质检查

（一）眼底检查

可疑弱视患者尤其是儿童患者的眼底检查，除常规的小瞳孔下自视乳头开始，然后是后极部的视网膜血管和黄斑区及周边部视网膜和血管，了解眼底的基本情况外，还可以通过检眼镜粗略了解被检眼的屈光状态（详见第四章第一节）。视力较差，而粗略评估无高度屈光不正者，尤其是低龄斜视患儿，要特别注意检查偏斜眼的视乳头和黄斑中心凹，以排除任何可以破坏融合功能，引起继发性斜视的器质性疾病，如视网膜母细胞瘤或中心凹器质性损害等。

（二）注视性质检查

临床上利用专业器具或相关方法检测特定注视状态下黄斑中心凹的位置和状态，以确定患者的注视性质，即注视性质检查。

1. 专业器具检查法

用观测镜（visuscope）检查注视性质的方法即观测镜检查法，是最经典的注视性质检查法。

　　观测镜实为一改良的直接检眼镜，是在光路上设置一黑星（Linksz星），星的周围有两个分别以3°、5°视角所构成的同心圆环，Linksz星区域表示中心注视，其中Linksz星中心透明区为0°注视（中心凹注视），中心透明区外的黑色区均为1°不稳定中心注视区，3°环表示旁中心凹注视，5°环表示旁黄斑注视（图2-13）。借助此工具能较准确地测出弱视眼注视性质及偏心注视的程度。常用的检查方法有两种：

　　（1）**主动检查法**　检查时遮盖健眼，令斜视眼注视观测镜光亮中的Linksz星，检查者自镜孔观察眼底，观察Linksz星在眼底的投影（注视点）与黄斑中心凹的位置关系，如果Linksz星投影中心透明区正好与黄斑中心凹反光点位置一致，则为0°注视（中心凹注视）。如果Linksz星投影中心透明区与黄斑中心凹位置不一致，而是在黄斑中心凹反光点附近轻微移动，但Linksz星投影能始终覆盖黄斑中心凹反光点，则为不稳定中心注视。若Linksz星投影落在黄斑中心凹以外的部位，则为偏心注视，可根据Linksz星投影偏离黄斑中心凹的距离来测量偏心注视的程度。

　　（2）**被动检查法**　将Linksz星对准黄斑中心凹，如患者能看到黑星影像，则为中心注视，若不能看到黑星影像，说明为偏心注视。

　　作为经典的眼科专业器具，观测镜现已很少见，目前临床上常用另一种改良的新式直接检眼镜替代观测镜对患者实施注视性质检查。这种新式改良直接检眼镜的光路上设置有若干个同心圆环，其中，中央圆环为1°视角，其余圆环分别为3°、5°视角。中央1°圆环相当于观测镜的Linksz星区域（图2-14）。检查时令被检者注视1°环中心位置，检查者记录投射到视网膜上的同心圆中央圆环中心（注视点）的位置与黄斑中心凹的关系。

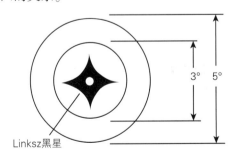

图2-13　观测镜检测视标

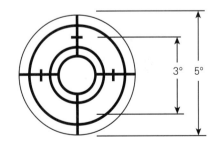

图2-14　新式改良直接检眼镜检测视标

2. 角膜映光观测法

临床上还可用"角膜映光+遮盖法"，对明显的旁中心注视及不稳定中心注视患者进行粗略定性检查和判断。

（1）貌似麻痹性斜视　检查时令患者注视 33cm 处的点光源，观察其两眼角膜反光点的位置是否对称。若不对称（恒定性斜视外观），则遮盖注视眼，观察偏斜眼是否能转动至注视眼位（角膜反光点移动至与原注视眼的角膜反光点对称位置），若不能移至注视眼位（貌似麻痹性斜视，但眼球运动正常），或眼球出现寻找目标似的摇摆不定的震颤，说明偏斜眼为偏心注视（图 2-15）。

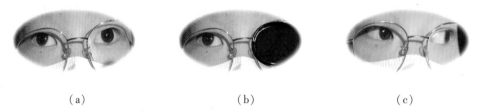

（a）　　　　　　　　　　（b）　　　　　　　　　　（c）

（a）角膜映光点不对称（右眼呈外斜视外观）；（b）遮盖左眼，右眼不能转动至注视眼位；

（右眼貌似麻痹性外斜视）；（c）两眼同时注视左前方，右眼内转正常。

图 2-15　貌似麻痹性斜视

（2）注视偏斜　检查时令患者注视 33cm 处的点光源，观察其两眼角膜反光点的位置对称。遮盖其中一眼时，另一眼（被检眼）发生偏斜，去掉遮盖时偏斜视眼恢复正位"注视"，则被检眼为偏心注视（图 2-16）。该眼注视时的偏斜角，在一定程度上反映了偏心注视的程度。偏斜角度越大，偏心注视程度越重，治疗难度越大。

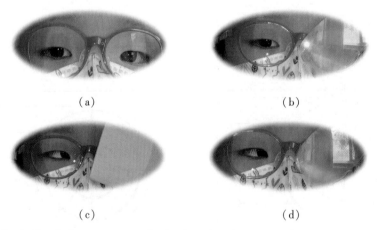

（a）　　　　　　　　　　（b）

（c）　　　　　　　　　　（d）

（a）双眼同时注视呈正位外观；（b）用压抑膜压抑视力正常眼，仍保持正位；（c）遮盖视力正常眼，

患眼（注视）呈内斜视外观；（d）用深度压抑膜压抑视力正常眼，患眼（注视）呈内斜视外观。

图 2-16　注视偏斜

以上现象和眼球震颤、注视摇头是注视异常的常见"表象"，通过这些"表象"

可以发现注视异常的存在，此法简便易行，无须特殊器械，对于不具备专科检查条件者，可作为定性判断之用。但其结果并非绝对准确，尤其对于轻度的旁中心注视，用此法很难察觉。

注视性质在弱视诊疗临床实践过程中的重要性，越来越被大家认识和重视，主要表现在以下几个方面：

①注视性质是病因诊断的重要依据。基础研究表明：黄斑中心凹与周边部视锥细胞分布数量差异很大，黄斑中心凹 0.25° 以内视网膜含视锥细胞数量为 15 万/mm²，具有 1.0（20/20）的视锐度，而远离中心凹 0.5° 及 2.5° 以内视锥细胞数量分别为 5 万/mm² 和 3 万/mm²，其视锐度分别为 0.5（20/40）和 0.3（20/70）。远离黄斑中心凹 10° 以内视网膜含视锥细胞数仅为 200/mm²。可见注视部位不同，引起的视锐度也不同。注视异常是导致弱视的重要原因之一！弱视定义中明确提及的屈光不正、屈光参差、单眼斜视、形觉剥夺等四大病因，人们比较熟悉并能自觉用于弱视的诊断和处理中，而注视异常现象则往往容易被忽略，这也是导致为数不少的重度弱视患者被漏诊，失去康复机会的常见原因之一，教训不可谓不深刻！

②注视性质是弱视治疗方法选择的重要依据。根据注视性质将弱视分为中心注视型和旁中心注视型，并借此选择相应的治疗方法，是弱视治疗应该遵循的重要原则。由于认知偏差，注视性质的概念逐渐淡出人们的视野，弱视治疗过程中，矫正注视异常的重要性也逐渐被弱化，旁中心注视型弱视患者即使被确诊，但由于采取了与中心注视型弱视患者无区别的盲目训练，也往往很难奏效。明确患者的注视性质，并以此为依据，对旁中心注视型弱视患者，有针对性地选择相应的训练方法，纠正注视异常，是保证疗效的关键。

③注视性质是弱视患者预后判断的重要依据。稳定的中心注视是获得正常视力的重要生理基础，对于旁中心注视型弱视患者，如果患眼不能逐渐转变为中心注视，则视力进步的可能性很小，视力康复的希望也会很渺茫。一般来说，注视点距离黄斑中心凹越远，弱视眼的视力越差，治疗难度越大，预后也越差。游走性旁中心注视者的预后比同等偏离度而相对稳定的旁中心注视者要好。

八 双眼视功能检查

双眼视觉是外界物体的像分别落在两眼视网膜对应点上，主要是黄斑部，神经兴奋沿视觉系统传入大脑，大脑的高级中枢把来自两眼的视觉信号综合成一个完整的、具有立体感知觉影像的过程。

视网膜成分是将视网膜到大脑枕叶视中枢作为一个整体而言的，外界物体影像落在视网膜上，视网膜成分按照它自己所固有的方向性向空间投射，也就是从主观上感觉此刺激是来自空间的一定方位。视网膜的黄斑中心凹的视觉方向代表正前方，它鼻侧的视网膜成分向颞侧空间投射，颞侧的视网膜成分向鼻侧投射，下方的向上投射，上方的向下投射。

两眼有相同视觉方向的视网膜成分称为视网膜对应成分或对应点。一个物体的影像只有同时落在两眼视网膜对应点上并传入大脑才能被感觉为一个影像；落在非对应点上的物像，两眼将投射到空间不同部位，而被感觉成两个影像。

（一）双眼视觉的分级

双眼视觉（按 Worth 于 1910 年提出的标准）在临床上分为三级：

1. 同时视

同时视指两眼对物像有同时感知的能力，即物体在视网膜上的成像能同时被感知，是双眼视觉形成的基础。

2. 融合功能

融合功能是指大脑皮质把落在两眼视网膜对应点上的物像综合成为一个完整印象的功能。

（1）知觉性融合　知觉性融合是指大脑皮质把落在两眼视网膜对应点上的物像综合成为一个完整的印象，而且还能在视空间内确定这个物体的方向。其范围是建立在两眼视网膜对应关系和 Panum 空间基础上的，知觉性融合的条件即双眼视觉的基本条件。

（2）运动性融合　运动性融合是指人眼能使同一物体成像并维持在两眼的视网膜对应点上的转向运动功能。这种转向运动即融合运动是避免复视的重要机制。运动性融合是通过矫正性融合反射（大脑通过调控眼外肌，维持双眼眼外肌的平衡，克服隐性斜视，避免消除复视的融合机制）产生的定位性眼球运动，使偏离对应点的物像重新回到对应点以保持双眼单视的能力。

知觉性融合和运动性融合不是截然分开的，没有矫正性融合的存在，知觉性融合只能是瞬间的活动。引起矫正性融合反射的刺激是视轴偏离一致的倾向。临床上，评估融合能力的检查，主要就是检查运动性融合能力。

3. 立体视觉

立体视觉是人们对三维空间各种物体的远近、高低、深浅和凹凸的感知能力，是在同时视和融合功能基础上形成的独立的双眼视功能。立体视觉又称深度觉，是独立存在的双眼视觉的最高形式，并不取决于融合力的大小。水平视差是形成立体视觉的基础。

立体视觉是双眼视觉的高级部分，是双眼视功能完善与否的重要标志，其形成与发育过程有关。弱视患者往往因屈光参差和斜视等因素的存在，双眼视功能受到影响，弱视眼的立体视觉多不健全。因此，立体视觉的检查对弱视的诊断、治疗及预后监测都具有重要的临床意义。

（二）双眼视功能检查

临床上检查双眼视功能的方法很多，且各有其特点。一种好的检查方法应该能够如实反映被检者在自然状态下的双眼视觉。然而，目前常用的检查方法对双眼视觉都有不同程度的分离作用，所以检查结果并不能真实全面地反映被检者的状况。现就目前临床上常用的检查方法介绍如下。

1. Worth 四点灯检查

（1）检查的原理　运用红绿互补原理，红色镜片能看见红色，绿色看不到，白色看成红色；绿色镜片能看到绿色，红色看不到，白色看成绿色。右红左绿，右眼能看见 1 红、1 白 2 个光团（均为红色）；左眼能看见 2 绿、1 白 3 个光团（均为绿色）。有双眼单视者，两眼所见白色被融合为一个故能看到 4 个光团；有复视者，2 个白色光团不被融合故能看到 5 个光团。若检查距离为 6m，4 个光点所对应的是视网膜中心凹部分，而距离为 33cm 时，所对应的区域则是周边视网膜部分。当被检者在 33cm 检查时存在双眼视，而当检查距离变为 6m 时，有时结果可能是单眼抑制。所以行 Worth 四点灯检查时，必须检查远近两个距离的双眼视功能。

（2）检查方法　被检者戴右红左绿有色眼镜，双眼同时注视前方四点灯（近用）或视力检查仪的四点光屏（远用）（图 2-17），四点灯（或四点光屏）上部一点为红色，下部是白色，左右两边是绿色。检查远距离时将四点光屏设置为相当于被检者前方 6m 远处，检查近距离时将四点灯置于被检者眼前 33cm 处，嘱被检者说出看到的光团数和颜色。

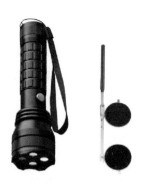

图 2-17　Worth 四点灯（配套红绿眼镜）

（3）结果分析　①若被检者看见 4 个光团，说明其有双眼视，也可能存在异常视网膜对应。正位眼所见为 2 红 2 绿，说明右眼为优势眼；正位眼所见为 3 绿 1 红，说明左眼为优势眼；斜视眼所见为 4 个光团者，说明存在异常视网膜对应。②若被检者看见 2 个红色光团，说明左眼抑制，仅使用右眼。③若被检者看见 3 个绿色光团，说明右眼抑制，仅使用左眼。④若被检者时而看见 2 个红色光团，时而看见 3 个绿色光团，说明存在交替抑制。⑤若被检者看见 5 个光团，即 2 红 3 绿，说明有复视，属正常视网膜对应（图 2-18）。

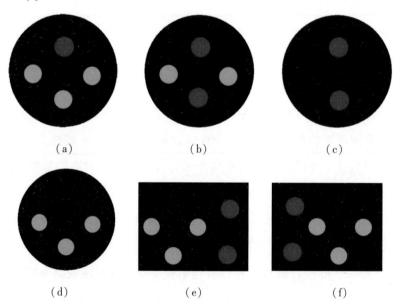

（a）左眼为主导眼；（b）右眼为主导眼；（c）左眼抑制；（d）右眼抑制；

（e）内（隐）斜视（非交叉复视）；（f）外（隐）斜视（交叉复视）。

图 2-18　Worth 四点灯

2. 同视机检查

同视机检查的原理是两眼分别从两个可以前后活动而相互独立的镜筒看画片（两眼分视），画片上的物像通过凸透镜分别投射到两眼视网膜的一定位置上，形成两个有轻微差异的物像，通过视觉通路传送至大脑，在皮质高级中枢进行分析、加工、整合，如果双眼视觉功能正常，便可形成一个三维立体像。以此为基础，利用相应的画片（详见第四章第一节），借助同视机板面的刻度，可以对患者的斜视度、融合范围等进行检查。

检查前戴矫正眼镜，调整颌台高度、瞳孔距离，使两侧镜筒臂居于0°处。

（1）他觉斜视角测量　交替点灭光源，使被检者两眼所看到的画片交替出现，检查者通过前后移动同视机的两个镜筒，直到被检者两眼不再出现注视性眼运动时为止，这时的斜视角称为客观斜视角（OA）。尽管镜筒前有+8.00D目镜以求尽力消除调节，但由于心理因素存在，被检者仍可出现近感性集合，因此对内斜视所测得的度数略大，外斜视所测得的度数略小。

（2）自觉斜视角测量　被检者手持斜视眼镜筒侧把手，通过前后移动使两侧图片重合，这时的斜视角度称为主观斜视角（SA）。如果两张图片不能够重合，说明无同时视功能，其表现有两种情况：一种是双眼只看到一侧图片；另一种是双眼看到两张图片，但不能重合。

主观斜视角是在两眼同时注视条件下测量的斜视角，而客观斜视角是在单眼注视的情况下测量的斜视角。主观斜视角与客观斜视角的差异称为异常角（AA）。

结果分析：①主观斜视角等于客观斜视角，则属正常视网膜对应；②主观斜视角为0，客观斜视角大于主观斜视角，则属和谐异常视网膜对应，异常角对应角等于客观斜视角；③主观斜视角大于0，客观斜视角大于主观斜视角，则属非和谐异常视网膜对应，异常角对应角等于二者之差。

（3）融合范围检测　被检者取坐位，头部正直，舒适地置于同视机前，用融合画片（两张大小及基本内容一致的画片，每张画片都设计有另一张画片上不存在的特殊部分，称为控制点），令被检者分别注视两张画片，认清其图形特点，放在客观斜视角上，将机器锁住，转动旋钮，使同视机两臂等量地分开和集合，两张画片不再重合时，其分开和集合的最大限度即为融合范围。分开检查过程中，随着分开幅度越来越大，被检者开始感觉融合画片变模糊，最终两个画片突然分开；集合检查过程中，随着集合增加，调节也增加，瞳孔逐渐变小，在+10°~+15°看到画片逐渐变小、变模糊，但仍然是一幅完整的画片，随后直至突然破裂分开。

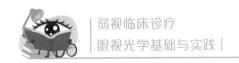

正常融合范围：集合 25°~35°（儿童略小），水平分开 4°~6°，垂直 2°~4°，旋转 15°~25°。

九　视觉电生理检查

视觉诱发电位又称视觉诱发反应（visual evoked response，VER），是大脑枕叶视皮质对视觉刺激发生反应的一簇电信号。按刺激形式可分为闪光视觉诱发电位（flash VEP，FVEP）和图形视觉诱发电位（pattern VEP，PVEP）。

PVEP 是测量枕叶视皮质对一个可以黑白翻转的棋盘格刺激（图形刺激）产生的电位总合，其反映了中心视网膜的活动，因此可以很好地评估黄斑功能。由于弱视眼的视皮质中枢存在对图形运动感觉及边界对比效应敏感的神经元功能异常，因此，PVEP 检测在弱视的诊断、疗效观察及发病机制研究方面都有重要的作用。弱视眼的 PVEP 主要表现为在小方格刺激下振幅下降。弱视眼的 PVEP 的峰时也有轻度延长（P1 潜伏期延长），但其敏感性不如振幅改变明显。

十　对比敏感度检查

对比敏感度是指人眼对各种点、线（视标）与空白（背景）间明暗差异程度差别（对比度或反差）的分辨能力。常用的视力表黑色视标与白色背景之间视为 100% 高对比度，对比敏感度检测视标则与背景之间的亮度存在一定差异，用一个经验公式计算得到的结果为二者对比度。

$$对比度（Ct）=（L_{max}-L_{min}）/（L_{max}+L_{min}）$$

式中 L_{max} 代表空间上最高光强度，L_{min} 代表空间上最低光强度。

对比敏感度的定义为视觉系统能察觉的对比度阈值的倒数。

$$对比敏感度（Cs）=1/Ct$$

视觉系统视标与背景之间的亮度对比度不同，其感受性也不同，对比度阈值愈低，对比敏感度则愈高，其所反映的形觉功能状态越好。对比敏感功能能够更好地全面反映视觉系统的形觉功能。检查结果比视力更为精确。

（一）对比敏感度检查工具

对比敏感度视力表的视标通常由一系列不同频率和不同对比度的明暗条纹组成。常用的对比敏感度检查工具为 F.A.C.T 对比敏感度视力表和 CSV-1000 灯箱。

1. F. A. C. T 对比敏感度视力表

该表包含 5 行，每行为一种空间频率（1.5cpd、3cpd、6cpd、12cpd、18cpd），每行包含 9 个对比度水平，图形包括垂直、左倾 15°、右倾 15° 三种。

检查方法：检查时在充分照明（85 ~ 120cd/m²）的条件下进行，被检者屈光不正需被完全矫正。检查距离为 3m。被检者从上到下、从左到右依次报告条纹方向。当被检者报告方向错误或报告空白时即该空间频率下的对比敏感度值。以不同的空间频率为横坐标，对比敏感度为纵坐标，记录并绘制对比敏感度曲线。正常人此函数似倒"U"形，也有人称之为山形或钟形。以同样的方式进行近距离（40cm）对比敏感度视觉测量与记录，将缩小版的 F. A. C. T 视标放在近距离阅读杆上。

2. CSV-1000 灯箱

CSV-1000 灯箱包含 4 个空间频率（3cpd、6cpd、12cpd、18cpd），每种频率有 9 个对比度水平。

检查方法：检查距离为 2.5m，灯箱点亮时照度为 85cd/m²。被检者从上到下、从左到右依次报告是否能看见条纹。当被检者报告空白时即该空间频率下的对比敏感度值，记录并绘制对比敏感度曲线。

（二）对比敏感度检查的意义

视力仅仅反映黄斑中心凹对细小目标的高对比度下的空间分辨能力。实际上，在日常生活中，我们的视觉需要分辨的目标有大小之别，对比敏感度则能够反映形觉功能在上述情况下的分辨能力。如果两个人的视力是相同的，但是对比敏感度较高者在日常生活中表现出的分辨力优于对比敏感度低者。

近年来，对比敏感度被视为是衡量人类空间视觉最全面的指标之一，可全面准确地揭示患者的视功能状态，为临床眼病的早期诊断、病情进展及疗效评估提供重要参考依据。对比敏感度是弱视早期视功能仅发生微小改变时最为敏感的一项诊断指标。研究发现，弱视眼和非弱视眼 P100 振幅在 50% 和 25% 对比度水平下的 2cpd 空间频率差异最大，故在该条件下最能检测弱视，且灵敏度和特异性最高。因此有人认为该设计是弱视检测的首选方案。与正常儿童相比，弱视儿童对比敏感度在不同空间频率下均存在不同程度的降低。而不同类型弱视患者在各空间频率下对比敏感度的受损程度，国内外研究并未得到一致结论。有研究发现，屈光参差性弱视患者对比敏感度缺损最为严重，其次为斜视性弱视患者，而屈光不正性弱视患者则与正常人无明显差异。斜

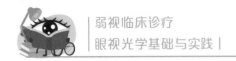

视性弱视患者高频区对比敏感度下降较显著，但与视力下降程度并不一致，屈光参差性弱视则引起全频对比敏感度下降，且下降趋势与视力下降趋势基本保持平行，形觉剥夺性弱视患者对比敏感度表现为中高空间频率下视功能损伤，而在低空间频率下视功能基本保持不变。最新研究表明，不同严重程度弱视儿童的对比敏感度均低于正常儿童；治疗后，对比敏感度会有一定程度提升，其中轻度弱视眼比中、重度弱视眼更容易恢复。这意味着对比敏感度对弱视患者预后判断有一定的参考作用。

第三节
视光门诊主要检查结果及临床意义解读

如果说完整的病史采集、规范的功能和结构检查是疾病诊断的重要前提，那么对检查结果所提示的信息进行认真准确的解读，则是得出准确诊断并做出恰当处理的关键。

一 功能检查相关结果及其临床意义

作为功能性眼病，弱视的诊断，除了患者的主诉和病史外，功能检查结果中常常蕴含着重要的病情信息，而视力信息则往往是弱视诊疗的发端，精确而稳定的立体视则是弱视诊疗的完美结局。

（一）视力检查

完整的视力检查参数包括单眼的裸眼远、近视力、针孔视力；矫正远、近视力；双眼的裸眼远、近视力，矫正远、近视力。其中，裸眼视力是患者接受干预（包括散瞳验光、配戴矫正眼镜等）之前的常态视力，也是与患者主诉关联度最大、最直观的功能参数。针孔视力优于裸眼视力，则是判断屈光不正相关性视力异常的参考指标。从功能层面而言，针孔视力检查是定性判断屈光不正问题的"入门"检查。常见的视力检查结果异常及其临床意义见表 2-5。

表 2-5　视力检查结果异常及其临床意义

分类	单/双眼	远视力异常 近视力正常	远视力正常 近视力异常	远、近视力均异常
裸眼视力	单眼	近视性屈光不正	远视性屈光不正	中、高度远视，散光
	双眼	低于单眼，双眼视功能可能异常		
矫正视力	单眼	调节紧张 远（近）视过（欠）矫	调节不足 调节不能	弱视 器质性病变
	双眼	低于单眼，双眼视功能可能异常		

（二）屈光检查

屈光检查结果包括静态检影验光度数、主观验光度数、不等像视检查。

屈光检查结果由眼别（右眼用"OD"表示、左眼用"OS"表示、双眼用"OU"表示）、球镜度数和柱镜度数构成，远视性屈光不正用"+"表示，近视性屈光不正用"－"表示，球镜度（非散光性屈光不正度数）用"Ds"表示，柱镜度（散光性屈光不正度数）用"Dc"表示，散光轴位置用"A"或"＊"及紧随其后的阿拉伯数字表示。

例1：OD+2.00Ds

表示右眼2.00屈光度（或200度）单纯远视性屈光不正。

例2：OS-2.00Ds/-3.00Dc＊180

表示左眼200度近视复合300度近视散光，散光轴位于180°。

例3：OD-2.75Ds/+5.00Dc＊90

表示右眼275度近视复合500度远视散光，散光轴位于90°。

例3的结果还可表述为：

OD+2.25Ds/-5.00Dc＊180

表示右眼225度远视复合500度近视散光，散光轴位于180°。

OD+2.25Dc＊90/-2.75Dc＊180

表示右眼225度远视散光，散光轴位于90°，复合275度近视散光，散光轴位于180°。

其中例3有同一屈光度的三种表示方法，属于等效屈光度。

静态检影验光度数是在被检眼调节充分放松状态下获得的屈光度参数，属于客观检查结果，反映的是被检者屈光系统的屈光（结构）状况，不受被检者主观配合能力和配合程度的影响。但该结果一般不能直接用于配镜处方，仅供专业人员参考使用。

主观验光结果是通过被检者戴上矫正镜片后对矫正视力的改善情况进行判断，并反馈给检查者而获得的屈光度参数。好的主观验光结果应该能最大程度上兼顾被检者视觉清晰度和舒适度要求，是配镜处方的主要依据。

不等像视是一种视皮质所看到的来自双眼的影像大小和/或形状的相对不同所导致的异常。一般认为，双眼像差大于5%将妨碍双眼视功能，表现为融合功能、立体视功能下降和空间扭曲。严重的不等像会导致单眼抑制，甚至引起弱视。不等像视是屈光参差患者必测项目之一。临床常用综合验光仪测试不等像。测试须在屈光不正完全矫正后进行，如所测不等像视结果在3.5%以内，患者戴镜无不适，均不作处理。如结果超过 3.5%，则需系统地测试出具体数据，并根据患者的主观感受给予处理，对于曲率性不等像视者，可改用角膜接触镜矫正，其他类型的不等像视者，则可以使用等像镜处理。

（三）双眼视功能检查

Worth 四点灯检查是双眼视功能的"入门"检查。被检者通过红绿眼镜（右眼红色左眼绿色）观看检查面上的红绿视标。根据所见视标即可对被检者的双眼单视功能进行分析。其临床意义如下：

1. 甄别主导眼

主导眼又称优势眼，是指在双眼视觉同时输入中起主导作用的眼睛。根据主导眼之色占优势的特点，当双眼同时睁开，看四点灯下面的白色圆孔片时，往往显示为主导眼之色。常规右眼戴红片，左眼戴绿片时，白片呈白色或黄色或半边红色半边绿色，说明被检者无主导眼与非主导眼之分。有的被检者下面的白色一会儿是红色，一会儿是绿色，说明两眼视网膜在进行斗争，也是一种无明显主导眼的表现。另外，当主导眼与非主导眼差别不大时，戴绿色镜片的眼易受抑制，容易看成红色，因此确定主导眼时，将红绿眼镜左右交换几次，最后确定较为准确。主导眼作为视觉信息的主要提供者，在日常生活中通常被用来对准目标，充当分辨目标细节和确定目标空间位置的"主角"。因此，确定配镜处方时，需要遵循"主导眼优先"原则，即主导眼的矫正视力不得低于非主导眼，以保证患者配戴矫正眼镜时的清晰度和舒适度。

2. 判断双眼单视功能

双眼单视功能分为三级，即一级同时视、二级融合视、三级立体视。四点灯检查结果反映的是一级和二级功能。

（1）当配戴红绿眼镜双眼同时睁开看四点灯时，如只能看见一种颜色的圆孔（无论是红色或是绿色），表示有一只眼睛的视功能受到抑制，即无同时视功能。如能同时看见红色和绿色，表示有同时视功能。明确判断被检者无同时视功能，则需要实施脱抑制训练。

（2）如同时看见的是 4 个圆孔，即下面的白圆孔只看见 1 个（无论是何种颜色）表示有融合视功能（两眼同时看见白圆孔的同时还能把双眼分别看到的白圆孔融合到 1 个圆孔）。虽然能同时看见红绿两种颜色，但看到的是 5 个圆孔，即双眼虽然能同时视，但不能把下面双眼分别看到的白圆孔融合到 1 个圆孔，即无融合视功能。需要注意的是，双眼单视功能和外界物像投射在视网膜上的部位、视角大小有密切关系。因此物体在远处投射到黄斑中心凹处时可能无双眼单视功能。当物体移近，投射视角增大时，可能会产生双眼单视功能。若明确判断被检者无双眼单视功能，则需要找到影响因素，并逐一消除，以尽可能促进双眼单视功能的形成。

 ## 眼部常规检查相关结果及其临床意义

（一）眼睑

眼睑是物像进入眼屈光系统前的重要"门户"。正常情况下，眼睑皮肤无红肿及压痛，睫毛与睑缘位正，眼睑启闭正常。视光门诊常见的异常情况有上睑下垂和眼睑内/外翻（倒睫）。严重的上睑下垂不仅会遮挡瞳孔，阻断物像正常进入眼内的通道，构成形觉剥夺性弱视的风险，还会因机械性压迫眼球，导致角膜散光，构成屈光不正性弱视的风险。眼睑内/外翻（倒睫）则通过影响角膜的健康，构成弱视的风险。

（二）泪器

泪器包括泪腺和泪道。后者包括泪点、泪小管、泪囊和鼻泪管。正常情况下，泪道、泪腺无红肿、压痛，泪点位正，泪囊区皮肤无红肿、压痛，无脓性分泌物溢出，泪道冲洗通畅。泪器是泪液分泌和排泄的结构和功能基础，其正常是眼部健康的重要保证，也是配戴角膜接触镜的先决条件。泪器异常会导致溢泪和干眼，严重者会导致角膜和结膜疾病。

（三）结膜

结膜包括睑结膜、球结膜和穹窿结膜。正常情况下结膜无充血、水肿及增生，无乳头、滤泡及瘢痕，无结石、疱疹及异物，结膜囊无异常分泌物。结膜充血、水肿、（脓性）分泌物增多是急性（感染性）结膜炎的典型症状，而"结石"则是结膜慢性炎症的产物。对于有配戴角膜接触镜需求和干眼患者，结膜的急、慢性炎症都是不可忽视的问题。

（四）巩膜

巩膜俗称"眼白"，因成年后其为白色而得名。小儿的巩膜为浅蓝色，老年人因脂肪沉着而带黄色。正常巩膜无黄染、不充血，无结节、隆起及压痛。巩膜压痛、结节是该部位炎症的常见症状和体征。后巩膜葡萄肿则常见于高度近视患者。

（五）角膜

角膜作为屈光介质，是眼光学系统中最有效的折射面。正常角膜是一透明、无血管的组织，因含有丰富的神经末梢而知觉敏感。角膜横径为 11.5~12.0mm，垂直径为 10.5~11.0mm。中央部厚度约 0.5mm，周边部厚度约 1.0mm。角膜横径大于 13mm，垂直径大于 12mm 称为大角膜；垂直径小于 10mm，称为小角膜。后者常伴有眼前段多种先天异常，易发生闭角型青光眼，可使视力严重受损。角膜浸润、着色、溃疡、新生血管常见于角膜炎患者，角膜知觉减退是干眼、病毒感染性角膜结膜炎、神经麻痹性角膜炎患者的常见表现，角膜不同程度的瘢痕、混浊则是角膜炎症、损伤的结局。位于瞳孔区的角膜混浊，是导致发育期儿童形觉剥夺性弱视的常见危险因素。

（六）前房

前房为角膜后方与虹膜、晶状体之间的空腔，其内充满无色的液体，即房水。其光轴方向从角膜的后顶点至晶状体的前面之间的距离为前房深度。房水闪辉（血-房水屏障功能被破坏，蛋白进入房水所致）是前葡萄膜炎的常见体征，前房积血、积脓常见于外伤和眼前部炎症患者。前房深度正常约为 3.0mm。前房（尤其是周边部）变浅，是闭角型青光眼的常见体征；从视光学角度，前房深度是眼总体屈光力的影响因素之一，在人工晶状体植入光学计算中，其影响尤为重要。对于正常人，假设其他因素不变，前房深度减少（例如晶状体前移）会使眼的总屈光力增加；反之前房加深将会使总屈光力减少。

（七）虹膜

黄种人正常虹膜为棕色，纹理清，无粘连、萎缩及新生血管。白化病患者虹膜部位表现为不同程度的色素缺失，是影响其视觉功能发育的主要因素之一。

（八）瞳孔

圆形居中，直径一般为 2~5mm，平均 4mm。正常人的瞳孔能反射性地调节其自身的大小。当光线增强时，瞳孔缩小；当光线减弱时，则瞳孔散大。如果瞳孔反射异常或消失，表明神经系统的调节功能发生障碍。所以临床常采用瞳孔对光反射的方法来检查神经系统的功能状态。儿童患者在验光之前，因使用睫状肌麻痹剂，会表现为瞳孔药物性散大，光反应消失。如果使用睫状肌麻痹剂后瞳孔对光反射仍然存在，则意味着调节麻痹不够充分，需增加用药次数，或换用作用更强的药物，才能最大程度保

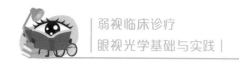
证静态验光结果的准确性。

（九）晶状体

晶状体为一个双凸面透明组织，被悬韧带固定悬挂于虹膜之后玻璃体之前，是眼球屈光系统的重要组成部分，也是唯一一种具有调节能力的屈光介质。晶状体异位多由先天性发育异常引起，晶状体脱位则多见于外伤患者。晶状体形态异常（如球形晶状体、圆锥形晶状体）可见于部分高度近视患者。晶状体部分或全部混浊，即为白内障。晶状体混浊的范围越大、密度越大、越靠近视轴、越接近后极部（结点）位置，对视力的影响越大。先天性白内障是导致形觉剥夺性弱视的常见原因之一。

（十）玻璃体

正常为无色透明胶状体，位于晶状体后面，充满于晶状体与视网膜之间。如果玻璃体脱失、液化、变性或形成机化条带，不但影响其透明度，而且易导致视网膜脱离。玻璃体积血常见于眼外伤或视网膜血管性疾病，玻璃体积脓则常见于眼内炎患者。

（十一）眼眶

正常情况下左右各一，结构完整、互相对称。眼眶部结构缺损（如眶壁骨折等）、肿块、球后脓肿、血肿，是眼眶部常见的病变，这些器质性病变可能损害眼球和视神经，进而累及视功能。

（十二）眼球

正常情况下，眼球外形饱满，大小、位置对称，无内/外斜、上/下斜，运动自如。正常成年人眼球前后径约24mm，垂直径约23mm，水平径约23.5mm。正常突出度12~14mm，两眼相差不超过2mm。眼球前后径偏大常见于轴性近视患者，偏小则常见于轴性远视患者。眼球突出常见于甲状腺功能亢进者，内陷则常见于眼球萎缩、眼外伤等。

（十三）眼压

正常眼压平均值10~21mmHg；病理值>21mmHg；双眼差异不应>5mmHg，24小时波动范围不应>8mmHg。眼压高常见于青光眼和单纯高眼压症患者，眼压低则常见于视网膜脱离和眼球萎缩患者。

（十四）眼底

正常人的眼底呈橘红色，明亮而具有光泽。视盘（视乳头）位于后极部偏鼻侧，是视网膜血管、神经纤维进出眼球的门户，也是眼底定位的重要参照。正常视盘略呈椭圆形、淡红色、边界清楚。视盘中央呈漏斗形凹陷，色泽稍淡，称为生理凹陷，杯盘比为 0.3。黄斑位于视网膜后极部，中心凹处可见反光点，是视网膜上视觉最敏锐的部位。视神经萎缩患者视乳头颜色变淡或为苍白色。高度散光者，视乳头的垂直缘能看清，而水平缘看不清，或相反。从视乳头的形态，大致可了解散光的轴向。慢性青光眼患者杯盘比常大于 0.6。高度近视患者由于视网膜变薄，眼底常呈豹纹状；白化病患者由于存在不同程度色素缺失，眼底呈现乳白色或者淡粉色，并常可透见网络状脉络膜血管。黄斑中心凹移位，反光消失则往往意味着该眼中心视力受损。

第四节

弱视的诊断

 弱视的临床特征

（一）视力低下

视力指的是最佳矫正视力，弱视主要表现为中心视力缺陷，而周边视力（视野）几乎总保持正常（部分合并眼底病变等器质性病变者除外）。

正常视力指的是最高分辨力，用 1′视角来表示。如果能够把两个点分开，这两个点发出的光线投射到视网膜的视锥细胞上，被刺激的两个视锥细胞之间必须夹一个未受到刺激的视锥细胞，否则就会感觉两个点融合为一个。正视眼能够分辨最近的两个点之间的距离用视角来表示，即这两个点与眼屈光介质结点连线之间的夹角是 1′。用 Snellen E 字形视力表检查视力，视角的倒数 1.0 表示眼球的分辨力。

弱视眼的最佳矫正视力低于正常水平（即相应年龄的视力正常值下限）。临床上检查视力的时候，如果两次检查结果只差 1 行，则没有临床意义。除去各种原因引起的单眼视力低下外，两只眼视力不等，如视力之差≥2 行，也是弱视的临床特征。

Von Noorden（2002 年）指出，如果患有斜视性弱视，非斜视眼视力达到 1.0，即使斜视眼最佳矫正视力达到 0.8，仍然应该视为弱视眼。

关于两只眼视力之差超过多少才诊断为弱视，存在不同意见。1997 年 Paliaga 特别指出，只要患者存在弱视的易感因素，则其双眼视力的任何差别都是弱视的表现。也就是说，差 1 行，也可成为弱视。但是，多数正常人两只眼的视力会存在轻度的差异，也可能相差 1 行。所以，多数学者认为，两只眼视力之差≥2 行，才被列为弱视的临床特征。

（二）拥挤现象

弱视眼对单个视标的识别能力明显高于对同大小成行视标的识别力（也称分开困难、分读困难），这种现象叫作拥挤现象。每一行只有一个字母，称为单字母视力表；每一行有多个字母，例如 5 个字母，这种视力表称为行视力表。在检查弱视眼视力时，应该选用行视力表。例如 LogMAR 视力表，选用这种视力表检查视力，特别是重度弱视或中度弱视，检查结果比较接近患者的真实情况。使用其他类型的视力表或单个视力表检查得到的视力可能偏高（详见第四章第一节）。

1945 年，Irvine 首先描述了拥挤现象，他认为拥挤现象是弱视特有的一种现象。后来许多学者证实弱视确实存在拥挤现象。Cordella（1961 年）报道，弱视不仅存在拥挤现象，且与视力低下的程度相关联，视力越低，拥挤现象越明显。当患者的视力达到正常水平之后，拥挤现象才消失。

在弱视治疗过程中，选用行视力表，能准确反映患者的视力变化。在各种视力表中，每行内视标的数目不同，行内视标之间的距离也不相同。为了减少拥挤现象对视力的影响，Tommila 设计出一种视力表，这种视力表每行的视标数目相同。LogMAR 视力表是一种对数视力表，每行的视标数目也是相同的，用于弱视患者的视力检查也是很适合的。

（三）注视优势

所谓的注视优势，指的是两只眼的注视能力存在差别，一只眼处于优势状态，另一只眼处于劣势状态。单眼弱视患者或两只眼视力相差 2 行以上的弱视患者两只眼的注视能力差别比较大。

如果患者的眼球运动基本正常，注视能力的优劣就能够直接反映两只眼视力的差异，视力低的眼可能存在弱视。这种检查方法适用于不能用语言表达视力的婴儿，借以估计其两只眼视力的差别。

对于斜视患者，如果习惯于用一只眼注视，另外一只眼没有注视能力或注视能力降低，后者可能存在重度弱视。遮盖注视眼，用原来的斜视眼注视目标，撤掉遮盖之后，观察斜视眼是否能够维持注视。一旦去掉遮盖，斜视眼就立即恢复斜视位，原来的注视眼也立即恢复注视，这类患者双眼视力的差别可能很大，斜视眼的视力可能很差；如果去掉遮盖之后，斜视眼能够维持注视，直到下次瞬目才恢复偏斜，就说明斜视眼的注视能力尚可，但视力比较差；如果连续瞬目之后，原来的斜视眼仍能够维持

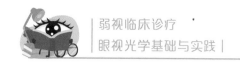

注视，就说明两只眼的视力比较接近，斜视眼的视力比较好；如果双眼可以自由交替注视，就说明双眼视力相同或非常近似，此时是施行斜视手术的最佳时机。

对于不存在斜视的患儿，可以在其一只眼前放置一块垂直方向的三棱镜（10^Δ 块状三棱镜），再观察其注视优势。

另外一个观察婴幼儿注视优势的方法就是遮盖其一只眼，观察其行为反应（亦称"嫌恶反射"）。如果在遮盖一只眼时患儿极力反抗，甚至哭闹，立即用手推开或抓掉遮盖物，而在遮盖另外一只眼时，患儿没有多大反应，用非遮盖眼注视目标，继续玩耍，这就说明两只眼的视力差别比较大。

在临床上，观察注视优势的方法是很常用的，其既可用于辅助弱视诊断，也可用于观察婴幼儿弱视治疗效果。

（四）旁中心注视

视网膜黄斑中心凹有两种功能：①作为注视目标的中心，发挥其形觉分辨功能；②作为单眼定位的中心，发挥其空间定位功能。正常眼用黄斑中心凹注视目标，而且认为中心凹位置的视网膜成分的主观视觉方向为正前方。在儿童生长发育期，各种原因影响了黄斑中心凹功能的发育，或者导致黄斑区功能主动抑制，在早期虽然视力明显下降，但定位功能仍可正常发挥，仍能作为单眼注视的中心。如果抑制继续加深，至黄斑中心凹视功能低于黄斑周围时，定位中心就会移至中心凹以外的黄斑周围区，中心凹丧失注视能力，弱视眼用中心凹以外的视网膜注视目标，而且认为这个位置的视网膜成分的主观视觉方向是正前方，此时即使遮盖健眼也不用黄斑中心凹注视，而改用黄斑中心凹以外注视，称为旁中心注视（详见本章第二节）。旁中心注视一般见于弱视程度重者，或有明显眼位偏斜者。

（五）立体视觉异常

弱视的另一个重要功能特征是立体视觉降低或丧失。立体视觉建立在融合功能的基础上，任何一只眼的视力降低，立体视觉都会受到不同程度的影响。斜视性弱视患者的一只眼抑制，立体视觉发育会受到严重影响。屈光参差性弱视患者的立体视觉也会受到不同程度的影响。只有屈光不正性弱视患者的立体视觉受到的影响比较小。

（六）低照度视力反常

研究显示，绝大多数器质性眼病患者，通过半透明的滤光片或灰色滤光板看视力表，其视力会受到不同程度的影响，但非器质性弱视患者的视力影响不大，有时甚至可以略有提高。因此认为用中等密度滤光片检查可以鉴别可逆性弱视和器质性眼病导致的视力减退。

另有研究表明，低照度下，弱视眼和非弱视眼的空间频率特性一致。故认为低照度下视力超常是诊断弱视的一种简便手段。方法是在视力异常眼前放置 D300 滤光片，降低视力表照度，比较正常情况下与低照度情况下视力表视力是否一致，若一致，为弱视，否则为其他眼病导致的视力下降。

(七) 调节功能异常

弱视眼的调节功能异常包括调节反应迟钝、调节幅度降低、调节潜伏时间延长、调节性集合异常等。Abraham 测定了弱视眼的调节近点，发现调节近点变远，还发现弱视眼的调节反应迟钝、调节幅度降低。稻井千惠也发现弱视眼的调节反应异常。最佳矫正视力低于 0.3 的弱视眼，如果给予 1.0D 的调节刺激，弱视眼只产生其 1/3 的调节反应。最佳矫正视力越低，调节力越差。

(八) 对比敏感度降低

由于视标与背景之间的亮度差不同，视觉系统的敏感度也不同，视觉系统的这种功能被称为对比敏感功能，也称为对比敏感度。临床上经常用不同亮度、不同空间频率和不同对比度的正眩条栅测量眼睛的对比敏感功能。1956 年，Schade 首次用条栅作为视标，分析视觉系统的信息传递特性。Campbell 后来还发现，人类视觉系统对正眩条栅的辨认能力与条栅的空间频率和条栅与背景的对比度密切相关。利用高对比度的条栅做视标测试时，当空间频率达到一定值的时候，视觉系统的反应最大，也就是皮质的反应最大。如果条栅的空间频率继续升高，达到一定高度，则视觉系统的反应消失。后者反映的是被检者能够辨认的最高空间频率，也称为截止频率。

视力表只是检测高对比度情况下视觉系统的分辨能力。对比敏感度检查法是检测视觉系统对不同亮度、不同对比度、不同空间频率情况下的分辨能力，这种检查方法更容易显示弱视眼的知觉缺陷。弱视眼的对比敏感度下降，特别是高空间频率一端表现得更为突出。斜视性弱视患者，高空间频率的对比敏感度下降，与视力下降程度不一致；屈光参差性弱视患者，各空间频率的对比敏感度均下降，与视力下降程度基本一致；形觉剥夺性弱视患者，低空间频率的对比敏感度大致正常，其余空间频率的对比敏感度均下降。

二　弱视的临床诊断

（一）视力情况

首先是关注视力水平。中华医学会眼科学分会斜视与小儿眼科学组发表的《弱视诊断专家共识（2011年）》明确提出了不同年龄儿童视力的正常值下限：年龄在3~5岁儿童的正常值下限为0.5，6岁及以上儿童视力的正常值下限为0.7。单眼或双眼最佳矫正视力低于相应年龄的视力为弱视；或双眼视力相差2行及以上，视力较低眼为弱视。该共识同时强调，诊断儿童弱视时，一定要首先进行系统检查，排除眼部器质性改变，同时应发现导致弱视的相关因素，不能仅凭视力1个指标即诊断弱视。《中国儿童弱视防治专家共识（2021年）》重申了这个标准，并在此基础上进一步提出了弱视程度诊断标准（国际标准视力表）：①轻中度弱视，即最佳矫正视力低于相应年龄视力正常值下限，且≥0.2。②重度弱视，即最佳矫正视力<0.2。

其次是关注视力特征。拥挤现象是弱视患者的重要视力特征，低龄（6岁以下）患者表现得相对突出，这些患者单个视标视力可高出成行排列视标视力几行，而且视力越差，拥挤现象越严重。这一特征不仅有助于弱视的诊断，还对弱视患者的预后判断有一定的参考价值：一般而言，拥挤现象较轻，预后良好；拥挤现象越严重，预后越差。

（二）屈光不正情况

屈光不正是导致弱视的重要原因之一，对屈光度数的关注是弱视诊断的要素之一。与屈光不正直接相关的弱视包括屈光不正性弱视和屈光参差性弱视。《弱视诊断专家共识（2011年）》和《中国儿童弱视防治专家共识（2021年）》在讨论屈光不正相关弱视时，均只强调了远视性屈光不正和散光。

屈光不正性弱视为双眼弱视，多发生于未配戴过矫正眼镜的高度屈光不正患者，远视屈光度数≥5.00Ds和（或）散光度数≥2.00Dc可增加形成弱视的危险性，双眼矫正视力相等或接近。一般在配戴屈光不正矫正眼镜3~6个月后确诊。屈光不正患者，其弱视风险、程度与屈光不正程度呈正相关，即同等条件下，患者的屈光不正度数越高，罹患弱视的风险越高，弱视的程度相对越重。

屈光参差性弱视是常见的单眼弱视，双眼远视性屈光不正，球镜屈光度数相差≥1.50Ds，或柱镜屈光度数相差≥1.00Dc，屈光度数较高眼易形成屈光参差性弱视。此类患者罹患弱视的风险和弱视程度与屈光参差程度呈正相关，即屈光参差程度越大，罹患弱视的风险越高，弱视的程度相对越重。有研究表明，当远视性屈光参差达到 2.50D 时，弱视患病率为 50%，而当屈光参差达到 4.00D 时，弱视患病率为 100%。

关于近视性屈光不正与弱视的关系，我国《弱视诊断专家共识（2011 年）》和《中国儿童弱视防治专家共识（2021 年）》中均未提及。有不少眼科医生认为，近视眼的最突出症状是远视力下降。近视程度愈高，视力下降愈明显，而用凹透镜矫正后，绝大多数中、高度近视患者的远视力都可以达到正常水平，即使戴镜矫正后远视力达不到正常水平，但其近视力也可正常，且因双眼视力相近或相等，也无双眼物像融合障碍，故不引起黄斑功能抑制，在配戴合适的矫正眼镜后视力自能逐渐提高，无需其他治疗。因此这些近视不应列为弱视。多数眼科学家认为，近视性屈光不正，除少数高度近视和高度近视散光外，不易形成屈光不正性弱视。而近年的研究表明，近视度数高于 8.00D 时，弱视罹患率高达 61.6%。

近视性屈光参差患者常用近视度数较高的眼睛看近（极高度近视除外），而用近视度数较低的眼睛看远，这样两眼均能获得清晰物像刺激，不易产生弱视，而单侧散光则能引起弱视，随着散光差异的增加，弱视程度也相应加深。而近年的研究发现，近视性屈光参差达到 4.00D 时，弱视发生率为 50%，当近视性屈光参差达到 6.00D 时，弱视发生率则高达 100%。

对于近视性屈光不正相关弱视现象的错误认识甚至漠视，是近视高发的当下值得我们深思和亟待纠正的问题！

（三）眼位情况

弱视的诊断依据中，眼位是一个关键指标。患者伴有斜视，或者婴幼儿期存在斜视，而且优势眼注视，非优势眼一直处于偏斜位，或者曾经长期处于偏斜状态。这里所说的斜视主要指的是内斜视，其弱视的发生率大约是外斜视的 4 倍。无论斜视度数的大小，只要是婴幼儿期出现的恒定性内斜视，而且总是某一只眼偏斜，这只偏斜眼就会产生弱视。外斜视在发病初期往往存在间歇期，引起斜视性弱视的概率比较低。垂直斜视往往是非共同性斜视，在各个诊断眼位上的斜视度不等，有的诊断眼位上视轴可能平行，通过代偿头位，患者两只眼的视力可能得到良好的发育，弱视的发病率也比较低。

需要强调的是，弱视诊断时对眼位的关注不只是对患者当下眼位的关注，还要关注患者自出生以来的眼位情况，尤其不能忽视戴镜后调节性内斜视被矫正和实施斜视

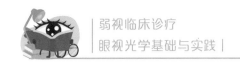
矫正术后眼位获得完美矫正的患者，其良好的眼位现状对既往单眼斜视病史的掩盖。此外还要特别注意，斜视患者罹患弱视的风险和弱视程度与斜视程度不存在正相关，如小角度乃至微小斜视患者，他们也可以罹患重度弱视，此类患者不易被发现，临床中也最容易被漏诊或被误诊为其他疾病，最终被延误。

（四）注视功能

注视优势即两眼注视能力存在差别，是两眼视力发育不平衡的典型特征，对于不能用语言表达视力的婴儿，明显的注视优势的存在是弱视诊断的重要线索。

旁中心注视是易漏诊弱视眼的一个重要临床特征，对弱视的诊断具有重要价值。所以在诊断弱视的时候，一定要注意注视性质是否存在异常。旁中心注视多见于重度弱视者（最佳矫正视力往往低于0.3），偶可见于轻、中度弱视患者（多表现为注视状态不稳定）。此类患者患眼的黄斑中心凹往往受到深度抑制，其注视能力和单眼定位能力丧失，而被中心凹以外具有相对功能优势的视网膜成分（旁中心注视点）取代，旁中心注视点位置距离中心凹越远，患眼的视力越差。对于最佳矫正视力低于0.3的患者，尤其是屈光不正程度较低，不支持屈光不正相关性弱视诊断，存在（或不存在）单眼斜视，存在（或不存在）形觉剥夺等导致弱视的相关危险因素，排除器质性病变的直接影响，常规训练不奏效者，需重点关注患眼的注视功能。对于年幼的弱视儿童，如果患眼注视功能较差，表现为旁中心注视甚至是游走性周边注视者，即使不能配合视力检查，在排除器质性病变后，也可以诊断为弱视。

（五）器质性异常

与弱视相关的器质性异常主要包括导致形觉剥夺性弱视的结构，如附属器（包括眼睑、睫毛）、屈光介质（角膜、晶状体、玻璃体）等异常和眼底异常。常见的疾病有：上眼睑下垂、倒睫、屈光介质（角膜、晶状体、玻璃体）混浊等。这些异常需要一一找出来，或作为排除弱视的依据，或作为处理弱视问题之前需要消除的直接病因。临床上容易被忽略的问题有：大于1mm的介质混浊（尤其是发生于后囊下的晶状体混浊）、上眼睑下垂（尤其是中度以上单侧上睑下垂）、眼睑内翻倒睫，这些问题虽"小"，但往往会影响弱视的病因诊断而导致漏诊和治疗难以奏效。

在以往的弱视诊疗实践中，器质性病变尤其是眼底病变往往是排除弱视诊断或停止弱视干预的重要指征。随着基础和临床研究的不断深入，人们对弱视的病因和处理

有了新的认识。美国眼科学会《眼科临床指南》 （Preferred Practice Pattern，PPP）
（2017 年）指出，弱视是一种由于视觉图像处理异常导致的中枢神经系统发育障碍。
通常见于眼部无其他器质性病变；少数情况下，也可有累及眼部或视路的结构异常，
但视力的降低不能仅归因于结构异常，常同时合并屈光不正等可被矫正和治疗的因素。
这些结构异常包括视盘发育不全、有髓神经纤维、早产儿视网膜病变、葡萄膜炎和其
他一些细微或未识别的视网膜或视神经结构异常（详见第五章）。对于这些结构异常，
只要合并可被矫正的屈光不正，就不应该放弃治疗。笔者从 2006 年起，对一些有视盘
发育不全、有髓神经纤维、早产儿视网膜病变、葡萄膜炎等器质性病变，而黄斑结构
基本正常，同时合并有屈光不正、注视异常等导致弱视因素的儿童患者在上述器质性
病变稳定控制后实施弱视治疗，都获得了不同程度的治疗效果。

（六）双眼视功能

双眼视功能是建立在正常单眼视力基础上的高级功能，健康双眼视功能包括良好
的同时视功能，足够、持久的调节聚散幅度和灵敏度，以及足够精确的立体视觉。大
多数弱视患者的双眼视功能都会受到不同程度的影响甚至会被彻底破坏。争取和维护
双眼视觉功能健康是弱视诊疗的出发点和落脚点，健康的双眼视功能是弱视治疗的最
高目标和达到功能治愈的重要标志。

（七）相关病史

询问病史是弱视诊断过程中必不可少的重要环节，通过对患者相关病史的了解，
可以寻找到在检查环节无法掌握的重要诊断依据，最大程度避免由于"客观依据"缺
乏导致的弱视漏诊。

询问病史时，应特别注意对可能导致弱视发病的相关危险因素的挖掘，这些病史
包括：患者既往视觉异常感受（视物模糊、重影），视觉异常行为（视物歪头、眯眼、
凑近，地形环境判断困难导致举步维艰甚至跌倒等），相关眼部疾病（上睑下垂、斜
视、角膜疾病、白瞳症等），以及这些疾病发生、发现、处理等相关时间（年龄）信
息。此外还有患者个人史（出生史：是否足月产，顺产还是难产，出生时情况，出生
体重等，必要时还要询问母亲孕期情况；生长发育史：体格发育、智能发育；家族史：
家族中特别是直系亲属是否有弱视、斜视及其他眼病患者）等。

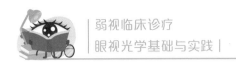
（八）其他视觉特征

弱视患者的视觉特征除矫正视力异常外，还表现为典型的"拥挤现象"，对比敏感度异常、调节功能异常以及 VEP 等电生理检查指标异常。这些特征性的异常是弱视诊断的重要参考依据。而色觉异常同时合并矫正视力异常则往往提示视锥细胞受损，是鉴别弱视和视锥细胞营养不良等视锥细胞器质性损害疾病的重要参考指标。

综上所述，结合临床经验，总结弱视诊断要点如下：①病史特征，多发生于幼儿（出生至 9 岁），并可追溯到弱视相关病史。②视力特征，经规范矫正后远视力低于相应年龄儿童视力的正常值下限。③多为单眼（两眼交替使用者一般不会发生弱视），也可见于双眼。④专科检查至少可发现下列异常之一（也可多项同时存在）：屈光异常（高度屈光不正和/或屈光参差）、单眼斜视、既往或当下单眼或双眼形觉剥夺性疾病（屈光介质混浊、上睑下垂）、注视异常。

第五节
视光门诊病历书写

视光门诊病历是记录医生/视光师为患者提供专业服务过程的重要文书，也是诊断和治疗的重要依据。客观、真实、准确、及时、完整、规范地书写门诊病历对于保障医患信息流转、提高诊疗效率、降低误诊率、开展临床研究等都具有重要作用。

一 视光门诊病历书写要求

正确书写门诊病历是医务人员的重要职责，它不仅是医学责任的体现，同时也是医学素养和职业态度的表现，更是医患双方利益的基本保障，需要高度重视。一份规范的病历需要符合以下要求：

（一）客观及时

门诊病历应该客观记录，并且应当由接诊医师/视光师在患者就诊时及时完成；如遇特殊情况未能及时完成的，应在 6 小时内及时补充完整，补记的记录应写明补记时间。

（二）规范严谨

门诊病历的书写应该规范，遵循医学术语，书写时应当使用中文，通用的外文缩写和无正式中文译名的症状、体征、疾病名称等可以使用外文。日期和时间一律使用阿拉伯数字，采用 24 小时制记录。不得使用生僻或非专业术语，避免产生歧义或误解。表述准确，语句通顺，标点正确。同时，应注意书写规范，应当使用蓝黑墨水、碳素墨水，需复写的病历资料可以使用蓝或黑色油水的圆珠笔，字迹工整、清晰。病历书写过程中出现错字时，应当用双线画在错字上，保留原记录清楚可辨，并注明修改时间，修改人签名。不得采用刮、粘、涂等方法掩盖或去除原来的字迹。需取消医嘱时，用红色墨水标注"取消"字样或加盖"取消"印章并签字。计算机打印的病历应当符合病历保存的要求。电子病历书写要求按《电子病历应用管理规范（试行）》（国卫办医发〔2017〕8号）规定。

病历应当按照规定的内容书写，并由相应医务人员签名。实习医务人员、试用期医务人员书写的病历，应当经过本医疗机构注册的医务人员审阅、修改并签名。进修医务人员由医疗机构根据其胜任本专业工作实际情况认定后书写病历。上级医务人员有审查修改下级医务人员书写的病历的责任。

对需取得患者书面同意方可进行的医疗活动，应当由患者本人签署知情同意书。儿童及其他不具备完全民事行为能力的患者，应当由其法定代理人签字。患者因病无法签字时，应当由其授权的人员签字。

（三）信息齐全

视光门诊病历内容包括门诊病历首页（门诊手册封面）、病历记录、特殊检查/检验报告、医学影像检查资料等。

病历首页内容应当包括患者姓名、性别、出生年月日（小于72小时的新生儿应记录到小时）、民族、婚姻状况、职业、工作单位、住址、药物过敏史等项目。

病历记录应该包括检查、诊断、治疗、医嘱等方面的信息，既要细致入微，又要完整齐全，确保门诊医生能够做到全面准确地诊断和处理患者。

（四）语言简明

门诊病历应该语言简明，避免出现主观臆断和情感色彩的表述，医学名词的使用应当精准，信息的传递要清晰简练，便于医患双方理解。

（五）保护隐私

门诊病历中包含着患者的敏感信息，在书写和保存时保护好患者的隐私非常重要。医疗机构及其医务人员应当严格保护患者隐私，避免泄露患者个人信息。禁止以非医疗、教学、研究目的泄露患者的病历资料。

二　视光门诊病历书写的主要内容

视光门诊病历的基本内容包括主诉、病史（现病史、既往史、个人史、家族史）、专科检查、初步诊断、处理方案。分述如下：

（一）主诉

主要症状+持续时间，少于 20 字。

视光门诊患者常见的主要症状有视力障碍（如：看远/看近不清等）、感觉性症状（如：视物重影、看近眼疼等）、外观问题（如：视物歪头、眼球外斜/内斜等）。基于视光专科的特殊性，对于就诊时没有明确主观不适症状的患者，可简单表述为此次就诊目的（如：戴镜 3 个月后复查、要求换眼镜），也可以表述为目前视觉需求（如：要求解决远距离/中距离/近距离用眼问题）等。

主诉的主体一般应为患者本人，特殊情况下（如：表达障碍者和儿童），可以由监护人代诉，病历记录时须有相应体现（如：父/母代诉）。

（二）现病史

起病时间、诱因、主要症状+伴随症状、治疗过程，有鉴别诊断意义的阴性症状。

（三）既往史

类似眼部发病史、眼部外伤/手术史，与眼病相关的全身病史。

（四）家族史

父母健康状况、兄弟姐妹健康状况、家族性遗传疾病史（同类病史及其相关遗传史、全身病史）。

（五）专科检查

检查顺序由外向内，先右后左，先单眼后双眼。须特别注意眼别！

1. 功能检查

（1）视力　裸眼远、近视力、针孔视力/光感/光定位；戴镜远、近视力。

（2）屈光检查　静态检影验光、主觉验光、不等视检查、主导眼。

（3）调节功能　调节幅度、调节灵敏度、调节反应、正/负相对调节、动态抑制。

（4）双眼视觉功能　眼位及眼球运动、AC/A、辐辏近点、破裂点/恢复点、正/负相对集合、立体视锐度。

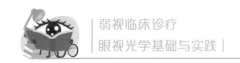
2. 结构检查

（1）眼睑　有无红肿、浮肿、硬结、内外翻，睫毛情况，两侧是否对称，上睑提起及闭合功能（是否有上睑下垂及程度）。常见：睑缘炎、眼睑缺损，上睑下垂，睑内外翻，色素痣。

（2）泪器　泪小点位置、泪囊区、挤压有无分泌物、泪腺区有无压痛或肿块。常见：慢性泪囊炎、泪囊区囊肿、泪腺肿瘤。

（3）结膜　有无充血、出血、瘢痕、水肿、滤泡、乳头、睑球粘连、异物、溃疡。

（4）角膜　溃疡、混浊、新生血管、角膜后沉积物（keratic precipitate，KP）、荧光素染色、角膜知觉检查。

（5）巩膜　有无黄染、结节、充血、压痛。

（6）前房　深浅，有无积血、积脓或异物。

（7）虹膜　颜色、纹理，有无新生血管、萎缩、结节、粘连、震颤、根部离断及缺损。

（8）瞳孔　双侧是否等圆等大，位置是否居中，光反射检查。

（9）晶状体　透明度、密度，混浊的位置及形态。

（10）玻璃体　有无混浊、积血、积脓、异物、寄生虫、新生血管、变性、脱离、增殖性病变。

（11）眼底检查　在常规瞳孔大小状态下检查，必要时散瞳检查。

（12）其他　视网膜、脉络膜、视神经。

3. 其他检查

眼压（需标明检测方式/设备，如：压陷式眼压计、非接触眼压计、回弹式眼压计等）、眼生物学参数检查（角膜曲率、眼轴长度等）、B超、角膜地形图、对比敏感度、泪膜检测等。

（六）诊断

眼别+病名。与主诉相应的诊断为第一诊断，其余诊断按照其与主诉的关联程度以由大到小或病情由重到轻的顺序列出，不要遗漏诊断。

（七）处理

包括屈光不正性矫正方案（矫正方式选择、配镜处方）、视功能康复/训练方案、手术建议等。

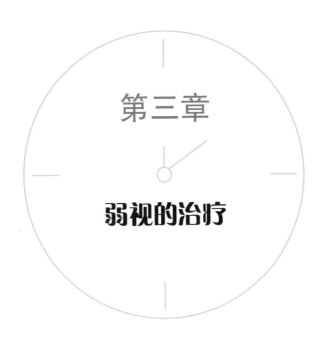

第三章

弱视的治疗

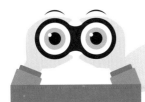

第一节
儿童弱视的治疗

弱视一旦确诊，应立即治疗。弱视的治疗原则包括 3 个方面：①消除形觉剥夺的原因。②矫正屈光不正。③单眼弱视者遮盖非弱视眼；双眼弱视者，若双眼视力无差别，无眼位偏斜，则无需遮盖。弱视治愈后可能复发，治愈后仍需追踪观察 2~3 年。

一 治疗的目的

(一) 提高和恢复弱视眼的视力

提高弱视眼视力使之恢复至正常，是弱视治疗的基本目标。弱视眼视力改善情况也是判断治疗效果的主要指标。中华眼科学会儿童弱视斜视学组（1987 年）将弱视疗效分为以下 4 个等级：

1. 无效

弱视眼的视力不变、退步或仅提高 1 行。

2. 进步

视力提高 2 行或 2 行以上。

3. 基本痊愈

视力提高到 0.9 或相应年龄正常视力参考值以上。

4. 治愈

经过 3 年随访，视力一直保持正常。

(二) 双眼视觉功能的重建和恢复

双眼视功能重建和恢复的程度，在一定程度上决定了弱视眼视力稳定程度，双眼

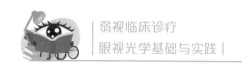

视功能恢复的程度越高，弱视复发的可能性越小；否则，复发的可能性越大。同时双眼视功能水平的高低，直接关乎人们适应环境，完成精细动作的能力。因此重建和恢复稳定的双眼视功能是弱视治疗的根本目的和最高目标。

二　治疗的基本内容

弱视治疗的基本内容大体包括以下三大类。

第一类：弱视眼的基础治疗（即对因治疗），包括对造成形觉剥夺的相关疾病（如上睑下垂、角膜病、白内障等）的处理、屈光不正的矫正（包括屈光参差的处理）、斜视的处理等。

第二类：提高弱视眼视力的治疗。包括遮盖治疗、精细目力训练、后像增视治疗、大型弱视镜（同视机）疗法、视觉刺激治疗（CAM）、氦氖（He-Ne）激光治疗、中医中药治疗等。

第三类：双眼视功能的重建。包括固视训练、异常视网膜对应矫正、同时视和融合训练、立体镜训练、手眼脑协调训练、眼动训练、追随注视训练等。

（一）基础眼病的处理

弱视眼的基础治疗是弱视治疗的开始，也是进一步实施其他治疗，保障其有效性的基础。其中白内障、角膜病、上睑下垂等眼病，易导致形觉剥夺性弱视。形觉剥夺性弱视是最严重的弱视类型，治疗困难，预后差。

先天性或出生后早期获得性白内障是导致形觉剥夺性弱视最常见的原因。对于危及视觉发育的先天性白内障，应尽早行白内障摘除手术并进行光学矫正，以获得相对较好的预后。在患儿全身麻醉条件允许的情况下，可考虑单眼致密性先天性白内障在出生后 6 周内、双眼致密性先天性白内障在出生后 10 周行白内障摘除手术，并于术后进行光学矫正，预后较好。双眼先天性白内障摘除手术间隔时间应尽量不超过 1 周。

先天性上睑下垂对视觉发育的影响包括两个方面：①遮挡瞳孔导致形觉剥夺；②压迫眼球（角膜），引起角膜散光，高度散光易导致屈光不正性弱视。对于导致形觉剥夺性弱视的重度上睑下垂，尤其是单侧上睑下垂，须尽早行手术治疗，并及时矫正角膜散光。对于双侧性、中度以下的上睑下垂，需结合形觉剥夺程度、两眼视觉发育的均衡性、机械性压迫对（角膜）屈光状态的影响、上睑下垂外观对患儿心理健康的影响等多种因素，酌情考虑手术处理的必要性和紧迫性。

（二）屈光不正的矫正

1. 弱视儿童的验光规范

第一阶段：收集被检者的相关资料，具体内容如下。

（1）患者的基本情况（姓名、性别、出生时间、联络信息）。

（2）主诉，即本次要解决的主要问题及问题发生/发现的时间。

（3）相关病史（现病史、既往史、个人史、相关家族史），用眼习惯及需求、焦度计测量旧镜度数。

（4）常规眼部检查（视力、眼压、常态下电脑验光、眼前节、眼底）。

（5）眼生物学参数检测（眼轴、角膜曲率等）。

（6）角膜地形图检查、ERG、VEP（必要时）。

（7）客观验光（检影验光和/或电脑验光，必要时须遵医嘱使用睫状肌麻痹剂）。

第二阶段：用综合验光仪进行主观验光，包括初次 MPMVA、初次红绿测试、交叉柱镜精确散光（JCC）、再次 MPMVA、再次红绿测试、双眼平衡、双眼 MPMVA 检查。

第三阶段：必要的视功能检查、试戴及调试，然后根据被检者的具体情况，综合分析以确定配镜处方。

2. 弱视儿童的配镜处方原则

规范进行视网膜检影验光和准确矫正屈光不正是弱视治疗的基础。鉴于此，《中国儿童弱视防治专家共识（2021 年）》就弱视儿童屈光不正矫正处方提出了如下原则建议：

（1）伴发内斜视者，首次配镜应充分矫正远视性屈光不正；配镜后须定期复查视力；根据年龄每半年至 1 年重新给予睫状肌麻痹后检影验光 1 次。调节性内斜视在维持眼位正、视力好的情况下，酌情降低球镜度数，保留一定的生理性远视。近视性屈光不正根据睫状肌麻痹检影验光结果或复验结果，按获得最佳矫正视力的较低度数进行矫正。

（2）伴发外斜视者，远视性屈光不正按获得最佳矫正视力的较低度数进行矫正；3岁及以下尚不能配合视力检查的儿童，可依据检影验光的屈光度数减去生理性远视屈光度数进行矫正。近视性屈光不正根据睫状肌麻痹检影验光结果或复验结果进行矫正。

（3）不伴斜视者，远视性屈光不正根据睫状肌麻痹检影验光结果酌情予以低矫配镜（低于实际验光结果配镜）。近视性屈光不正根据睫状肌麻痹检影验光结果或复验结果进行矫正。

（4）散光根据睫状肌麻痹检影验光结果或复验结果进行矫正，原则上不增减度数。

（5）幼儿可以适当缩短睫状肌麻痹检影验光的间隔时间。

（6）婴幼儿、低龄儿童配镜原则可参考表3-1。

表3-1　婴幼儿、低龄儿童屈光不正矫正度数原则

年龄段	须配镜矫正的屈光不正度数（D）			须配镜矫正的屈光参差（不伴斜视）度数（D）			
	近视	远视（无显性斜视）	远视（伴内斜视）	散光	近视	远视	散光
1岁以下	≥5.00	≥6.00	≥2.00	≥3.00	≥4.00	≥2.50	≥2.50
1至2岁	≥4.00	≥5.00	≥2.00	≥2.50	≥3.00	≥2.00	≥2.00
2岁以上至3岁	≥3.00	≥4.50	≥1.50	≥2.00	≥3.00	≥1.50	≥2.00
3岁以上至4岁	≥2.50	≥3.50	≥1.50	≥1.50	≥2.50	≥1.50	≥1.50

弱视患者主体人群——儿童在视觉生理和心理方面的特殊性，决定了对于这一特殊人群实施屈光矫正较之单纯屈光不正患者有所不同。笔者结合多年的临床实践提出"分期施治、突出重点"的屈光矫正原则，即增视治疗期足矫，弱视眼视力优先；巩固治疗期酌减，侧重于双眼视重建。

增视治疗期以患眼最佳矫正视力异常、两眼视力相差超过2行为标志，该时期以提高弱视眼视力为重点。对于处于这一时期的屈光不正（尤其是远视/散光）者，予以足矫以利于尽快提高弱视眼视力。有研究表明，弱视眼的远视全部矫正较欠矫，视力恢复到1.0所需时间平均缩短约20%！

巩固治疗期以患眼矫正视力恢复至正常、两眼视力相差不超过2行为标志，该时期以建立双眼视功能为重点。对于进入这一时期的屈光不正（尤其是远视/散光）者，需综合考虑其眼睛自身调节、眼位、双眼平衡等因素，酌情予以欠矫，以利于双眼视的建立，同时避免长时间足矫使得调节过度抑制导致调节麻痹和对患儿眼睛正视化进程的不良影响。

对于屈光参差的处理应该遵循如下原则：①能接受角膜接触镜者应首选角膜接触镜，以改善患眼的屈光状态，提高视力，同时还可以减少两眼像差。②不能接受角膜接触镜者，屈光度差小于4.00D的儿童患者通常能接受全矫框架眼镜，并且双眼视功能正常或接近正常；屈光度差在4.00~6.00D者，双眼视功能会受到一定程度的影响；屈光度差大于6.00D者则影响更大。根据以上原则，增视治疗期可以全矫，以尽快提

高弱视眼视力，这一时期，由于弱视眼视力比较差，即使不遮盖健眼，大部分患儿仍能接受框架眼镜。进入巩固治疗期，则可酌情对屈光度高的一侧眼采取部分矫正或选择等视透镜矫正镜片的方法予以矫正，对于符合条件的患儿，可选择实施屈光矫正手术。

3. 弱视儿童屈光不正矫正方式的选择

弱视儿童屈光不正的矫正方式目前主要有 3 种：戴框架眼镜、戴角膜接触镜和屈光手术。不管采用何种方式，其目的都是通过改变眼屈光系统的折射力，使视网膜获得清晰物像，为儿童的视觉发育提供重要的物质条件。

（1）框架眼镜　是儿童屈光不正最常用的矫正方式。一副框架眼镜通常由眼镜架和眼镜片组成（图 3-1）。如果说患儿正确配戴眼镜是弱视治疗的关键，那么选择合适的镜片和镜架则是这一关键环节的重要基础。

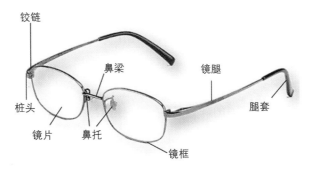

铰链　鼻梁　镜腿　桩头　镜片　鼻托　镜框　腿套

图 3-1　框架眼镜结构

①镜片选择：镜片是眼镜的"灵魂"，镜片的材质直接关系到儿童眼睛的安全，镜片的光学质量会直接影响视觉质量，关系到弱视治疗效果。因此，镜片的选择，是儿童弱视治疗过程中的重要一环。首先，从安全角度出发，儿童配戴者应选择强度高、不易碎的树脂镜片，尽量不要选用强度低的玻璃镜片，以避免由于镜片意外破碎对眼睛造成伤害。这是专业人员和患儿家长都需要清晰知道并坚决守住的底线！其次，要根据屈光度数选择设计合理、像质最优、性价比最高的镜片，儿童用眼镜要选择透光率好的镜片。

以下是镜片选择通常需要考虑的几个重要维度：

●镜片材料选择：主要分为玻璃镜片、树脂镜片、PC 镜片等。

玻璃镜片的主要原料是光学玻璃，有着较为优越的光学性能，透光率高，有着较高而恒定的折射率，最高折射率为 1.9，同样屈光度的玻璃镜片相对较薄；机械化学性能表现不错，理化性能稳定，表面硬度高，更耐磨损。缺点是材料重量较大，在一定程度上影响其配戴舒适性，且玻璃镜片本身易碎，不适合于儿童尤其是低龄儿童配戴。临床上仅用于屈光度超出树脂镜片制作范围、不接受或不适合配戴角膜接触镜，且有极强的自我保护能力或极好的照护条件者。配戴前须向配戴者本人或照护人明确告知相关风险和注意事项！

树脂镜片以树脂为原材料经化学合成并经加工打磨而成，镜片优势明显，其质量轻，对紫外线的吸收能力高于玻璃镜片，有一定的防紫外线功能，配戴更舒适，且具备较强的抗冲击能力，不易碎，配戴更安全；同时，树脂镜片也有着不错的透光性。主要缺点是镜片耐磨性较差，表面易擦伤。随着镀膜工艺的创新与提升，树脂镜片耐磨损性能和光学性能不断得到改善和优化，仍不失为弱视儿童患者首选！

PC镜片，又叫太空片，化学名称为聚碳酸酯，材料韧性好，抗冲击力极强，比树脂镜片更耐撞击，不易破碎，能够有效防止激烈运动时镜片碎裂，同时PC镜片质量轻，且有着良好的防紫外线性能。但加工比较困难，而且镜片表面极易刮伤，热稳定性不好，色散控制不够理想。屈光度较低、有外伤和紫外线防护要求、无框镜架和运动用眼镜需求者可以选用。

• 工艺设计选择：根据曲面制作工艺设计，镜片可分为球面镜片、非球面镜片。

球面镜片是一个半径相等的球面的一部分，镜片的内外两面都为球面或一面是球面，另一面是平面，其设计是对称的，使得光线从不同的方向聚焦到一个点上。但镜片较厚，透过镜片周围看物体有扭曲、变形的现象，限制了配戴者的视野。但价格相对便宜，适合于屈光度较低者。

非球面镜片是通过特殊算法计算得出的，为了满足不同条件下的聚焦需要，曲面设计时会根据其位置，对其曲度和厚度进行精细的优化和修改，以保证光线从不同的方向都能够聚焦到一个点上。这种非球面设计可以减少像差和色差，修正了影像，解决了物像扭曲、变形等问题，从而带来更加清晰的成像效果。同时，非球面镜片优化的形态设计，使得其厚度比球面镜片更薄，装配的眼镜更加轻巧舒适。是高度数的近视、远视和散光者的首选。

• 折射率选择：镜片折射率是指光在真空中的传播速度与光在镜片材料中的传播速度之比，反映了镜片对光线的折射能力。目前常用镜片的折射率有：1.5、1.56、1.591、1.6、1.67、1.71、1.74、1.76。从配镜角度，折射率参数是一个与镜片厚度关系最密切的，关系到眼镜的美观和舒适度的重要参数。对同一种材料而言，折射率数值越大，相同度数下镜片越薄，外观效果、配戴舒适度越好。但这并不意味着折射率越高，镜片的品质越好！其中又涉及镜片的另一个参数：阿贝数（也称"色散系数"）。阿贝数是德国物理学家恩斯特·阿贝发明的用来衡量透明介质光线色散程度的物理量。通常情况下折射率数值越大，镜片阿贝数越低，色散越明显，镜片的成像品质越差。换言之，随着折射率的增大，大到一定程度，会影响镜片的光学性能，进而影响戴镜者的视觉清晰度和舒适度。

针对折射率，结合阿贝数，就目前常用镜片选择分述如下：

1.5 折射率镜片（阿贝数 58），这个折射率镜片阿贝数最高，成像效果是最好的。但由于这个镜片折射率最低，又是球面镜片，故不适合屈光度数高者选择，+2.00D 以下远视和-3.00D 以下近视者可选择。

1.56 折射率镜片（阿贝数 33/35/36），这个折射率镜片阿贝数基本在 35 左右，阿贝数一般，材质也一般，不适合做半框、无框眼镜，-3.00~-5.00D 的近视，+2.00~+4.00D 远视者可以选择。

1.591 折射率镜片（阿贝数 31.1），这个折射率镜片是 PC 镜片，阿贝数不高。优点是抗冲击性强，适合做无框眼镜。缺点是镜片表面易磨损（出现划痕）。

1.6 折射率镜片（阿贝数 41），这个折射率镜片阿贝数高，材料韧性和抗冲击性也非常好，综合性能最佳！适合所有类型的镜架选择，适合-6.00D 以下近视、+4.00~+6.00D 远视者。

1.67 折射率镜片（阿贝数 32），这个折射率镜片阿贝数不高，材料韧性和抗冲击性中等，可以做无框和半框眼镜，近视-6.00~-10.00D、+6.00~+8.00D 远视者可选择。

1.70/1.71 折射率镜片（阿贝数 34/37），这两种相差 0.01 折射率的镜片分别来自两个不同的生产商，1.70 折射率为进口镜片，阿贝数 34，1.71 折射率为国产镜片，阿贝数 37，镜片的综合性能略优于 1.67 折射率镜片。-6.00~-8.00D 及以上近视、+6.00~+8.00D 及以上远视者可选择。

1.74 折射率镜片（阿贝数 33），这个折射率镜片阿贝数也不高，但镜片相对较薄，可供-8.00D 以上高度近视和+8.00D 以上远视者选择。

1.76 折射率镜片（阿贝数 30），这个折射率是目前树脂镜片所能达到的最高折射率，也是最薄的了，但该类镜片的阿贝数较低，可供-10.00D 以上高度近视和+10.00D 以上远视者选择，可最大程度降低镜片厚度。

综上所述，从折射率维度，如果侧重于视觉品质考量，且屈光不正度数不是很高，推荐按此顺序选择：1.5→1.6→1.74→1.56→1.67；如果侧重于镜片厚度考量，且屈光不正度数较高，推荐按此顺序选择：1.74→1.76→1.70/1.71→1.6→1.67。当然，选择

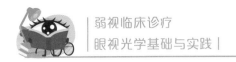
时，除考虑屈光度外，还要结合瞳距、镜框大小、支付能力等个性化因素综合考量。

• 功能设计选择：根据配戴者的功能需求，镜片可在光学结构上采用相应的功能设计，主要包括单焦点镜片、双焦点镜片、多焦点镜片、棱镜。

单焦点镜片（single focal lens）：俗称单光镜片，即只有一个光学中心的镜片，是历史最悠久，到目前为止仍然应用最广泛的镜片，通常所见的近视镜、远视镜、老花镜等所用的都是此类镜片。单光镜片作为一种常用的眼镜镜片，一致的屈光度、统一的折射率、灵活的球面/非球面设计，使得它不仅能矫正近视、远视、散光等屈光不正，而且还具备重量轻、成本低、可塑性强等优势，是弱视患者屈光矫正的常规选项和主要选择。

双焦点镜片（bifocals lens）：又称双光镜片，即有两个光学中心的镜片（图3-2）。一个镜片上有两个不同屈光力，通常上部看远用，下部看近用，即远近两用的镜片。下部近用区度数为远用度数与配戴者近距离用眼时所需要的度数即近附加（addition, ADD）之和。这种镜片早期广泛应用于老花眼镜。弱视治疗方面主要用于白内障术后患者、调节性内斜视患者屈光不正矫正和调节异常患者的调节补偿。其优点是配戴者看近、看远时不必更换眼镜，可保持视觉的清晰、舒适，眼位的正常、稳定。缺点是看远和看近转换时有像跳（子片在分界处产生的棱镜效应）现象，其外观与普通镜片有明显区别。

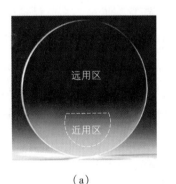
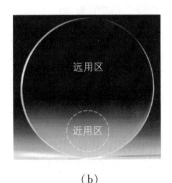

（a）　　　　　　　　　　　（b）

（a）平顶双光；（b）圆顶双光。

图3-2　双焦点镜片

多焦点镜片（multifocals lens）：在一个镜片上从上到下有多个逐渐增加屈光度的镜片，即有多个光学中心的镜片。其远用区（一般位于镜片上部）和近用区（一般位于镜片下部，与双光镜近用区相同，为个性化屈光度），两者之间为屈光度逐渐增加的区域（称为渐变区），通常约12mm。故此类镜片又称变光镜片或渐进（多焦点）镜片

（图 3-3）。从理论上讲，借此镜片可以看清从无限远到近点间的物体。多焦点镜片除具备传统双光镜片的优点外，还有效消除了双光镜片的像跳现象和重影，外观与普通眼镜相似，更容易被配戴者接受。缺点是镜片视野相对狭窄，眼球向左右两侧转动视物时易出现倾斜、模糊不清，导致疲劳不适。如果验配精准、适当，绝大多数配戴者经过一段时间的磨合，均可以适应。弱视治疗方面，多焦点镜片特殊的结构设计，可以提供由远而近的"全程"个性化屈光度支持，为白内障术后弱视患儿的屈光矫正、调节补偿，调节性内斜视患者的眼位矫正，乃至为患者正常适应学习、生活，提供了高品质的支持与保障。

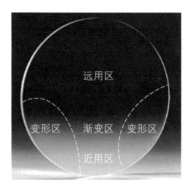

图 3-3 渐进多焦点镜片

棱镜片（prismatic-power lens）：在设计基准点上，或在渐变焦镜片的棱镜检验点上具有棱镜效应的镜片。眼镜常用棱镜有传统三棱镜（prism）和压贴三棱镜，压贴三棱镜也称为菲涅耳（Fresnel）棱镜或膜状压贴三棱镜（图 3-4）。

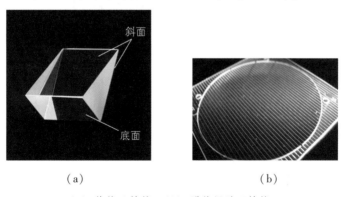

（a）   （b）

（a）传统三棱镜；（b）膜状压贴三棱镜。

图 3-4 三棱镜

传统三棱镜是由两个斜面和一个底面组成的楔状形镜片。光线通过三棱镜后向基底部屈折，但不能聚焦。眼镜所用的三棱镜度数较低。为无铅玻璃材料制成，厚重，且色散严重。太阳光（全光谱）通过三棱镜时，由于不同波长的光的折射率不同，会产生严重的色散效应。所以一般能做到框架镜光学镜片上的三棱镜的度数都不高，最多能做到 $7^\triangle$（棱镜度），也就是说，传统三棱镜最多只能处理 $14^\triangle$ 的斜视问题。眼镜屈光度数较高时，利用移动镜片光学中心，可获得相应度数的三棱镜效应。

压贴棱镜是由一系列缩小的传统棱镜紧密排列、平铺在一张薄塑料板上构成的。其优点是轻、薄、美观，物像扭曲现象少，压贴棱镜最大度数可达 $40^\triangle$。缺点是棱镜的反射作用会影响视力，度数越大影响越明显，高于 $20^\triangle$ 时视力普遍下降；高于 $15^\triangle$ 时会出现视物变形、模糊和对比敏感度降低，且视物有跳动感。验配时需要经过详细全面的眼科检查后，根据患者情况进行试戴（低度数的三棱镜可用镜片箱中的棱镜片，高度数直接用未剪贴的压贴三棱镜试戴），如不能适应三棱镜，会出现视物失真感，可尝试减少棱镜度数，或放弃。

三棱镜在儿童弱视治疗方面的应用主要有以下三方面：

矫正隐性斜视：用三棱镜矫正隐性斜视的方式有二。其一，是利用三棱镜增强功能不全相应眼外肌的肌肉力量，即三棱镜训练。通过三棱镜训练增强肌力，使眼外肌恢复正常功能，改善眼外肌的平衡。训练时应将三棱镜的底向隐斜方向放置，即外隐斜时，三棱镜底向外；内隐斜时，三棱镜底向内。其二，是用三棱镜补充眼外肌肌力不足导致的功能不全，即三棱镜补偿。如果通过三棱镜训练无法改善眼外肌肌力，则改用姑息法，将三棱镜底放在与隐斜相反的方向，即内隐斜，将三棱镜底向外，以缓解视疲劳。配镜时通常将三棱镜度数一分为二，平均分配在两眼，有屈光不正者，联合制成镜片或将 Fresnel 三棱镜贴膜贴在镜片后面。隐斜度较低，屈光不正度数较高，利用移动镜片光学中心，可产生三棱镜效应。为避免三棱镜效应，在实施三棱镜补偿的同时，可以联合使用三棱镜训练法，以争取获得相对稳定和持久的矫正效果。

消解由于眼外肌麻痹产生的复视：若右眼内直肌麻痹，眼球外转，射入眼内的光线落在黄斑颞侧，产生交叉性复像，即在右眼鼻侧有一复像。若在右眼前放置底向内的三棱镜片，将进入眼内光线改变方向，移至黄斑上可使复像消失，解除视觉干扰。处方时，以可以消除复视的较低度数为处方原则。单眼三棱镜度低于 $7^\triangle$ 时（有的镜片限 $6^\triangle$ 以内，下同），可以直接在镜片上加工；大于 $7^\triangle$ 时可以选用压贴三棱镜。眼位高度偏斜者通常需行手术矫正，不适于配戴三棱镜。

减轻眼球震颤：先天性眼球震颤为了减轻震颤，常用代偿头位，改变眼位，在偏中线静止眼位处以获得较好的视力。可将适度的同向三棱镜平均地放在两眼前，三棱镜基底朝向头位偏斜方向。如果使用的三棱镜度数较低，可以直接定做镜片，较为美观。如果三棱镜的度数高，则可以采用压贴式三棱镜。

三棱镜一般采用底向标记法，三棱镜（基）底取向（base setting, base position）即在棱镜的主截面内，从棱镜顶到棱镜（基）底的连线方向。视光学中棱镜底向有4个基本方向：底朝上（base up, BU）、底朝下（base down, BD）、底朝内（base in, BI）、底朝外（base out, BO）。对于人的双眼，一般对内为鼻侧，对外是颞侧。制订三棱镜处方时切记：除三棱镜度数外，还应标明其底的方向，并注明放置在何眼抑或将度数平均分配于两眼。例如：右眼 $7^\triangle$ 底向上，记作 $7^\triangle$ BU@ OD（详见第四章第一节）。

• 其他：镜片镀膜处理。为了获得一些新的、原本不具备的优良性能，在眼镜片的表面用物理和化学的方法，镀上一定厚度的单层或多层光学薄膜。常见镀膜有：

强化膜：又叫加硬膜，是一层与镜片折射率相近的金属氧化物与偶联剂混合而成的膜。它具有高硬度、高附着力、高透光等特性，可有效提升镜片耐磨性、不易脱膜和变黄，大大提升镜片使用寿命。

减反射膜：又叫增透膜，它利用光的干涉原理，使通过膜层两侧反射回去的光线发生干涉，从而相互抵消，减少或消除镜片光线反射，从而提升镜片的透光度。由于单层减反射膜只对某一波段的光有减反作用，采用单层减反射膜很难达到理想的增透效果，往往会采用双层、三层甚至更多层数的减反射膜来改善可见光全波段增透效果，从而使镜片更通透。

耐久顶膜：也叫疏水疏油膜，俗称防水膜，采用蒸镀法，将氟化物等憎水材料蒸发沉积于镜片表面而成，通过憎水物质及紧致的膜层表面，减少水/油与镜片的接触面积，使水/油不易黏附于镜片表面，保证镜片的视觉效果，同时更易清洁。

防静电膜：一般是采用氧化铟锡（ITO）材料在镜片表面镀成一层薄膜，具有很好的导电性和透明性。ITO 膜能够有效地消除镜片表面累积的静电，减少镜片表面灰尘。

好的镜片膜层能赋予镜片更多优异的性能，不仅透光度等光学性能得到大大的提升，其硬度、耐磨度、耐久性都会大幅提升。弱视患者以儿童居多，针对这一特定人群的特点，在选择镜片的时候，除了考虑光学品质之外，可以侧重选择能增强镜片的抗撞击能力、提升镜片的抗磨划能力、优化镜片的防污、防雾能力的表面镀膜处理工艺镜片，使眼镜的安全、清晰、舒适及美观、耐用、便捷等要素达到最大化。

②镜架选择：眼镜架是眼镜的重要组成部分，如果说一副框架眼镜的"灵魂"是镜片，那么镜架则是这一"灵魂"的重要依托。一副合适的镜架不仅能起到支撑眼镜片的作用，让镜片和配戴者的眼睛组合成一个新的、完善的屈光系统，而且能对配戴者的眼睛起到很好的保护作用，外观漂亮的眼镜架还可起到一定的装饰、美化作用，

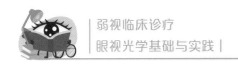
提高配戴者的依从性。因此，镜架的选择，也是儿童弱视治疗过程中的重要一环。

●规格选择：镜架的大小规格包括其光学和计量技术指标，这些指标直接关系到镜片与眼睛的匹配程度，进而影响配戴者戴眼镜获得的清晰度和舒适度，所以大小规格是选择镜架必须首先考虑的问题。挑选镜架时，其规格大小必须符合眼镜的光学和计量要求。

眼镜框的几何中心尺寸以接近两眼瞳孔中心距离（简称瞳距）为佳。每个镜片都有光学中心点，镜片的光学中心要和配戴者的瞳孔中心相吻合，这样眼睛才会舒适。配装眼镜时须使镜片的光学中心点最大程度对准配戴者的瞳孔中心，让眼睛最大限度地通过光学中心点来看物体，否则配戴者视物时会因产生棱镜效应而发生变形。同时镜片的光学中心最好位于眼镜框的几何中心，从而最大限度地保证配戴者视物清晰、舒适、持久。眼镜框的几何中心尺寸与配戴者瞳距一致是保证这一效果的最佳状态。如果两者不一致，则需要以眼镜框的几何中心为基准来移动镜片光学中心的位置即"移心"，以满足配戴者眼睛的视线与镜片的光轴相一致的光学要求，移心量越少的镜架和镜片组合而成的眼镜戴起来会越舒服。按相关标准要求，移心量一般不大于3mm，最大不超过5mm。

镜眼距是指眼镜片凹面（后顶点）到角膜前表面的距离。要保证镜眼距为10～12mm。如果镜片离眼睛太远，不仅会导致镜片的实际光学作用（等效镜度）改变，戴镜者还会看到镜片以外的区域，造成定位困难。如果镜片离眼睛太近，眼睫毛将触及镜片，不仅容易造成镜片模糊，还会因刺激睫毛而导致眼部不适。

眼镜前镜面与戴镜者面部垂线之间的夹角角度的大小关系到视野，一般为4°～8°。可通过调整鼻托叶达到要求，否则应更换眼镜。眼镜框的上部不能触及眉毛，下部不能触及面部。

眼镜鼻梁架宽度适中。挑选眼镜架时可试戴，并通过以下方法自行检测：保持头部垂直和向前注视，在镜腿没有任何夹持的情况下，镜架能保持在一个满意的位置。如果鼻梁架太窄，不仅镜片会处于眼前偏高的位置，而且鼻梁架与鼻梁接触的部位会出现不适感，甚至会造成鼻梁处皮肤表面明显压痕；如果鼻梁架太宽，镜腿无法使眼镜架稳定保持于正常位置而下滑，导致戴镜位置偏低甚至无法配戴。对于儿童配戴者，由于其大多数鼻梁较低，最好选鼻托较高或者鼻托可调的眼镜架。

眼镜腿长度适中。按一般原则，镜腿的弯曲部分应该正好在耳廓褶皱部分的上面，且应避免对其产生压力。如果镜腿长度不够，眼镜会向上倾斜，眼镜架尾部会压入耳廓背部，使戴镜者感到不舒服；如果镜腿过长，当配戴者头部倾斜时，眼镜架尾部会接触到耳背，眼镜会自行滑落。值得注意的是，在试戴眼镜架，估计镜腿长度时，应让镜架在面部保持正确的前倾角度，如果试戴时没有考虑到前倾角度，配戴时间过长时就会感觉镜腿长度过短。此外，负屈光度（近视度数）越高，镜片的边缘厚度越大，选择镜架时应尽可能选镜框规格小一些的款式。

对于儿童配戴者，由于其大多活泼好动，如果镜框太小，视野变小，会影响孩子的正常活动；镜框太大，重量会增加，容易戴镜不稳，会影响戴镜的依从性和有效性。因此，应在保证镜框能稳定、舒适配戴的前提下，尽量使配戴者拥有足够宽广的视线领域。选择时，除规格适中外，还要兼顾设计合理，尽量不要选择会产生阴影及视线死角的镜框。

• 类型选择。框架眼镜常见的镜框类型有以下 5 种：

全框架：特点是结构牢固、易于定型，可遮掩边缘较厚镜片的部分厚度，是弱视儿童，尤其是屈光不正性弱视儿童的首选。

半框镜架（尼龙丝架）：上部为框体，下部用一条很细的尼龙丝作为框缘，形成无底框的半框结构外观。装配眼镜时，镜片上部嵌入框体中，其余下部边缘经特殊工艺处理后，中间形成一条浅沟，将尼龙丝嵌入沟中并与上部框体连接以固定镜片，因而重量很轻，给人以轻巧别致之感，也较为牢固。

无框架：这类镜架没有镜圈，只有金属鼻梁和金属镜脚，装配眼镜时，在镜片上相应位置打孔，镜片与鼻梁和镜腿直接由螺丝紧固连接。无框架比普通镜架更加轻巧、别致，但强度稍差，不适合低龄儿童。

组合架：镜框处有两组镜片，一组为固定的屈光矫正镜片，另一组为（通过铰链连接）可上翻或（以磁吸方式组合）可拆卸的滤光镜片，可供户内户外两用，适合白化病及其他眼球震颤弱视儿童。

折叠架：镜架可以折成四折或六折，多为阅读镜，方便携带，可供部分有多副眼镜轮换使用需求的弱视儿童选用。

注意：散光大者不宜选用圆形镜框，以避免边缘厚度差异大而影响配装质量和外观。考虑到视觉像差、棱镜效应等因素，屈光不正尤其是度数较高者，最好不要选择弧度过大的镜架。

• 材质选择。

非金属材料：分为天然材料和人造材料两类。天然材料如特殊木材、动物头角和玳瑁材料等，由于取材、制作、强度、价格等原因，不适合儿童配戴者。人造材料主要为合成树脂材料。树脂为非过敏性材质，对人体没有任何伤害，可以长时间使用。

树脂材质的眼镜架不仅重量轻，而且弹性好，柔韧性极佳，配戴更加舒适。材料的强抗腐蚀性、高稳定性和牢固性，赋予了镜架不易变形、不易掉片、不易褪色的特质，独特的安全性和足够长的使用寿命。其精细的色彩、良好的光泽度，使得镜架款式美观多样，深受儿童配戴者喜爱。此外，相对低廉的价格，降低了处于发育期儿童因频繁更换眼镜所需的经济成本，也进一步成就了树脂眼镜架作为低龄弱视儿童尤其是屈光度较高配镜者的"首选"地位。

金属材料：用于框架眼镜的金属材料有铜合金、镍合金和贵金属三大类。要求具有一定的硬度、柔软性、弹性、耐磨性、耐腐蚀性、重量轻和色泽好等等。对照这些要求，钛金属无疑是最佳选择，其强度位于金属之首，是不锈钢的 3 倍，但其密度仅为不锈钢的 57%，比一般金属轻，耐酸碱性、抗腐蚀性、稳定性高，弹性良好，符合人体工程学，而且对人体无毒，无任何辐射。与树脂镜架相比，纯钛镜架不仅材质结实、安全，不易断裂、过敏，大多数肤质都能良好适应，而且配戴时更显秀气、轻盈、舒适、雅致，适合年龄较大儿童。

儿童配戴者选择镜架时应以轻巧、舒适、安全为重点。镜架材质既要轻便、不易折断，还不会对儿童皮肤造成刺激。选择时要以"软、轻、不易变形"为最佳原则，避免过重及过于烦琐、不够安全的材料，同时兼顾色彩的多元化。近几年的儿童定制镜架，采用三维扫描技术构建儿童面部模型，采集面部各个参数点，根据镜片功能要求对参数进行调整，包括倾斜角、镜眼距、位置等，让镜片处于最佳配戴状态，使镜片的屈光矫正功能得以最大程度的发挥。

（2）角膜接触镜（图 3-5） 是根据人眼角膜前表面形态制成的一类小镜片，矫正原理与框架眼镜基本相同，不同之处为接触镜直接附着于角膜表面的泪液层上，通过与人眼生理相容，达到矫正视力、美容、治疗等目的。因配戴时不易被发觉，故俗称隐形眼镜。其优点是与角膜直接接触，使得镜片到角膜顶点的距离缩短，减少了像的放大率。与框架眼镜相比，其有更大的视野，在所有注视方向均能保持光学矫正性能，消除眼镜的三棱镜作用，消除斜向散光以减少双眼视网膜像差，保持更好的双眼视，使用方便，美观。但由于镜片与角膜、结膜、泪膜等直接接触，容易影响眼表正常生理。如果使用不当、个人卫生习惯不良、配戴时间过长或产品质量不合格，能引起结膜和角膜各种并发症。根据其材料的软硬，可分为硬性角膜接触镜（hard contact lens，HCL）和软性角膜接触镜（soft contact lens，SCL）。

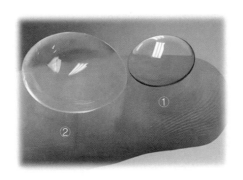

①—RGPCL；②—SCL。

图 3-5　角膜接触镜

硬性角膜接触镜：包括硬性不透气性角膜接触镜和硬性透气性角膜接触镜。前者一般采用 PMMA 聚合物制成，因其不透氧性而逐渐被淘汰。后者由质地较硬的疏水材料制成，其透氧性较好。普通设计的 HCL 一般直径较小，为 8.5~9.6mm，后表面基弧与角膜前表面相匹配。HCL 的优点是耐用、有弹性、表面抗蛋白沉淀能力强，并发症少、护理方便，光学成像质量佳。主要缺点是验配要求比较高，初戴有异物感，需要一段时间才能适应。剧烈运动时镜片易脱落、异位，对环境要求严格。

目前以硬性透氧性角膜接触镜（rigid gas-permeable contact lens，RGPCL）较为普及。与 SCL 相比，RGPCL 透氧性高，配戴在角膜上后，能很好地保持固有的形状，镜片和角膜之间有一层有一定形状的"泪液镜"，其可以矫正角膜散光，所以 RGPCL 矫正散光效果好。HCL 除能矫正角膜的规则散光之外，也能矫正角膜的不规则散光，这一特性被运用于一些特殊眼病的视力矫正，如圆锥角膜、角膜外伤后的不规则角膜、准分子激光术后等。这些特殊矫正的镜片要尽可能地与特殊的角膜形态吻合，需要对镜片形状予以特殊设计。一般接触镜验配有关的镜片基本参数有直径、基弧（镜片后表面曲率半径）和度数。

软性角膜接触镜：采用不同的吸水（亲水性）塑料聚合物制成，包括水凝胶材料和硅水凝胶材料。镜片透氧性与材料的含水量和镜片厚度有关。SCL 的优点是配戴舒适，镜片不易脱落，其直径一般为 13.5~14.5mm，后表面曲率半径为 8.4~8.8mm，光学区较 HCL 大，在暗环境中不易发生眩光现象。其以舒适和方便的特点而为大多数屈光不正者所青睐，成为最普及的角膜接触镜。其缺点是材料强度低，易破损。矫正角膜散光效果较差，在屈光矫正方面存在一定的局限；同时其易吸附泪液中的沉淀物、致病性微生物及护理液成分，可导致眼部并发症，对使用者和护理程序提出了更高的

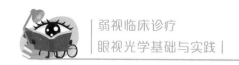

要求。泪膜和角膜等眼表疾病患者要慎重选择。

SCL 按更换方式可分传统型（更换周期较长）、定期更换型（2 周到 3 个月更换）和抛弃型（配戴 1 次或 1~2 周后即抛弃）。由于蛋白质、脂肪等易沉淀于镜片表面，配戴或护理不当常引起巨乳头结膜炎（giant papillary conjunctivitis，GPC）、角膜炎症等并发症。出于眼健康的考虑，建议 SCL 更换周期不宜过长，及时更换甚至每天更换能有效减少镜片沉淀物等对眼部生理的影响。

SCL 适合不同类型的屈光不正患者，除了矫正屈光不正外，一些特殊设计的 SCL 可用于美容和其他特殊用途，如彩色接触镜、人工瞳孔接触镜、绷带镜、药物缓释镜等，其中人工瞳孔接触镜是先天性/外伤性虹膜缺损、白化病继发弱视患者的可选项。

角膜接触镜在弱视治疗中的应用主要是 RGPCL，有以下三大特点：

①质地相对较"硬"。RGPCL 采用硬性材料制作，其镜片是有形状的，可以根据角膜形态进行个性化定制，与眼睛更加贴合，所以成像质量更高，看目标更加真实、清晰。

②"透气"性好。RGPCL 采用高透氧材质制作，具有高透氧性，对角膜代谢影响较小，并发症少。

③与"角膜接触"。镜片戴在眼球表面，随着眼球转动并有一定的活动度，既可以摆脱框架眼镜的束缚，从根本上解决了眼镜架压鼻梁问题，又在很大程度上避免了框架眼镜常见的视野缩小、视物变形等缺陷，配戴者视觉体验更舒适。

弱视人群中出现大散光、大屈光参差比较多。相对于框架眼镜，RGPCL 应用于屈光不正矫正的主要优势体现在以下方面：

- 放大倍率变化小。
- 高度角膜散光时可减少两条子午线上视网膜成像不等。
- 视野与正视眼相同，无限制。
- 像差减少，可避免像的畸变。

以此为基础，RGPCL 在弱视治疗领域的应用主要包括以下 4 种：

①无晶状体眼患儿的屈光矫正：RGPCL 适合于 2 岁以内无晶状体眼（包括先天性晶状体脱位、眼外伤、白内障手术等因素）婴幼儿的屈光矫正。RGPCL 的成像质量良好，不仅能弥补晶状体缺失导致的高度远视性屈光不正，而且镜片与角膜之间有泪液的填充，可以很好地填平角膜不对称、不规则导致的散光问题，最大限度矫正手术导致的角膜不规则散光，成像更清晰，可最大限度减少屈光因素对视功能发育的影响，

为弱视治疗提供有力支持。有学者提出，弱视儿童配戴 RGPCL 需保证角膜曲率大于47D，并要排除圆锥角膜，而且只有患儿试戴视力超过 0.2 才给予配戴。

②屈光参差性弱视患儿的屈光矫正：RGPCL 不仅能有效矫正屈光参差者弱视眼的高度屈光不正，而且成像更接近真实，像放大率低，可以通过减小像差，使两眼成像大小更接近，最大程度消除两眼视像差过大导致的异常相互作用，有利于提高弱视眼视力。同时，两眼视像差缩小后，大脑能更轻松地将两个像融合在一起，有利于屈光参差性弱视患者双眼视觉功能的重建。有研究表明，在儿童、青少年的远视屈光参差性弱视治疗中，配戴 RGPCL 可以提供比框架眼镜更优越的视觉刺激，从而更有利于提高弱视眼的视力和双眼视功能，同时长期配戴 RGPCL 并不会造成角膜缺氧，安全性好。

③部分高度近视弱视患者的屈光矫正：屈光不正性弱视患者往往屈光不正程度较高，RGPCL 矫正范围非常广泛，通常可以矫正 25.00D 以内的近视和远视。加上是入眼配戴，很大程度上避免了框架眼镜视物缩小等系列困扰。

④眼球震颤患者的屈光矫正：重度弱视患者往往合并有知觉性眼球震颤，此类患者屈光不正矫正难度较大，矫正效果相对较差。给此类患者配戴合适的 RGPCL，让接触镜与眼球同步运动，能够使镜片的光学中心始终与视轴保持一致，相对于框架眼镜，RGPCL 对屈光不正尤其是散光的矫正更充分，矫正效果更好。同时可以给予近视过度矫正、远视低度矫正镜片，适当增加眼睛调节与辐辏负荷，通过刺激调节性集合，衰减眼球震颤。此外，RGPCL 与眼睑的接触感觉可以反馈性抑制动眼神经核，通过这些机制，可以降低眼球震颤程度，从而改善眼球震颤患者的视觉质量。

（3）屈光手术　包括角膜屈光手术与有晶状体眼后房型人工晶状体植入术。调查发现，屈光参差性弱视患者选择手术矫正后的视力及双眼视功能均优于应用传统的框架眼镜和角膜接触镜矫正者。

角膜屈光手术矫正屈光参差的作用是通过对一眼或双眼角膜进行切削，减少其屈光度和屈光参差的程度，较符合眼的生理状态，亦使其产生的物像相等，使融合功能加强。目前最常用于屈光参差矫正方面的角膜屈光手术为飞秒激光辅助准分子激光原位角膜磨镶术（femtosecond caser-assisted excimer laser *in situ* keratomileusis，FS-LASIK）、飞秒激光小切口角膜基质透镜取出术（femtosecond small incision lenticule extraction，SMILE）、经上皮准分子激光角膜切削术（transepithelial photorefractive keratectomy，Trans-PRK）。此类屈光手术直接作用于角膜，避免了光学像差，可提高视力、改善立体视觉。但是这种手术一般适用于眼部发育相对成熟的患者，所以对于患者的年龄有一定的要求。幼儿患者只有屈光参差性弱视极其严重时才选择手术治疗，手术存在一

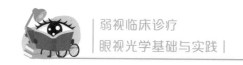

定的风险，需要审慎选择，并须积极做好心理建设。

（三）提高视力的治疗

消除导致弱视发生的病因之后，弱视治疗的另一重点是借助各种有效手段，力争在最短的时间内，尽可能地提高弱视眼的视力。提高视力的常用方法包括：以消除两眼异常相互作用的遮盖治疗、压抑疗法，以纠正旁中心注视为目的的后像疗法、海丁格刷（Haidinger' Brush）疗法以及通过刺激促进视觉细胞功能发育的精细目力训练、视觉生理刺激疗法（CAM）等。

1. 遮盖治疗

该法有记载的历史始于 1743 年，是一种古老、经典而有效的弱视治疗方法，治疗时通过遮盖视力相对较好眼，强迫弱视眼注视，以消除两眼相互不良作用，促进弱视眼视力提高。临床实践中衍生出了不完全遮盖和反向遮盖。遮盖疗法常规适用于斜视性弱视、屈光参差性弱视或其他类型的单眼弱视，分述如下：

（1）常规遮盖　治疗时完全遮盖视力相对较好眼，是弱视治疗最常用的方法，是单眼弱视治疗的首选。适用于中心注视或旁中心注视。遮盖视力相对较好眼，强迫弱视眼注视。根据弱视发生的原因及程度确定遮盖强度。

为避免遮盖眼视力下降，通常年龄越小，遮盖时间越短。可以根据弱视程度、患者的年龄和依从性调整遮盖强度，采用每天 2 小时、4 小时或 6 小时遮盖以提高弱视眼视力。这种部分时间遮盖用于以下情况：

①3 岁以下儿童初始治疗时，为避免发生遮盖性弱视。

②轻度弱视（双眼视力相差不大）。

③经治疗双眼视力平行或接近时，为巩固疗效，避免弱视复发。

④弱视治愈后复发，部分时间遮盖常可达到再次治愈的效果。若部分时间遮盖1~2 个月效果不显著，则应提高遮盖强度。

⑤根据弱视发生的原因和程度确定随访间隔时间，年龄愈小，随访间隔时间愈短。

⑥弱视治愈后应巩固治疗 3~6 个月，然后逐渐降低遮盖强度直至去除遮盖，并继续随访 2~3 年。

⑦遮盖过程中应定期复查双眼视力，警惕被遮盖眼由于遮盖而出现视力下降。若被遮盖眼视力下降，应首先进行检影验光，明确原因，一旦确定发生遮盖性弱视，应及时停止遮盖，一般 1~2 周视力即可恢复。

（2）不完全遮盖　治疗时将半透明材料贴或涂抹在视力相对较好眼的镜片上（图

3-6），使其矫正视力低于弱视眼。目前主要使用等级压抑膜，其可以比较精确地将相对较好眼视力控制在低于弱视眼 2 行（或）以上。适用于以下患者：

①轻度弱视患者。

②弱视治愈后复发和伴有（隐性）眼球震颤的弱视患者。

③非斜视性弱视患者，弱视眼视力明显恢复后试图重建双眼视功能时。

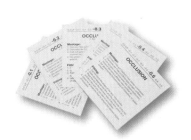 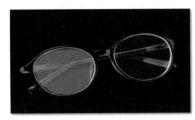 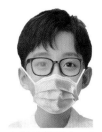

左眼最佳视力：0.6；
右眼压抑视力：0.4

图 3-6 等级压抑膜

（3）反向遮盖 遮盖弱视眼，开放健眼。用于旁中心注视之弱视眼，当该眼视力较差（低于 0.3）时，可先遮盖之，同时对其实施增视治疗和固视训练，使之转变为中心注视，然后改行常规遮盖治疗。

2. 压抑疗法

一般采用药物压抑，适用于轻、中度弱视。视力相对较好眼局部点用阿托品滴眼液压抑其功能，弱视眼配戴常规矫正镜片看远或看近，提高弱视眼视力。使用药物压抑需要及时随访，以防止发生弱视反转。阿托品压抑治疗轻、中度弱视的效果与遮盖疗法相当。

3. 精细目力训练

该法是对于弱视眼的一种特别应用锻炼，能有效促进视觉发育和提高视力，是弱视治疗的重要手段。应根据患儿的年龄、智力和视力等情况选择训练方法和难度，由易到难、循序渐进。也可经常变更训练方法，例如：用细线或玻璃丝穿小板上的小孔，孔径大小可根据视力情况决定。也可练习描图、刺绣、绘画、描红等。训练时，须按要求配戴眼镜，遮盖好眼，使用弱视眼，每天 1~2 次，每次 10~15 分钟。训练时应遵守"有限的时间"（遵守约定、切忌延时！）、"有效的练习"（看字当头、避免盲练！）的原则，以有人陪伴引导为妥。

需要特别强调的是，因该训练的对象大多为低龄儿童，训练时须格外注意安全！为避免误伤、误吸，低龄儿童和行为受控程度较低的儿童，不建议使用传统的缝针或

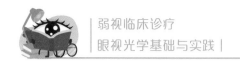
小珠（串珠），尤其是在没有监护人陪伴的情况下。

4. 后像疗法

后像疗法又称增视疗法，此前的弱视治疗仅限于遮盖健眼和利用多种方法刺激弱视眼，使之视力提高。直至 20 世纪 40 年代 Bangerter 系统地研究了主动提高旁中心注视性弱视患者视力的疗法。其方法是用一种强光炫耀旁中心注视性弱视眼的黄斑区以外（包括旁中心注视区）的视网膜，使之产生抑制，同时用黑色圆盘遮挡保护黄斑区，使之回避强光炫耀，然后在室内闪烁灯下训练以提高弱视眼黄斑功能。这种疗法被称为增视疗法。在此基础上 Cupper 在检眼镜光源中心设置一直径为 0.5~1.0mm 的黑色遮光片，以遮挡黄斑中心凹部分，制作成一个能发射强光的改良检眼镜即后像镜（euthyscope），利用其进行训练以提高弱视眼黄斑功能，被称为 Cupper 氏法（即经典后像疗法）。

经典后像疗法的增视原理：当用后像镜发出的光线投照弱视眼的眼底时，黑点遮挡区以外 30°范围内（包括旁中心注视区）的视网膜，受亮光刺激后功能呈暂时性低下状态，被亮光照射后，先产生一种中心部 3°~5°暗，周围 30°范围亮的正后像，随后转变成中心区亮，周围暗的负后像。后者与大脑皮质高级中枢有关，在后像转化之下，未受到抑制性刺激的黄斑中心凹的抑制被解除而处于兴奋状态，在感应之下其感受功能相应得以增强。一般健康者的后像持续时间在 30 秒以上，弱视程度越重，持续时间越短。为延长后像持续时间，可设置闪烁背景强化灯。后像形成之后，令患者注视白色背景下的黑色"十"字视标，若为中心注视，则中心凹感知的圆形后像斑与"十"字中心的位置相重合，若为偏心注视，则两者呈分离状态，偏心程度越重，分开距离越大。通过"眼—手—大脑皮质联合空间感知及中心固视训练"，可使两者逐步达到重合，从而使偏心注视转变为中心注视，以利弱视眼视力的提高。

该疗法实施过程中，人工后像形成、后像强化与保持以及在此基础上的"眼—手—大脑皮质联合空间感知及中心固视训练"是治疗的关键环节。难点是患者的治疗眼与"十"字中心保持稳定的对应关系，并在此基础上准确、有效地重复"眼—手—大脑皮质联合空间感知及中心固视训练"动作（在经典增视疗法中该动作是用小棒点击"十"字中心实现的）。

传统"后像增视治疗"存在如下缺陷：①患者注视视标（"十"字中心）在形式上缺乏变化，枯燥无味，不易吸引注意力，患儿不愿配合。②"眼—手—大脑皮质联合空间感知及中心固视训练"由于缺乏对于动作准确性的技术控制手段和量化指标，而流于形式。同时，由于变相的无效敲击而造成的噪声形成对中枢系统的不良刺激。③整个训练过程时间均为人工"控制"，耗时费力，效率极低且易出现差错。

上述缺陷都在不同程度上直接影响疗效。根据弱视治疗的临床需要，结合较长时间的临床实践过程中的观察和思考，笔者在吸收和保留传统后像增视疗法有效技术成分的基础上，研制出了新一代自动型后像辅助 LSC 视觉康复仪，其功能特征如下：①在"十"字中心位置增设一直径为 10mm 的发光控制点，该特定点光源发出的光与视网膜黄斑区感光细胞敏感波长相对应，并能根据治疗需要而在 1~50Hz（可调）频率范围内闪烁变化，同时通过光电控制技术，使"十"字中心发光点颜色与"眼—手—大脑皮质联合空间感知及中心固视训练"动作发生关联性变化，从根本上改变了以往"机械点击"的粗略训练方式，增强治疗的精确性和治疗过程的趣味性。②采用光电控制技术，增加计时、计数和治疗过程程序化控制功能，使训练动作指标得以量化，同时通过系统自动程度的提高，避免了系统误差，提高了工作效率。③设置了动作提示音和背景音乐，既可以增加动作节奏感和协调性，又可以通过有效的听觉刺激横向兴奋视觉中枢，使治疗效果在协调统一的立体交叉训练体系中得以增强。

在此基础上，笔者还用特征波长的"高亮/低亮"式改良频闪灯取代了传统的"亮/灭"式频闪白炽灯，既起到延长后像保留时间的作用，又可以抑制视杆细胞的活动，使视锥细胞的活动得以增强。

LSC 视觉康复仪与改良频闪灯以及后像镜共同构成"改良后像增视治疗系统"，该系统既可以大大提高疗效，又可以改善医务人员的工作条件，提高工作效率。多年的临床观察表明，改良后像增视疗法是一种安全、可靠、疗效好的弱视治疗方法，尤其对于旁中心注视性及其他难治性弱视有着明显优于其他方法的治疗效果。后经进一步改良优化成为 FSK-3001 后像训练系统（图 3-7），更大程度地推动了后像疗法的应用和推广。

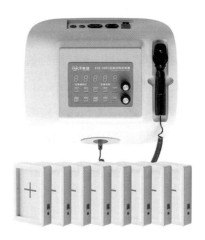

图 3-7　FSK-3001 后像训练系统

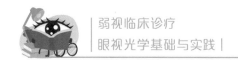

5. 海丁格刷疗法

该法适用于旁中心注视性弱视患者。其基本原理是：根据瞬时海丁格刷效应，当患者通过一块旋转的蓝色偏光玻璃板注视强光时，会出现内视现象，视野中出现一对紫蓝色处于旋转中的刷形影像（光刷），由于该影像是黄斑部放射状纤维的"影子"，因此这种效应只出现在视网膜黄斑中心凹上。当患者通过仪器观察到这个刷形"影子"时，则"影子"必然对应于黄斑中心凹处。治疗时正是利用旋转的光刷"影子"来吸引并刺激受抑制的黄斑中心凹，恢复其空间定向和形觉分辨功能，以达到纠正旁中心注视，提高视力的目的。

治疗时需先教会患儿观看到"光刷"，然后插进同心圆画片，逐渐缩小可变光阑直径，使患儿从非中心注视状态逐步转为相对中心注视状态，直至中心注视状态。当患儿能在3°同心圆画片中看到"光刷"时，可改用飞机画片，令患儿将"光刷"看成飞机的螺旋桨以提高其兴趣，巩固疗效。每次单眼固视10~15分钟，每周2~3次，10次为一个疗程。

6. He-Ne 激光疗法

其原理是以安全剂量的 He-Ne 激光照射黄斑部，使之产生热效应和光化学效应，促进该区域血液循环，提高中心凹的视锥细胞功能，从而促进视力提高。

该疗法操作不当可致黄斑灼伤，需要由专门的技术人员操作，且需严格控制 He-Ne 激光的输出功率，一般为 1.2~1.5mW。张方华教授 2000 年在《中华眼科杂志》撰文介绍我国弱视与斜视防治 10 年进展中，将该疗法列为弱视治疗的 9 种常用方法之一。近几年该法用于儿童弱视治疗，仍然存在一些争议，其中焦点之一是激光对视网膜的损害。笔者将输出功率严格控制在 0.7~1.0mW，同时通过模拟脉冲改变激光的输出方式，当模拟脉冲频率在低于人眼临界融合频率（critical fusion frequency，CFF）范围内变动时，达到给光/撤光的刺激效果，使激光刺激在较低功率输出的情况下，得到较实际增强的刺激效应，应用此法治疗 30 余例年龄 6~16 岁，合并眼球震颤的重度弱视患者，取得了较好的疗效，且均未发现视网膜损害。

7. 视觉生理刺激疗法

该法又称弱视生理基础疗法、光栅疗法等，是利用人的大脑皮质中不同神经元对物体不同客观方向可作出特异性反应的原理设计而成的。它实际上是一个光栅刺激仪，其光栅是黑白相间、不同空间频率的方波条栅，光栅不断旋转，改变方向。视网膜黄斑中心凹的 P 细胞系统对不同方向的高空间频率、高对比度的条栅比较敏感，使弱视眼黄斑中心凹各个子午线上的视网膜都能受到刺激。条栅的方向不断转动，视网膜接收视觉刺激之后，神经冲动传入视皮质的神经元，这些神经元接受不同空间朝向、不同空间频率的方波条删刺激，使弱视眼驱动更多的视皮质神经元，从而提高弱视眼的分辨能力。

该法适用于中心注视性弱视患者。治疗起始频率为弱视眼能分辨的最高频率或其次一级频率。根据视力改善情况，逐步提高刺激光栅的频率。该法每次治疗 7 分钟，每天 1 次或每周 2~3 次。随着视力提高逐渐延长治疗间隔至每周 1 次。其优点是平时无需遮盖（治疗时遮盖健眼），患儿及家长易于配合。

8. 多频多色光交闪治疗

该法是根据视网膜的解剖生理特点设计的。黄斑中心凹只有视锥细胞，而视杆细胞主要集中在周边视网膜。视锥细胞对光谱中的红色光（波长 620~700nm）敏感，而视杆细胞却对红色光极不敏感。用该仪器发出的特定波长的多色光刺激弱视眼，可促进其视力提高。

9. 综合疗法

综合疗法就是根据治疗需要，将不同的弱视单项治疗方法进行组合，以期增强治疗效果，同时通过各种相关技术要素的叠加和补充，最大限度地消除单项治疗方法单独应用时存在的缺陷甚或弊端。临床实践证明综合治疗提高了弱视治疗的有效率及治愈率，缩短了弱视治疗时间，近年已被广泛应用。如配戴屈光不正矫正眼镜、遮盖基础上综合 CAM 和精细目力训练治疗中心注视性弱视，配戴屈光不正矫正眼镜、遮盖基础上综合后像治疗或海丁格刷治疗旁中心注视性弱视等。

（四）双眼视功能的重建

众所周知，弱视不仅表现为中心视力异常，更重要的是双眼视功能障碍。研究表明：临床基本治愈的弱视患儿的立体视锐度与正常儿童的立体视锐度有显著差异，而与未治愈弱视儿童的立体视锐度差异不显著，部分临床基本治愈而无正常双眼视功能的弱视患儿会出现视力回退。由此可见，良好的双眼单视功能是巩固弱视疗效的根本保证，弱视患者的双眼视功能的重建是弱视治疗临床工作中不可或缺的重要部分。

维持正常双眼视觉功能的条件包括以下 6 个：

1. 双眼视知觉必须正常或接近正常，即物像在形状、大小、明暗、颜色等方面相似，双眼物像大小差在 5% 以内。

2. 双眼视网膜具有正常对应关系，无交替抑制等现象；双眼能同时感知外界物体并能同时结像于视网膜对应点上。

3. 具有单眼黄斑注视目标能力，即单眼注视力，无论眼睛向哪个方向注视或目标移向哪个方向，均能使目标不脱离黄斑中心凹。

4. 双眼有共同视觉方向，双眼眼球运动正常，又必须协调一致，注视近处物体时，双眼视轴进行集合，使双眼所接受的物像时刻落在双眼黄斑中心凹上。

5. 双眼有一定的融合力，能将落在视网膜非对应点的物像，通过感觉性及运动性融合调整到黄斑中心凹，即视网膜对应点上。反射性融合运动还必须正常和有足够的融合范围。

6. 双眼视野重叠部分必须够大，视神经、视交叉和不交叉纤维及视中枢发育正常。

基于对这些"条件"的认识，在双眼视功能重建过程中，可以根据具体情况有针对性地实施训练。常用的项目包括：固视训练、异常视网膜对应矫正、调节功能训练、同时视和融合训练、立体镜训练、手眼脑协调训练、眼动训练、追随注视训练等（详见本章第二节）。

三　弱视训练方案制订思路与训练流程

（一）弱视训练方案制订的原则

弱视训练方案制订要遵循"对因施治、突出重点、循序渐进"的原则。

弱视的发病原因可以归纳为两类：一类是广义的形觉剥夺，另一类是双眼异常相互作用。因此"对因施治"的弱视治疗方案主要有两种：其一是消除形觉剥夺，临床上最多见的是矫正远视性屈光不正，或消除屈光介质混浊；其二是消除两只眼异常的相互作用，消除优势眼对弱视眼的抑制。

如前所述，弱视治疗大致分为两个阶段：即增视治疗阶段和双眼视功能重建阶段，当然，这并不意味着在第一阶段不考虑双眼视功能问题，而是在有所侧重的同时适当兼顾，"突出重点"在第一阶段体现在制订治疗方案时侧重于提高弱视眼视力，第二阶段则侧重于双眼视功能的建立。在训练方法和手段的选择上，根据"用进废退"生理规律，第一阶段通常致力于加强弱视眼使用，以促进其功能发育。具体手段包括遮盖健眼，还包括特殊的视觉刺激，改善注视性质功能等。第二阶段通常致力于恢复双眼视觉功能，包括逐渐缩短健眼遮盖时间，及时停止遮盖，促进两眼在视力和眼动功能方面的平衡，消除抑制，促进同时视、融合功能的建立，最终建立稳定的立体视觉功能。"循序渐进"则是贯穿于整个过程的"生命线"。

（二）制订弱视训练方案须考虑的因素

制订弱视训练方案须考虑以下因素：初诊年龄、初诊视力、弱视类型、注视性质等，其中初诊年龄、初诊视力与注视性质对治疗效果的影响最大。目前治疗弱视的有效率达到90%以上，治愈率也达到70%，最佳治疗期为3~6岁，超过6岁，治疗效果明显减弱。

（三）弱视训练方案制订的规范

1. 建立稳定的中心注视。
2. 把视力提高到正常或接近正常的水平。
3. 提高调节的幅度和灵敏度。
4. 建立准确的追踪和扫视眼球运动。
5. 打破抑制建立感觉和运动融像。
6. 建立开放空间的有效双眼单视。

（四）弱视训练方案的实施细则

1. 对于旁中心注视患者，首先将旁中心注视转为中心注视，可选择海丁格刷、后像疗法等训练。训练过程中需要引导患者注视正前方。

使用海丁格刷时需要注意调整光阑的孔径，在刚开始使用时可以将孔径由大到小，强迫注视正前方区域，待能稳定到中心以后，再逐步将孔径由小到大；另外每次使用5~10分钟，每周2~3次，10次为一个疗程。

后像治疗过程中利用后像视镜，在低照度下用黑斑瞄准黄斑中心凹，并全程精准遮盖保护视网膜黄斑中心区域，然后改用强光照射黄斑中心区以外的区域20~30秒形成"亮色"正后像；待转变为"暗色"负后像后，令患者遮盖健眼，用手中小棒反复指点"十"字形视标的交叉处直至后像消失，在此过程中，需在训练环境中设置—交替闪烁光源以强化负后像并延长其存留时间。如此重复4次。每天做1~2次，连续10次为一个疗程。

2. 中心注视形成后按照中心注视性弱视的训练方法治疗，除常规遮盖和精细目力训练外还可选择多频多色光交闪训练、视觉生理刺激、对比度训练等以进一步提高弱视眼视力。

多频多色光交闪训练过程中需要注意引导患者注视正前方，双眼弱视者最好使用可以调整瞳距的仪器/设备，以保证患者可以将镜筒内光线重合为一个。

进行视觉生理刺激时，选择条栅通常依据视力，视力越好选择越细的条栅，每次训练过程中最好顺时针与逆时针各旋转一段时间，每次训练最少 7 分钟，休息数分钟后还可以继续进行 1~2 次，每周 5 次。1 周为一个疗程。

对比度训练可以在精细目力训练的基础上配合灯光的闪烁变化，以增加训练的难度。

3. 待弱视眼视力提高后还要进行双眼视觉功能训练。调节功能在前期以单眼训练为主，特别是弱视眼的调节功能训练，在进行双眼同时视训练之前需将单眼的调节功能提高到正常水平。

综合疗法治疗弱视的疗效与弱视种类、患者年龄、弱视程度以及治疗方法、依从性等密切相关。训练过程中依从性好的，多数恢复较为满意。有些患者采取适当治疗措施之后，视力没有任何改善或改善令人不满意。这种情况多发生在大于 5 岁的学龄儿童。家长可以和学校老师联系，让其帮助提高患者的依从性，继续治疗。

4. 弱视治愈后要定期随访以巩固疗效，防止复发，治愈后 6 个月内每月复查一次，以后每半年复查一次直至 2~3 年。

（五）弱视训练过程中的复查和方案修正

在弱视训练过程中需密切关注患者的视力、屈光度、屈光介质、眼位、注视性质、双眼视等情况的变化。特别是遮盖治疗中的单眼弱视患者，遮盖过程中可能会出现眼位的变化和被遮盖眼视力下降。因此，弱视训练过程中的定期复查是不可或缺的环节！

复查的目的是监察患者对治疗的反应，如有必要则调整治疗方案。确定弱视眼的视力是复诊评估的主要目标，但复查期间的病史，患者对治疗方案的依从性、治疗的不良反应，以及对侧眼的视力检查也同样重要。

通常复查应当安排在开始治疗后的 2~3 个月进行，但时间可根据治疗的强度和患儿的年龄而有所不同，根据检查的结果以及对治疗依从性的评估，治疗方案可能需要进行如下调整：

1. 如果双眼的视力没有改变，可考虑增加治疗的强度，或改变治疗方案。如从每天遮盖对侧眼2小时增加到6小时，或者改行压抑疗法。

2. 如果弱视眼的视力提高，对侧眼的视力稳定，则继续按此方案治疗。

3. 如果弱视眼的视力下降，对侧眼的视力稳定，则再次核查屈光状态和视力，进行瞳孔检查排除传入性瞳孔障碍，更仔细地评估治疗的依从性。一些儿童尽管依从性好，但是视力仍然不增加，此时应当考虑其他诊断，如视神经发育不良、细微的黄斑病变或其他视路疾病。

4. 如果对侧眼的视力下降，需要考虑为可逆性弱视的诊断，要再次复核双眼屈光状态，检查视力，并考虑是否存在弱视之外的其他问题。如果做出可逆性弱视的诊断，应当中止治疗，并在几周内进行随诊，复诊时再次检查视力，确定重新进行弱视治疗之前是否恢复到治疗前的水平。如果视力无法恢复，还要考虑其他视路疾病。

5. 如果在3~6个月的治疗后，弱视眼的视力不再提高且只比健眼差1行，可以考虑减少或停止治疗。

（六）弱视训练流程拓扑思路

如果有旁中心注视，患者最佳矫正视力通常低于0.3，因此对于最佳矫正视力0.3以下的弱视人群，在训练过程中就要确定其是否存在旁中心注视。旁中心注视常见于斜视性弱视人群，特别是斜视度数不大的微小斜视患者，往往易被漏诊。对于可疑者可通过海丁格刷快速判断是否存在旁中心注视。

1. 如果不能够判断是否存在旁中心注视，对于最佳矫正视力0.3以下的弱视人群，就以戴镜（存在屈光不正者）、遮盖（单眼弱视者）、精细目力训练等常规治疗为主，暂不安排其他训练。另外训练周期可能相对比较长，训练过程中视力可能并不见得有提升。需要提前跟家长沟通好情况。对于存在旁中心注视的患者可以通过后像疗法、海丁格刷疗法帮助其纠正旁注视，对于不稳定中心注视型患者，也可以强化稳定注视功能，在此基础上提升视力。

2. 对于最佳矫正视力达到0.3的弱视人群，除继续借助后像疗法、海丁格刷疗法改善、稳定注视功能之外，还可以继续实施精细目力训练或辅以红光闪烁、视觉生理刺激疗法，在稳定中心注视的同时提高视力。

3. 双面镜视力卡中的20/50是相对最大的视力卡，对应0.4的视力标准，那么当视力能够提升至0.4的时候就可以加上单眼调节训练，以提高调节幅度和灵敏度，扩大日常用眼过程中的清晰范围，增加弱视眼的清晰物像刺激。

4. 当最佳矫正视力继续提升至0.5达到一定的精细程度时，可加上眼动训练，以建立准确的追踪和扫视眼球运动。

5. 当最佳矫正视力继续提升至0.6，并且两只眼最佳矫正视力相差2行以内，则可进行脱抑制训练，以建立同时视知觉功能。

6. 当拥有生理性复视时，此时调节训练通常在前期对单眼的调节幅度和灵敏度提升情况下改为双眼调节幅度和灵敏度的训练。

7. 增加对应融像范围，促进立体视功能的建立。

8. 建立开放空间的有效双眼单视，马斯登球和平衡木训练是这一环节的可选项。

（七）弱视治疗的注意事项

1. 及时合理地处理影响弱视治疗的有关基础眼病，为弱视治疗的顺利实施创造条件。

2. 有效、合理地实施遮盖。能否严格、彻底地遮盖健眼是传统遮盖疗法成败的关键。要真正做到有效遮盖，方式上应该以遮挡健眼，患儿无法"偷看"为基本原则。必要时可考虑用无刺激的不干胶带将眼罩贴在健眼眼周皮肤上，或将眼罩直接戴在健眼上。

（1）注重合理遮盖，强调随诊观察，防止遮盖性弱视及遮盖对双眼视功能的影响：虽然完全遮盖健眼可以有效地促进弱视眼视力的提高，但是不适当的完全遮盖同样也可以导致健眼视力下降，即发生遮盖性弱视。因此，一方面要力求严格，以快速提高弱视眼视力；另一方面要做到因人而异，合理掌控，对于3岁以下儿童患者实施遮盖时需格外慎重。一旦发现健眼视力下降或注视眼发生变化，应立即停止遮盖数天（个别需数周），或采用交替遮盖，健眼视力一般都能自行恢复。

（2）正确对待遮盖引起的斜视和复视：在临床工作中还会发现一些患儿实施遮盖治疗前无斜视或仅为间歇性斜视，实施遮盖治疗后却发生恒定性斜视（急性斜视）的情况。此类患儿多为远视性屈光不正，其调节力较强，行单眼遮盖后，原有的周边融合被打破而出现眼位偏斜。此时应继续按原方案治疗，随着弱视眼视力的逐步改善，加之去遮盖后的融合的参与，眼位多可自行恢复正常。

（3）适时停止遮盖，促进弱视眼功能的稳定：基于弱视的发病机制之一，即双眼的不良交互作用，对于此类弱视患者，其双眼视力的平衡（尤其是低水平的平衡）并不意味着不良交互作用的消失，是否停止遮盖应该依据起初导致其弱视的双眼不良交互作用是否依然存在而定。

（4）注重立体化弱视康复体系的构建：包括治疗方法的多样化和治疗方式的趣味

化。此外，治疗过程中既要注重患儿视功能的生理康复，还需要时刻掌握儿童的心理变化，使弱视治疗得以坚持下去，使单眼单视这一不正常行为，逐步转变成为双眼单视的正常行为。要尽可能发动与患儿有关的所有人员，做到全员参与，避免单一化治疗方式。

3. 临床医生要让家长、幼教工作者从以下几个方面积极有效地予以配合：

（1）要充分了解弱视治疗过程一般较长，进展较为缓慢，而且视力提高后仍有可能反复，因此要不断地鼓励、帮助孩子树立信心。

（2）弱视治疗以综合治疗为主，家长应严格按医嘱执行，不能擅自增减治疗项目、改变治疗方法、增加治疗强度。须明确有屈光不正者，坚持戴镜是治疗的关键，是其他任何训练和治疗都无法取代的。

（3）儿童患者尤其是低龄儿童患者使用家庭型治疗器械时，家长或幼教工作者应全程看护，帮助孩子严格按仪器使用说明书要求规范操作。

（4）在家庭或幼儿园训练和治疗过程中，要鼓励孩子集中精力，并引导孩子保持愉快的情绪，使孩子在娱乐式的训练中轻松实施治疗。

（5）中、重度弱视儿童，除进行家庭和幼儿园训练外，还要坚持到医院进行弱视训练治疗，以利于孩子在单眼视力尽快恢复正常的基础上，尽可能地完善双眼视功能的发育。

（6）为了保持疗效的稳定及防止复发，治疗期间须严格按要求复诊。以合理调整遮盖的时间比例及治疗强度，及时调整眼镜度数。

总之，由于儿童年龄小、自制力差等因素，治疗弱视，除了医生的指导外，更需要家长、孩子以及幼教人员的积极配合。

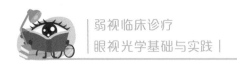

第二节
双眼视功能检查和训练在弱视治疗中的应用

重建和恢复稳定的双眼视功能是弱视治疗的最根本目的和最高目标。同时良好的双眼单视功能也是巩固弱视疗效的根本保证。传统的双眼视功能检查由于很难进行系统的数据分析及评估，使得最终的视功能训练缺乏针对性。随着基于综合验光仪及其相关辅助设备的双眼视觉测量被逐渐应用于功能性视觉的检测与评估中，双眼视觉训练在弱视患者视力康复后期双眼视功能的重建和恢复过程中更有针对性、效果更显著。

近年来，我们对大量处于弱视康复后期的患者进行了双眼视觉测量，并对测量的数据进行分析、汇总，用以全面、准确评估患者的双眼视觉功能，找到患者双眼视觉异常的原因所在，并制订出个性化的视觉训练方案，加以不断跟踪、随访，取得了理想的训练效果。

一　双眼视功能重建的时机

当弱视患者的患眼矫正视力恢复至大于相应年龄儿童正常视力参考值下限，且两眼视力相差不超过 2 行时，即意味着患眼基本治愈而进入巩固阶段，我们把这个阶段称为弱视康复后期。弱视患者在康复前期通过屈光矫正、弱视增视训练等，视力得到提高，甚至达到正常，在康复后期的主要目标是弱视眼视力提高后不再回退，不再出现单眼抑制现象，双眼视功能逐渐完善，患者可以协调自如地使用双眼，并且有清晰、舒适、持久的双眼视觉，最终实现弱视的痊愈。

二　弱视患者常见的双眼视觉异常

在视觉发育关键期若某种原因引起单、双眼形觉剥夺（包括屈光不正、上睑下垂及影响成像清晰度的各种屈光介质异常），异常双眼交互作用（包括屈光参差等影响双眼成像的比例、清晰度平衡以及斜视等影响视觉投射方向的眼病），神经肌肉异常造成眼球运动障碍，都将会影响双眼视觉发育，并出现一系列双眼视觉异常。弱视引起的双眼视觉异常主要包括：同时视异常（包括复视和混淆视、视觉抑制、异常视网膜对应、注视异常）、融合和立体视异常。

经过了前期的规范治疗，处于弱视康复后期的弱视患者广义的形觉剥夺已经消除，视力已接近正常，双眼视觉也经历了一定程度的"磨合"，所以较为常见的双眼视觉异常主要是双眼不良交互作用引起的，按照成因主要分为以下两大类型。

（一）弱视眼调节功能异常引起的双眼视觉异常

常见于屈光参差性弱视康复后期。调节功能异常主要包括弱视眼调节幅度不足、调节滞后、调节灵敏度低等。弱视眼视力达到正常后，与对侧健眼和正常人眼比较，其调节反应滞后量较大，同时调节反应波动也相对较大，说明弱视眼调节功能的康复滞后于视力的提高。弱视眼视力基本正常的患者其调节滞后量比健眼或正常人眼大 1D 左右，这些患者表现为弱视眼远视力接近正常，而近视力仍然低于正常，在进行近距离精细工作时伴有调节功能不足。

弱视眼调节功能异常是弱视康复后期（特别是远视性屈光参差性弱视）双眼视觉异常最为常见的表现。多数患者在弱视眼去遮盖后，由于双眼不具备完善的双眼单视功能及匹配的双眼调节，在双眼运动时弱视眼跟不上正常眼的速度和幅度，而使得大脑仍主要依赖健眼所传达的视觉信息，造成弱视眼受到抑制，进而影响立体视功能的建立，使视力发生回退，影响弱视的治疗效果。

（二）弱视眼融合功能异常引起的双眼视觉异常

常见于屈光参差性弱视、斜视性弱视（包括斜视术后）康复后期。融合功能异常主要指运动性融合功能及融合范围异常。运动性融合即眼的聚散功能，是维持双眼视觉的重要因素，当有隐性斜视存在时，为了抵偿隐性斜视，两眼必须按其表现的融像性聚散需求作适量聚散。内隐斜是集合过度，需要负融像性聚散来抵偿；而外隐斜是集合不足，需要正融像性聚散来抵偿。若隐性斜视不能抵偿，则出现复视并最终形成斜视。因此在发育过程中建立融合及足够大的融合范围，对协调眼外肌平衡关系、形

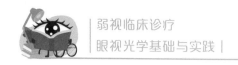
成良好稳定的双眼视觉是非常重要的。

弱视患者在融合功能建立的关键期（可能为2~3岁），由于不等像视、屈光参差、斜视及异常对应的持续性刺激，使融合功能的正常建立受到干扰和破坏，即使在弱视眼视力基本治愈后仍然存在不同程度的融合功能异常。主要表现为以下3种：①双眼的图像无法融合。②双眼的图像虽然能融合但融合范围窄小，容易发生疲劳。③斜视不断加重，却逐渐出现异常融合功能。融合功能较差的患者在进行手术矫正及消抑制治疗时常常引起难以克服的复视。在弱视康复后期，以上3种视功能异常往往同时存在，并且相互影响，我们在做测量数据分析和评估时，要分清主次，找到主要矛盾，才能使视觉训练更有针对性。

三 双眼视觉功能检查的基本内容

弱视康复后期的双眼视觉测量的基本内容：①感觉状态，包括远近距离同时视和立体视。②在远近距离上的隐性斜视的方向和幅度以及AC/A。③正负融像相对聚散度，包括远近距离的PRV、NRV，辐辏近点，双眼的调节反应，聚散灵活度检查（该项检查不列入常规检查，仅在融像聚散正常而患者仍有不能解释的双眼视觉异常时才进行）。④调节功能，包括调节幅度（单眼和双眼）、调节灵敏度（单眼和双眼）、双眼相对性调节（PRA、NRA）、调节反应（单眼和双眼）。另外，如有条件，还可以进行双眼运动的测量，包括注视稳定性、扫视功能和跟随功能，用以评估与阅读障碍相关的双眼视觉异常。

弱视康复后期的双眼视觉测量有以下几方面需要特别注意：①用融像性交叉柱镜（fused cross-cylinder，FCC）分别测量单眼和双眼的调节反应，以便评估弱视眼与健眼的调节反应量是否接近。②要认真检查患者的远、近视力，并详细记录所有近距离检查所使用的调节视标，为最终的调节功能评估提供线索。③要分别测量远、近距离同时视和立体视，以便评估是否有远距离或近距离的单眼抑制存在。④双眼视觉测量是较为复杂的主觉检查，弱视患者往往年龄较小，需要检查者耐心引导、充分了解儿童心理、用儿童可以理解的方式良好沟通，以取得儿童的配合，达到检查结果准确的目标。

四 弱视患者的双眼视觉功能评估与训练

(一) 评估弱视眼的调节功能

评估弱视眼的调节功能（包括调节幅度、调节反应、调节灵敏度、正负相对调节）与健眼是否存在差异，特别是屈光参差性弱视的患者。如果存在，则要先针对弱视眼做单眼的调节训练。

(二) 评估是否存在聚散功能异常

如两眼的调节功能接近，要评估是否存在聚散功能异常，如存在，则要评估两眼的调节功能是否处于正常水平，然后分析异常的调节功能是原发的还是聚散功能异常引起的。一般用单眼调节灵敏度和双眼调节灵敏度检测。如果单眼调节灵敏度正常，而双眼调节灵敏度不正常，这个双眼的不正常是聚散功能异常造成的，如果单眼不正常，那就是调节本身不正常。也可以通过评估单、双眼的调节幅度予以鉴别。

(三) 视觉训练

视觉训练也称为视觉治疗，是通过有针对性的光学、心理物理学等方法，训练双眼调节功能、眼球运动功能以及两者的协调性，从而提高双眼视觉系统的应用能力，达到舒适、协调使用双眼的目的。视觉训练可以增加正负融像性聚散，还可以提高调节幅度，调节或会聚反应的潜伏期和速度也能通过训练得到改进。实践证明，针对性的双眼视觉训练对弱视儿童视觉康复后期视力的巩固及双眼视觉的重建和康复均有积极的作用。

1. 同时视训练

同时视训练是双眼分视后，让每只眼看到各自的图像，利用闪烁刺激去除优势眼对弱视眼的抑制，建立正常的同时视功能，为融合功能的建立创造条件。它可以帮助患者削弱优势眼对劣势眼的抑制，建立正常的同时视功能。

2. 融合训练

融合训练是双眼分视后，让每只眼分别看到相似度85%以上的两幅图片中的一幅，利用多种运动方式诱导双眼产生融合、扩大融合范围，有效缓解视疲劳，为立体视的建立创造条件。它可以帮助患者建立起正常的视网膜对应关系、协调双眼运动、增加融合范围、矫正或减轻斜视症状。

3. 立体视训练

立体视训练是双眼分视后，让每只眼分别看到两幅有一定视差的立体视图片中的一幅，通过分辨和调整，将两幅图像合成一张完整的立体图像。它可以帮助患者建立或强化立体视功能，使得患者在精细操作中更为得心应手。

五　双眼视觉功能训练流程

如果存在弱视眼单眼的调节功能异常，则要先进行弱视眼单眼的调节训练（图3-8），然后是脱抑制训练、双眼周边融像训练、双眼调节训练、双眼中心凹融像训练。

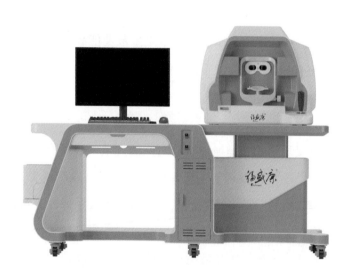

图 3-8　FSK-3000 智能调节训练协调器

如果两眼的调节能力接近但同时存在调节异常，则要先进行单眼分别的调节训练，然后如存在抑制则进行脱抑制训练、双眼周边融像训练、双眼调节训练、双眼中心凹融像训练。

如果单眼调节功能正常，只是聚散功能异常，则要看是否存在抑制。如存在，先进行脱抑制训练，然后是双眼周边融像训练、双眼调节训练、双眼中心凹融像训练（图3-9）。

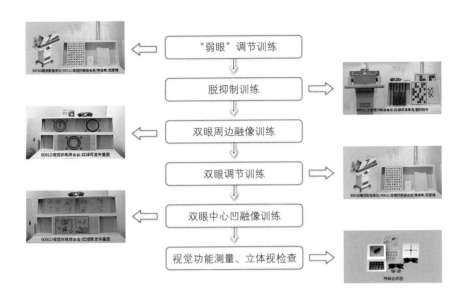

图 3-9　双眼视觉功能训练流程

六　弱视康复后期视觉训练的最终目标

通过弱视康复后期的视觉训练，要达到的目标如下：①患者的弱视痊愈，两眼的远、近视力均达到 1.0 以上且稳定。②拥有健康双眼视觉功能，包括良好的同时视功能、足够的调节聚散幅度和灵敏度、正常的立体视觉。患者可以协调舒适地用眼，双眼视觉功能稳定。

达到训练目标后，视觉训练不可立即停止，要逐渐减少训练量、延长复诊周期，最终停止训练。在视觉训练过程中，患者的依从性非常重要，医生要与患儿的家长保持良好的沟通，定期复诊。

第三节
成人弱视的治疗

弱视治疗的一个棘手问题是成人弱视，一般认为成人弱视采用传统遮盖治疗无效，目前临床上多数是放弃治疗的，最新生理学研究提示，成人大脑仍具有一定的可塑性。近年来一系列研究提示，单眼弱视的原发病因不再是双眼同时视功能异常，即弱视患者的弱视眼视力障碍是继发于异常的双眼相互作用的。目前常用的遮盖疗法或单眼知觉学习均旨在重塑弱视眼视路而忽略了作为原发因素的不良双眼相互作用，这有可能是传统治疗方法效果回退或不能达到视力完全康复的主要原因，因此解决双眼同时视功能不良可能是治疗成人弱视以及单眼弱视的关键因素。近年来弱视治疗有了一些研究进展，从单眼遮盖治疗或知觉学习，到双眼同时状态下的单眼治疗，而后出现双眼分视配合对比度平衡训练。

知觉学习训练通过非侵入弱视治疗方法在空间、图形、大小、深度、方位等方面对感觉材料进行加工。通过不断重复知觉训练，增强视网膜光感受器细胞对光的敏感性、激活视觉神经信号通路、促进视觉神经联系与视觉功能再发育，矫治和改善大脑神经系统，增强视觉神经系统的信号加工处理能力。研究发现屈光参差性弱视患者在进行空间类的知觉训练后其视力和对比敏感度均有显著提高，知觉训练在提升屈光参差和斜视性弱视患者视力及立体视觉方面有明显效果。

双眼分视训练可使弱视眼的抑制减轻，可以改善患者的视力和立体视，提高弱视眼的单眼视力。双眼分视训练可以减小双眼间抑制，提高视力，改善视功能。

双眼分视配合对比度平衡训练是指将互补的相似视觉刺激分别呈现于双眼，并且双眼刺激的对比度有一定的差异，通过降低健眼刺激信号而增加弱视眼在双眼平衡中的"地位"，患者需综合双眼的视觉信息才可以完成视觉任务，以此促进双眼同时视功能达到训练效果。最新研究发现，双眼分视配合对比度平衡训练在一定程度上可以提高成人弱视眼的视功能和改善不良的双眼相互作用。

　　基于上述双眼分视训练的理念，可以设计一个带有双镜头的头戴式显示器和处理器。该双镜头可实时捕捉环境图像，经处理器处理后分别投射到患者双眼前的显示屏上，弱视眼和健眼接受的图像对比度不同，并且双眼图像信息完整性不一，患者可以在配戴显示器后进行正常生活工作，需要整合双眼信息后才可以完成日常视觉任务从而实现弱视眼的视觉训练。

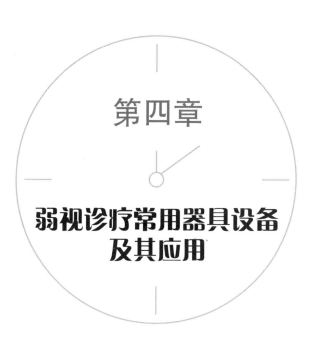

第四章

弱视诊疗常用器具设备及其应用

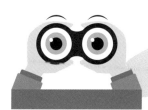

第一节
常用检查器具设备

一　视力表

Snellen 创立的第一个视力表是用拉丁字母作为视标的。把字母绘成正方形，比如一个个 E 字，字的笔画水平有 3 画，每一个画中间有一个空间，占 5 个 1′视角，字母的高度也是 5′视角，E 字的开口是 1′视角（图 4-1）。虽然 Snellen 视力表具有广泛的影响力，但不适用于幼儿、言语障碍者或不认识字母的人群。

我国通用的视力表为国际标准视力表（图 4-2），这是 20 世纪 50 年代早期由我国眼科专家参考 Snellen 视力表设计的，他们对 E 字视标的设计进行改动，在缺口处，E 字中间一画缺少一段，恰似一个边长为 1′视角的正方形（图 4-3）。该视力表为《中国儿童弱视防治专家共识（2021 年）》指定使用的视力表。

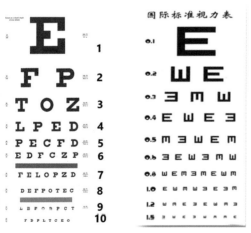

图 4-1　Snellen 视力表　　图 4-2　国际标准视力表　　图 4-3　国际标准视力表视标设计

LogMAR 视力表是 1976 年由 Beiley 和 Lovie 设计的。它直接用视角的对数来表示视力，即 $V = Log\alpha$（α 为视角，V 表示视力）。其视标的大小按照几何级数变化，即从下到上视标不断变大，呈等比数列，每一行都有 5 个字母，减少了拥挤现象对检查结果的影响，更适合弱视视力的检查（图 4-4）。

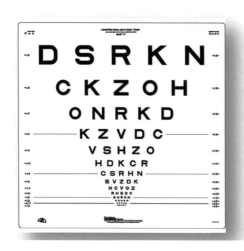
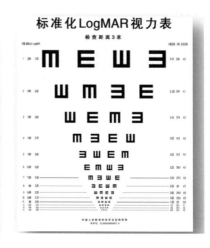

图 4-4　LogMAR 视力表（左）和标准化 LogMAR 视力表（右）

针对不能指认视标的年龄较小的儿童，还可以使用电装视力表，还有由象形图案设计成的图形视力表、视力测试卡等检查工具（图 4-5）。

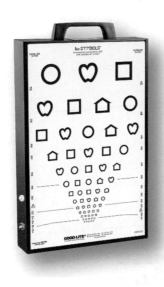
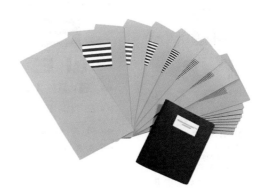

图 4-5　Lea 图形视力表（左）和 Teller 视敏度卡（右）

遮盖板与笔灯

遮盖板为一 5cm×15cm 大小长方形或相应规格的椭圆形薄片，用于眼位检查的遮盖板应为不透光材质。为使用方便可以将其固定在手柄上，为增加被检者舒适感，还可以将靠近被检眼一面制作成凹形（图 4-6）。笔灯（图 4-7）主要通过角膜映光法发现大度数的斜视。当被检者距离 33cm 注视点光源的时候，通过观看角膜映光点的位置可以确定是否有大角度数的斜视，映光点位于瞳孔中央偏颞侧说明存在内斜视，映光点位于瞳孔中央偏鼻侧说明存在外斜视。临床上也经常遇见假性内斜视的情况，被检者双眼鼻侧巩膜露出较少，但实际检查可发现其映光点位于瞳孔中间。如果存在大度数斜视，可以根据映光点的位置，大致评估其斜视量。如果在瞳孔缘，斜视量为 10°～15°；如果在瞳孔缘与角膜缘之间，斜视量为 25°～30°；如果在角膜缘，斜视量为 45°（详见第二章第二节）。

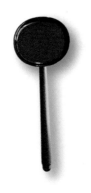

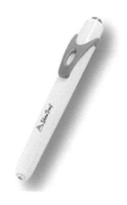

图 4-6　遮盖板　　　　　　　图 4-7　笔灯

 裂隙灯

（一）裂隙灯的基本结构

裂隙灯由光源投射系统和显微放大系统两个部分组成（图 4-8）。光源由条形灯丝高亮度的卤钨灯泡提供，它发出的光线经过聚光镜成像于投射镜，在聚光镜的下方有裂隙控制装置，可以任意调节裂隙的宽度；通过光阑控制闸可以调节裂隙的长度；通过滤光片可以调节无赤光、钴蓝光等不同颜色的光线。经过这些装置后的光线通过投射镜投射到一个 45°反射镜上，再反射到被检眼。裂隙灯的显微镜系统由一组放大率为

10~50倍的双目显微镜组成。裂隙灯的焦点必须和显微镜的焦点重合，而且可以在同一个旋转轴上，由一个控制杆同时控制裂隙灯和显微镜的上下前后移动，以确保两者的焦点合一。

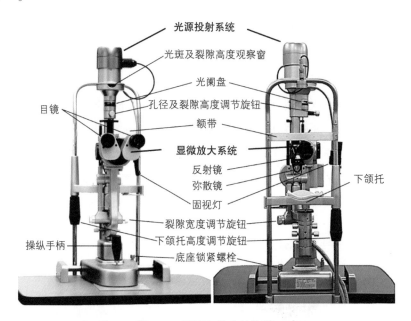

图4-8　裂隙灯基本结构图

（二）裂隙灯使用前的准备

裂隙灯显微镜在暗室中使用，嘱被检者将额头和下颌分别放在额靠和颌托上，并调整好高度，使被检者外眦高度位于眼位线水平（图4-9）。将放大倍率调整到6倍或10倍，开启照明系统，调整好瞳距，检查者一手握调焦柄，另一手调整裂隙宽度并调整照明角度。使用时一般使照明光线来自颞侧，与显微镜呈40°，在照射不同部位和深度的结构时，如前房角、玻璃体或眼底等，则需要改变夹角，有时也可让患者转动眼球。通常先用低倍显微镜检查，此时所见物像清晰，视野较大，当要详查其中某部位时，再用较高倍数显微镜，使物像增大，但视野变小。

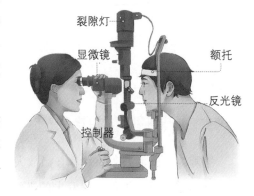

图4-9　裂隙灯使用前的准备

（三）裂隙灯的六种照明法

1. 弥散光线照明法

当用弥散光线照明法时，利用集合光线，低倍放大，可以对眼睑、睫毛、结膜、角膜、虹膜、晶状体作全面的观察。照明方式为：裂隙照明系统从较大角度斜向投射，同时将裂隙充分开大，广泛照射，或者加毛玻璃片使光线弥散，用低倍显微镜进行观察（图4-10）。这种方法便利、易于掌握，所观察的部位形态完整、具立体感。主要用于检查结膜、巩膜、角膜、晶状体等眼前部组织的情况，可清楚地观察到角膜后弹力层皱褶、晶状体囊和老年人晶状体核的形态。

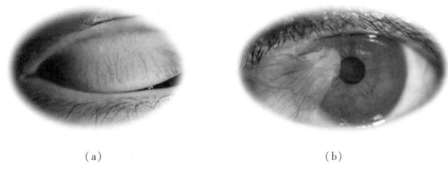

（a）　　　　　　　　　　　　　　　　（b）

（a）检查结膜；（b）检查角膜、巩膜、晶状体。

图4-10　弥散光线照明法

2. 直接焦点照明法

直接焦点照明法是最常用的检查方法，也是裂隙灯显微镜检查法的基础，其他方法均由此衍生而来。裂隙照明系统取侧方40°~65°位置，将裂隙调到很细的宽度以形成"光刀"，将显微镜焦点投射到被检查组织上然后进行观察。光线焦点落在不透明的组织（如巩膜和虹膜）上时，因大部分光线被反射，少部分分散和吸收，能得到一个光亮而整齐的照射区；若焦点光线通过透明的屈光介质（如角膜或晶状体），则形成一灰色的光学平行六面体，此时可清楚分辨所查部位组织的病变情况。这种方法还可以检查结膜乳头增殖、结膜滤泡、沙眼瘢痕、角膜云翳、角膜异物、晶状体前囊色素、晶状体混浊、前房是否有 Tyndall 现象或房水闪辉阳性等体征（图4-11）。

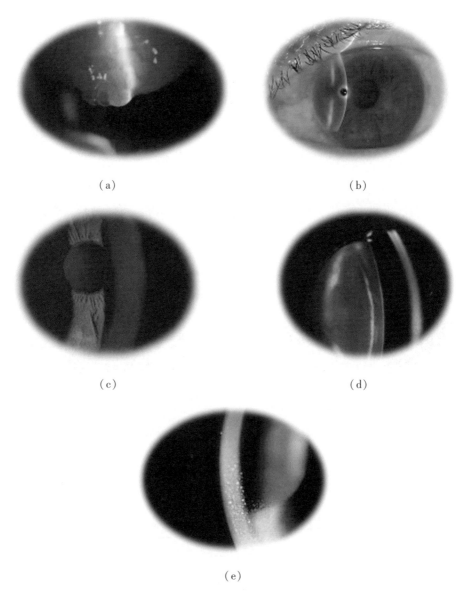

（a）

（b）

（c）

（d）

（e）

（a）检查结膜（滤泡）；（b）检查角膜（异物）；（c）检查虹膜；（d）检查晶状体
（前囊混浊）；（e）检查前房（角膜后沉着物、房水闪辉）。

图 4-11　直接焦点照明法

3. 后部反光照明法

后部反光照明法是借后方反射光线作为光源以检查眼组织，对焦方法与直接焦点
照明法基本相同，但检查时将照明光线聚焦于组织后方的不透明组织上，而显微镜的
聚焦点调整在被观察的组织上。

例如观察角膜时，裂隙灯照明光从右侧照入，通过角膜聚焦于虹膜或有混浊的晶状体上，而显微镜聚焦于角膜上。检查者观察前房的角膜部分，便可看到在光亮背景上出现的病变。当角膜有新生血管或后沉着物等不透明组织，可看到在光亮背景上显出不透明的点或线条。后部反光照明法便于观察角膜微小病变，可检查角膜后壁沉着物、角膜深层异物、角膜深层血管、角膜血管翳、晶状体的细小空泡等（图4-12），这类病症用直接焦点照明法无法明确诊断，用此法往往易于确诊。

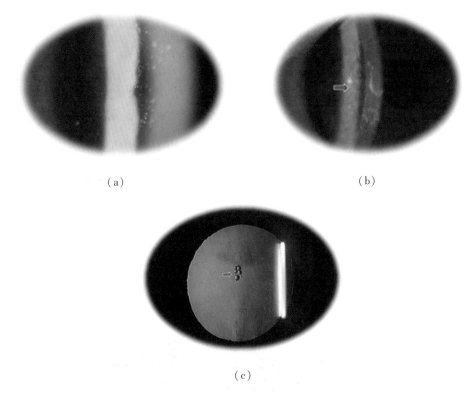

（a）检查角膜（角膜后沉着物）；（b）检查角膜（箭头示深层新生血管）；

（c）检查晶状体（箭头示皮质内小空泡）。

图4-12　后部反光照明法

4. 角膜缘分光照明法

角膜缘分光照明法是利用角膜的透明性，先将裂隙灯光源投射到角膜缘上，此时，光线可以在角膜组织内形成全反射而在角膜周围出现明亮的光晕，同时将显微镜焦点聚焦在角膜上，可以清晰地显示角膜组织的透明度情况。该方法适用于检查角膜的云翳、水肿、血管、浸润和瘢痕等病变（图4-13）。

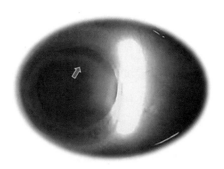

图 4-13　角膜缘分光照明法检查角膜（箭头示环形角膜浸润）

5. 镜面反射照明法

镜面反射照明法是利用角膜和晶状体前后表面都非常光滑并具有镜面性质可以反射光线的特点来进行检查的方法。检查时要求被检者注视正前方，将裂隙灯光源从其角膜颞侧照射，裂隙灯光线的宽度在 0.3mm 左右，将裂隙灯的焦点调到要观察的目标上，如聚焦在角膜上，使其在角膜上行成一个长立方体，在角膜的长立方体的右侧可见一个很小而且很亮的反光，这就是角膜面的镜面反光点，观察镜面反光点就可以了解角膜表面或内皮面的形态学变化。如果将放大倍数调整至 40 倍，采用镜面反射照明法可以看到角膜内皮细胞的镶嵌形态（图 4-14）。使用同样的方法还可以检查晶状体的前后表面。

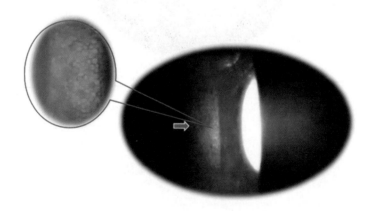

图 4-14　镜面反射照明法检查角膜（角膜内皮细胞形态）

6. 间接焦点照明法

将裂隙灯光线聚焦在观察目标的旁边，而显微镜的焦点在目标上，便可以清晰地观察目标。该法可用于观察角膜血管翳及角膜病变的深度（图 4-15）。

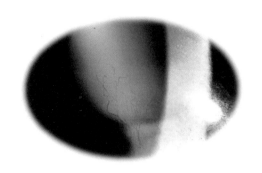

图 4-15 间接焦点照明法检查角膜（新生血管）

（四）裂隙灯显微镜检查的内容和方法

1. 眼睑和结膜

采用弥散光线照明法观察眼睑和结膜的正常结构和异常改变，如睑缘或眦部有无糜烂，结膜有无充血及充血的类型和位置；球结膜有无水肿、干燥、血管异常、结膜下出血或色素斑；结膜囊内有无异物或分泌物，属何性质；睑结膜血管是否清晰、有无乳头肥大、滤泡增生、瘢痕形成或睑球粘连等。

2. 泪膜

用消毒荧光素试纸，将其一端用生理盐水浸湿后，与结膜相接触。将裂隙灯滤光片调换成钴蓝片，此时可见泪液呈现黄绿色，可测量泪膜破裂时间。嘱被检者眨眼数次，荧光素将被均匀地涂布于角膜表面，然后让其睁眼并不再眨眼，开始计时直到角膜上出现第一个黑斑（泪膜破裂）时为止，如短于 10 秒则表明泪膜不稳定。若将裂隙光线调细，可以在下睑缘的上方球结膜面看到泪河的形态，并评估泪河的高度。

3. 角膜

可以使用不同的照明方法来观察角膜的情况，如角膜的大小、形状及弧度，是否透明、光滑，如有混浊，应观察其厚薄、颜色、部位、范围、形态、深浅等，有无浅、深层新生血管、异物和角膜后沉着物等。在角膜、结膜上皮损伤或有溃疡时，可借助荧光素染色法进一步观察。将消毒荧光素试纸条一端用生理盐水浸湿后，与结膜相接触，此时如果角膜、结膜上有破损，则在钴蓝光下可见破损处有黄绿色，上皮完整处则不染色（图 4-16）。如有角膜瘘，点荧光素后轻压眼球，则在瘘管处有房水流出，呈"溪流"状，会冲淡黄绿色荧光。

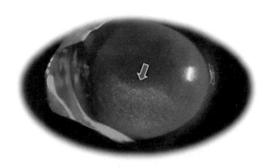

图 4-16　荧光素钠染色显示角膜上皮病损灶（钴蓝光下观察）

4. 前房

利用直接焦点照明法将焦点移到前房内，并将裂隙光线的长度缩小，使入射光线形成一个小光柱投射到前房内，利用胶体溶液的 Tyndall 现象（房水闪辉）（图 4-17），可观察前房水中蛋白含量增高，这是虹膜炎的重要临床体征之一。

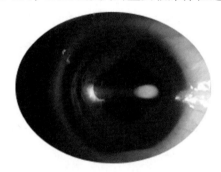

图 4-17　直接焦点照明法检查前房（Tyndall 现象）

Van Herick 裂隙灯估测法是临床较常用的一种评估前房角宽度的方法。方法是将裂隙光束投射到角膜缘，方向与裂隙灯视轴呈 60°，判断周边前房深度（周边角膜后壁与虹膜表面之间的距离）与周边的角膜厚度（CT）之比，如周边前房深度相当于一个角膜厚度则记录为 1CT，如相当于 1/2 角膜厚度则记录为 1/2CT，以此类推。若周边前房深度≤1/4CT，该眼就有房角关闭的危险，需要用前房角镜进一步检查房角。

5. 虹膜

应用直接焦点照明法可以清楚地观察虹膜的结构和病变。主要观察虹膜纹理是否清晰，颜色是否正常，是否有虹膜震颤，有无新生血管，有无结节、萎缩或脱色素，有无撕裂、穿孔或异物，与角膜或晶状体有无粘连等。

6. 瞳孔

用弥散光线照明法可以观察瞳孔的大小、形状、位置及瞳孔是否对称等大，有无粘连、闭锁、膜闭或永存瞳孔膜等。利用裂隙灯（打开、关闭）可了解瞳孔对光反射是否灵敏。

7. 晶状体

利用直接焦点照明法可观察晶状体的结构和病变。将细小光条呈 45° 投射到晶状体，可以在晶状体上出现一个层次丰富的长立方体。将显微镜焦点移到晶状体前囊膜、皮质、核和后囊膜分别进行观察。如需检查晶状体周边部，应先将瞳孔充分散大，光源与显微镜的角度应降至 30° 以下，主要观察晶状体是否透明，位置是否正常，如有混浊，要注意混浊部位、形状、颜色、范围及程度。

8. 玻璃体

用直接焦点照明法检查。将焦点移向晶状体后面可以看到前部 1/3 玻璃体的切面图像，有纱幕纤维随眼球运动而轻微飘动。前部玻璃体积血或发生炎症时，可以看到红色的血液或炎性渗出物飘动。通过玻璃体中飘动物的飘动度可以判断是否存在玻璃体液化及其程度。

9. 其他用途

裂隙灯显微镜可以配合前房角镜行前房角检查，也可以配合前置镜或三面镜行眼底检查，并可配置前房深度计、Goldmann 压平眼压计、角膜内皮检查仪和激光治疗仪等，进行不同的检查和治疗。观察各种眼球结构时，裂隙灯参数的选择如表 4-1 所示。当配置数码照相机时便可对眼前节结构进行拍照。

表 4-1　观察各种眼球结构时裂隙灯参数的选择

眼部结构	裂隙光类型	照明角度/°	放大倍率
眼睑	弥散光	30	低
结膜	宽六面体	30	低
角膜	窄六面体	30~45	中
前房深度	光学切面	60	中
房水	锥体	30	高
虹膜	窄六面体	30~45	中
晶状体	窄六面体	20~30	中
前部玻璃体	窄六面体	20~30	中

四 检眼镜

检眼镜主要分为直接检眼镜和间接检眼镜，目前临床常用的是直接检眼镜。

直接检眼镜可以检查眼的屈光介质（角膜、房水、晶状体及玻璃体）和眼底（视盘、视网膜及脉络膜），看到的眼底图像为16倍的放大正像，可以观察眼底的细微病变，是眼科重要的基本检查器具之一。由于其放大倍率大、视野小，所以一次所能看到的眼底范围有限，同时没有立体感，这些不足可以通过双目间接检眼镜来弥补。

（一）直接检眼镜结构

检眼镜结构分为照明系统与观察系统两部分（图4-18）。集光镜由1~2片凸透镜组成，灯丝位于集光镜的焦点上。光阑圈位于投射镜的焦点上，光阑圈有大、中、小三种光斑，直接决定眼底照明的光斑大小。投射镜由一组凸透镜组成，反射镜为一片玻璃表面镀铝的平面镜。光线通过集光镜、光阑圈及投射镜，由反射镜射入被检眼瞳孔。透镜盘由+20~-35D的透镜组成，检查时用于矫正检查者和被检者的屈光不正。

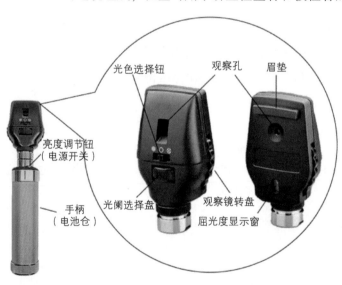

图4-18　直接检眼镜

（二）直接检眼镜检查

要求检查室为相对暗室，可以在小瞳孔下进行，亦可以在散瞳状态下检查细微结构。检查步骤如下：

1. 检查右眼时，检查者位于被检者右侧，右手持检眼镜，将检眼镜光源投射入被检眼瞳孔，用右眼通过窥孔进行观察。右手的食指拨动镜片转盘以调节眼底的清晰度。检查左眼时，检查者位于被检者左侧，用左手持检眼镜并用左眼观察（图4-19）。

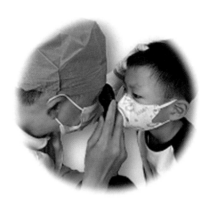

图4-19　直接检眼镜检查

2. 用彻照法检查屈光介质有无混浊，将检眼镜移至被检眼前10cm处，与视线呈15°。采用+12～+20D观察角膜和晶状体，用+8～+10D观察玻璃体。正常瞳孔区呈橘红色反光，如橘红色反光中出现阴影，则表明屈光介质混浊，此时嘱被检者转动眼球，如阴影移动方向与眼球一致，表明混浊位于移动中心（晶状体）前方，相反则位于晶状体后方及玻璃体内。

3. 检查眼底，先将镜片转盘拨到"0"处，将检眼镜移至距被检眼2cm处观察眼底，由于检查者和被检者屈光状态可能不同，需要拨动转盘直到看清眼底。嘱被检者向正前方注视，检眼镜光源经视轴鼻侧15°射入瞳孔可检查到视盘。眼底检查结果记录如表4-2所示。

表4-2　眼底检查结果记录

眼底检查	OD	OS
屈光介质	混浊	清晰
C/D（杯盘比）	0.3H&V（水平与垂直均为0.3）	0.5/0.4H/V
视盘边界	颞侧边界不清	界清
视盘颜色	苍白	正常
血管形态（A/V）	2/3	2/3
黄斑	色素紊乱，中心凹反光消失	清晰，中心凹反光存在
眼底背景	豹纹状	均匀橘红色

4. 检查视盘，包括视盘大小、形状、颜色，边界是否清晰，有无水肿，盘沿面积（上方、下方、鼻侧及颞侧），边缘有无出血，视杯的大小和深度，并确定杯盘比，这一步很重要；还要确认静脉从视杯出来时是否有搏动现象。

5. 从视盘顺着血管向上方、鼻侧、下方和颞侧移动，观察眼底周边结构。检查时指导被检者分别看上、鼻、下和颞侧；评价血管时，必须仔细观察动静脉交叉和动静脉直径比（正常为2∶3）；评价视网膜的背景时，注意其颜色和色素层是否均匀，有无出血（出血的形态，如范围、深度）、渗出（硬性或软性渗出）、玻璃膜疣、色素沉着或脱失、裂孔及新生血管等。

6. 检查黄斑区，移动检查者自身的位置，直到和被检者的视轴对齐，这样可看到其黄斑；也可以指导被检者直接看检眼镜灯光，这样也能看到黄斑。由于光照的刺激及瞳孔的近反应，这种方法可能会导致瞳孔缩小。评价黄斑的颜色是否均匀，能否看到中心凹反光，有无水肿、出血、渗出、皱褶或裂孔等。

五 检影镜

检影镜根据投射光斑的不同可分为两种类型：点状光检影镜和带状光检影镜（图4-20）。目前临床上用于验光的普遍为带状光检影镜。

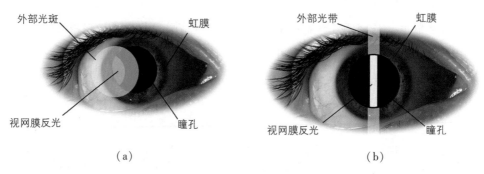

外部光斑　　　　　虹膜　　　　　　外部光带　　　　　虹膜

视网膜反光　　　　瞳孔　　　　　　视网膜反光　　　　瞳孔

（a）　　　　　　　　　　　　　（b）

（a）点状光检影镜光斑；（b）带状光检影镜光斑。

图4-20　检影镜

（一）检影镜结构

其结构由投影系统和观察系统两部分构成。

1. 投影系统

检影镜的投影系统是用来照明视网膜的，它包括以下几个部分：①光源，线性灯丝灯泡（又称"带状光源"），转动检影镜套管就转动了带状光源，称之为子午线控制。②聚焦镜，设置在光路中，将光源发射的光聚焦。③反射镜，设置在检影镜的头部，将光线转动90°方向。④聚焦套管，套管可改变灯泡与聚焦镜之间的距离，将投射光源变为平行光源、散开光源（平面镜）或汇聚光源（凹面镜）；套管上移或下移就改变了投射光线的聚散性质，套管位置与光线聚散的关系因检影镜的品牌而定，有的检影镜的套管移动是移动聚焦镜，而有的则是移动灯泡（图4-21）。

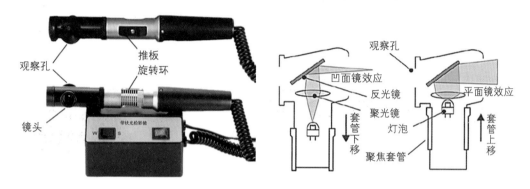

图4-21　检影镜（左）和检影镜投影系统结构（右）

2. 观察系统

经视网膜反射的部分光线进入检影镜，通过反射镜的光圈，再通过检影镜镜头后的窥孔被检者观察到。当检影镜的带状光移动时，可以观察反射光的移动，光带和光带移动的性质可反映眼球的屈光状态。

（二）检影镜验光

临床上利用检影镜检测眼睛屈光度数的方法即视网膜检影法（retinoscopy），亦称检影验光法。人眼在静止（不调节）状态下，黄斑中心凹发出的光线经眼屈光系统折射后在眼外形成焦点，此点与视网膜黄斑中心凹互为共轭焦点，称为眼的远点。检影法验光就是利用视网膜照明区发出的光线在远点处成像的原理，通过观察瞳孔区的光影动态确定眼的远点位置，从而确定眼睛的屈光度数。

检影时，检查者持检影镜将散开光斑投射在被检眼眼底，并沿一定方向来回移动该散开光斑，观察通过被检眼屈光系统反射后的光斑移动的方向，检查者就能判断出被检眼视网膜反射的光线是聚焦在检查者眼平面还是眼平面前后，然后在被检者眼前放置有一定屈光度数的镜片，当放置的镜片使被检眼视网膜反射的光线恰好聚焦在检查者眼平面，此时被检眼的远点被调整到检查者眼平面的位置，通过计算就可以获得被检眼的屈光不正度数。

检影镜观察系统中的光影运动可分为 3 种：①被检眼为远视眼、正视眼或远点距离大于检影工作距离的近视眼时，被检眼的反射光焦点落在检影镜的后面或无实焦点，此时观察到的影动为"顺动"。②被检眼为远点距离小于检影工作距离的近视眼时，被检眼的反射光焦点落在检影镜与被检眼之间，此时观察到的影动为"逆动"。③被检眼反射光的焦点距离等于检影工作距离时，被检眼的反射光以尖锐的焦点落在平面折射镜的圆孔之内，此时观察到的为明亮的橙红色反射光充满被检眼瞳孔区，称为"中和"（图 4-22）。

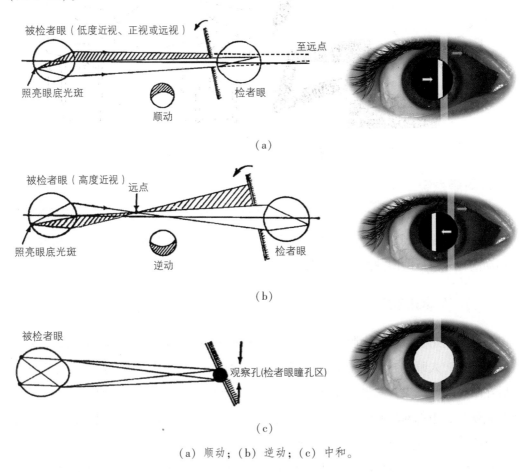

（a）顺动；（b）逆动；（c）中和。

图 4-22　检影镜观察系统中的光影运动

1. 视网膜光源

检查者用检影镜将视网膜照亮，然后观察从视网膜反射出来的光线，好比将视网膜看成一个光源。如果用平行光线照亮视网膜，根据眼的屈光类型，反射回来的光线

有以下 3 种情况:

(1) 正视眼　平行光。

(2) 远视眼　散开光线。

(3) 近视眼　汇聚光线。

视网膜反射光的移动方向与检影镜移动方向相同,称为顺动;反之,称为逆动。

2. 工作镜

显然在无穷远处进行检影是不可能的,但是我们可以通过在检查者眼前一定距离放置工作镜达到无穷远的效果,工作镜的度数必须与检查者的检影距离的屈光度一致。例如检查者在距离被检者 1m 的距离进行检影,就应该将+1D 的镜片放置在被检者的眼前,这就相当于检查者坐在无穷远进行检影,临床上我们的工作距离常为 67cm 或 50cm,则工作镜应为+1.50D 或+2.00D。

在检影中和后,对屈光不正度数进行判断时一定不能忘记工作镜的作用,如在 50cm 作检影,达到中和的度数为+3.00D,则该被检眼的屈光不正度数为 (+3.00D) - (+2.00D) = +1.00D。

3. 反射光的性质和判断

观察反射光时,首先需要判断影动为逆动还是顺动,由此判断被检眼的远点在检查者的前面还是后面,但如何快速并准确判断离中和点还有多远,应该观察影动的以下 3 个特点:

(1) 速度　视网膜共轭点离中和点远时,影动速度很慢,越接近中和点,影动速度越快,而当到达中和点时,瞳孔满圆,就观察不到影动了。换言之,屈光不正度数越高,影动速度越慢;而屈光不正度数越低,影动速度越快。

(2) 亮度　视网膜共轭点离中和点远时,反射光比较昏暗,越接近中和点,反射光越亮。

(3) 宽度　视网膜共轭点离中和点较远时,反射光带很窄,接近中和点时,光带逐渐变宽,到达中和点时,瞳孔满圆。但是有些情况是在远离中和点时光带非常宽,该现象称为"假性中和点",常见于高度屈光不正,但此时光带非常暗淡。

某些特殊疾病患者的角膜,如圆锥角膜、不规则角膜,检影时会出现一些特殊影动现象,如影动的中央部分顺动,边缘部分逆动,这时中和是根据影动的中央部分进行的。

人们总认为中和点是一个"点",实际上它不是一个点,由于受球差和其他因素的影响，中和点是一个"区"，因此可称为中和区。该中和区的大小取决于被检眼的瞳孔的大小，瞳孔小，该区就小，瞳孔大，该区就大；同时中和区的大小还受工作距离的影响，当工作距离较近时，该区就很小，但是如果中和区太小，判断的误差就比较大，即极少量的判断误差就会导致大的屈光度的误差。

（三）检查步骤

1. 指导被检者注视远方视标，检查被检者右眼。

2. 通过360°旋转检影镜的光带，寻找破裂现象、厚度现象、剪动现象来判断是否存在散光。

（1）如果瞳孔中的视网膜反光影像与瞳孔外部的光带投照影是连续的（无破裂现象）[图4-23（a）]，则表示不存在散光；若瞳孔中的视网膜反光影像与瞳孔外部的光带投照影是不连续的（有破裂现象）[图4-23（b）]，则表示有散光存在。

（2）如果瞳孔中的视网膜反光影像宽度在各个子午线上保持不变 [图4-23（c）]，则表示不存在散光；若瞳孔中的视网膜反光影像宽度在不同子午线上发生变化 [图4-23（d）]，则意味着存在散光。

（3）如果被检者有散光，检影镜光带在散光的两条主子午线上移动，瞳孔中的视网膜反光影像与瞳孔外部的光带投照影会平行移动；如果光带未在散光的主子午线上移动，瞳孔中的视网膜反光影像将与瞳孔外部的光带投照影的移动方向不一致（剪动现象）[图4-23（e）]。此时，旋转检影镜套管（旋转环），让瞳孔中的反光影与瞳孔外的光带投照影平行移动，然后将检影镜光带变成最窄，观察此时光带所在的位置，即为散光的两条主子午线之一所在的轴位 [图4-23（f）]。

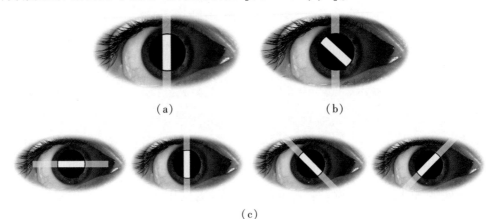

(a)   (b)

(c)

图4-23　判断是否存在散光

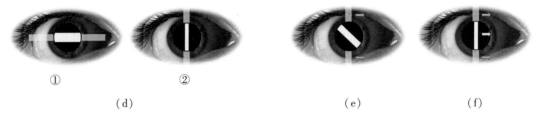

（d）   （e）   （f）

（a）无破裂现象；（b）破裂现象；（c）无散光反光影像；（d）有散光反光影像

（图①光影变宽，图②光影变窄）；（e）"剪动"现象；（f）转环消除"剪动"（定轴法）。

续图 4-23　判断是否存在散光

3. 如果屈光状态是球面性的，观察被检者瞳孔中出现的"顺动"或"逆动"的影动，通过在试镜架上置入正或负球镜片来改变影动的速度及亮度（越接近"中和"状态时影动会变得更快更亮），直到出现中和影动。所用矫正镜片的类型和度数视被检者的屈光状态与所见影动类型而定。

4. 如果被检者的屈光不正中有散光，首先要找出两条主子午线上的轴向，然后分别对两条主子午线的屈光度进行中和，注意在用负柱镜中和时，必须将负柱镜的轴向调至和检影镜光带一致的位置（被中和的子午线在这个轴向的垂直位置）。

5. 当两条主子午线都分别被中和后，通常要再检查一下用球镜中和的子午线的影动。此时用于中和的镜片度数称为中和检影度数，该度数是使被检者黄斑部与检查者的入瞳位置互为共轭焦点时置入镜片的总度数，这时可将中和检影度数留在被检者右眼前，再用 2~5 步方法测左眼。

6. 最后要将中和检影度数转换为远用屈光度，还要在中和检影度数上进行工作距离的换算，即将工作距离的倒数取负值后加到上述中和检影度数中。如：中和检影度数为 $-0.50D$，工作距离为 67cm 时，加入 $-1/0.67 = -1.50D$，即 $-0.50 + （-1.50）= -2.00D$，$-2.00D$ 是患者的远用屈光度。

7. 分别测量被检者双眼配戴远用检影度数后的矫正视力。

六　电脑验光仪

电脑验光仪是视光门诊常用的检查设备之一，是屈光检查技术和电子计算机技术相结合的产物。用该仪器测量屈光度数时无需检查者和被检者的主观判断，获得的参数相对客观，同时，因其操作简单、检测速度快、学习周期短，而成为目前应用最为

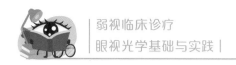
广泛的客观验光设备之一。

（一）设计原理

目前常用的电脑验光仪的设计原理与视网膜检影法基本相同，光学系统使用了两个物镜（聚焦镜）和一个分光器，光源直接由瞳孔缘进入，检测光标可以沿着投影系统的轴向移动，位于前焦面的投影镜片，其像将在无穷远处，则在正视眼的视网膜上清晰聚焦；如果被检眼为屈光不正眼，检测光标前后移动，使得其像在视网膜上聚焦。电脑验光仪就是通过改变进入眼睛的光线聚散度来使光标清晰地成像在视网膜上，从而自动计算眼的屈光度。

现代的电脑验光仪设计通常有两个主要特点：①采用波长为 800~950nm 的红外光作为检测光线。此种光线被眼内组织吸收较可见光少，通过眼内屈光介质后光线能量损失较少，经眼底反射出的光线较多，同时，由于其不可见，最大程度避免了检测过程中对被检眼调节的不良影响。②利用"雾视化"光标控制被检眼的调节。虽然检测光标通过光路设计在无穷远处，但仪器非常靠近被检者，不可避免地会诱发其眼睛的近感知性调节，而使得检测结果近视过矫或远视欠矫，因此在设计过程中，将检测光标"雾视化"，在测量开始前，要求被检者注视检测光标或光标像，被检者先看到一个"雾视"光标，以此来放松调节，提高测量结果准确度。

（二）基本结构

不同品牌、型号的电脑验光仪的设计和结构会有所不同，其共同结构主要有（图4-24）：①检测光标（测量时供被检者注视用）；②前额托（检查过程中固定被检者头位）；③下颌托（调整被检眼高度）；④控制杆（可以前后、上下、左右移动进行调焦并调整被检者眼睛与测量头之间的位置）；⑤测量开关按钮（启动仪器检测功能）；⑥显示器（显示被检眼的位置和测量结果）；⑦打印装置（打印测量结果报告）。

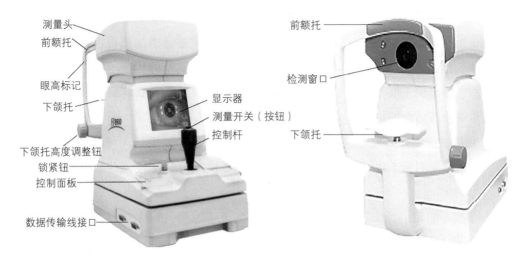

图 4-24　电脑验光仪

（三）基本操作

测量前准备：①消毒下颌托和前额托；②嘱被检者摘掉角膜接触镜（特殊检查需要除外）或框架眼镜；③打开电源开关；④初始化仪器参数，包括柱镜符号、屈光度步长、轴位步长、监视器的显示参数等；⑤调整座椅高度和仪器的高度，使被检者和检查者处于舒适状态；⑥松开锁紧钮；⑦嘱被检者将下巴放入下颌托，额头紧贴前额托，测量过程中保持不动；⑧升降下颌托，使被检者外眦角与支架上的眼高标记对齐。

测量步骤：①选择测量项目，通常包括屈光度、角膜曲率等；②嘱被检者正视前方，注视检测窗口内的光标；③通过显示器来观察被检者右眼的位置，前后推拉控制杆使图像保持清晰，上下左右移动操纵杆使角膜反光点光标位于瞳孔中心；④按操纵杆上面的按钮，测量屈光度或角膜曲率；⑤重复测量 3 次以上（如果选择自动模式，对焦和定中心完成后，仪器自动测量 3 次）；⑥重复步骤③~⑤测量左眼的屈光度或角膜曲率；⑦如果测量角膜直径，完成步骤③后通过控制按钮选择角膜鼻侧和颞侧边界，按操纵杆上面的按钮，测量角膜直径；⑧打印或记录测量结果（通常仪器自动选择 2 次最接近和可信度较高的数值作为最终结果）。

（四）注意事项

1. 测量时保持头位直立、两眼在同一水平并正视前方。任何头位和眼位的偏斜，都有可能使结果出现偏差，尤其是散光的轴向和散光屈光度的偏差；测量过程中不要移动头部，否则影响瞳距。

2. 近感知性调节或器械性近视往往使球镜结果偏负，即远视性屈光不正度数偏低，近视性屈光不正度数偏高，可以把电脑验光的球镜结果适量增加正镜度数，减少负镜度数（校正值，不同型号、不同设计的电脑验光仪球镜偏差的程度不同，检查者可以总结经验，得出校正值）作为验光的起点。必要时需借助睫状肌麻痹剂最大程度消除调节因素对检查结果的影响。

3. 测量过程中，如果可信度低于80%，需重复测量。如果几次测量的结果相互偏差较大，需重复测量5次以上，取2次最接近的数值或可信度较高的数值作为最终的结果。

4. 泪膜不稳定、圆锥角膜、角膜炎、角膜屈光手术后、屈光介质混浊、瞳孔较小或形状不规则、调节痉挛、注视功能差都有可能使测量结果不可靠或无法测量，需要结合检影验光检查获得客观验光结果。

5. 如果上睑下垂或睫毛较长遮盖角膜，需助手协助上提上睑至合适的位置。瞳孔较小（直径小于2.0mm）无法测量时，可散瞳后测量。

6. 被检眼的屈光度超过+22～-25Ds或±10Dc时，通常会因超过测量上限而无法测量，需选择其他测量手段，如检影验光等。

7. 如果测量人工晶状体眼屈光度，须选择人工晶状体（IOL）测量模式。

需要强调的是，电脑验光仪的准确性受很多因素的影响，如泪膜稳定性，角膜、晶状体等屈光介质的完整性、均一性和透明性，瞳孔大小和形状，被检者配合程度，仪器对被检眼调节的放松效果等，这些因素会影响屈光度检查结果的准确性，使得重复检查的度数差异较大，甚至不能检查出屈光度数。因此，电脑验光仪不能替代规范的检影验光及主觉验光技术，只能作为验光的初始数据，给精确的人工验光提供有益的参考。将电脑验光测定的屈光度数作为配镜的唯一依据是不妥的。

随着高科技在电脑验光仪中的应用，电脑验光仪的准确性有了较大的提高，许多仪器除兼具角膜曲率计功能外，还整合了角膜地形图的功能，有的仪器与综合验光仪自动联机，测量结果直接导入综合验光仪中，大大提高了工作效率。此外，便携式电脑验光仪还可以在手术过程和筛查时使用。展示出电脑验光仪在眼视光临床诊疗和日常眼保健筛查等领域越来越广阔的应用前景。

七 Worth 四点灯

一个灯箱的正面有4个圆形灯，呈菱形排列：上面的一个是红灯，左、右两个是绿灯（颜色与红灯颜色互补）。检查时被检者戴上与检查面红、绿灯互为补色的红绿眼镜。眼睛通过红色镜片只能看见红灯和白灯，看不到绿灯，通过绿色镜片只能看见绿灯和白灯，看不到红灯。如果通过绿色镜片看红灯，眼前会呈现黑色，与背景混合，不能分辨；反之亦然。患者戴上红绿眼镜之后，戴红色镜片的眼能够看到上面的红灯，也能看到下面的白灯，把白灯看成浅红色，不能看见两侧绿灯。戴绿色镜片的眼能够看到两侧的绿灯，也能看到下面的白灯，白灯呈浅绿色。

（一）操作方法

检查距离是 33cm 和 6m。灯箱上四点所对视角大约是 6° 和 1.25°。检查距离不同，所对视角不同。看近的时候，所对视角比较大；看远的时候，所对视角比较小。

检查眼位是否存在偏斜以及斜视的方向，患者戴上红绿眼镜，右眼戴红色镜片，注视前方的四点灯箱。询问患者看到几种灯光，分别是什么颜色的灯光。此时患者是在两只眼分离状态下的双眼视觉，在分析的时候，应该注意到这点。

患者右眼戴红镜片，左眼戴绿镜片，观察四灯，上方为红灯，两侧为绿灯。如果患者把下方白色的灯看成粉红色，说明右眼是优势眼；把下方的白灯看成浅绿色，说明左眼是优势眼。如果下方的红绿灯交替闪烁，也是正常的，说明患者具有双眼中心凹融合功能或周边（抑制性暗点之外）融合功能。

（二）分析方法

在分析知觉结果的时候，一定要结合眼位。

1. 患者看到 4 点灯，侧面 2 个绿灯，上面 1 个红灯，下面 1 个白灯。如果患者双眼正位，属于正常视网膜对应，就说明双眼具有融合功能；如果伴有微小斜视和小度数内斜视，属于双眼异常视网膜对应，也说明具有融合功能。

2. 患者只能看到 3 个绿灯，说明戴红色镜片的眼抑制。

3. 患者只能看到垂直排列的 2 个红灯，说明戴绿色镜片的眼抑制。

4. 患者看到 3 个绿灯和 2 个红灯，患者为正常视网膜对应，表现出来的是复视。也可能红绿两组灯交替出现，这样可能是双眼交替抑制。

5. 同时看到 5 个灯分离成两组：3 个绿灯、2 个红灯，说明患者存在复视。患者可能存在隐性斜视或间歇性斜视，当戴上红绿眼镜，双眼视轴分离的时候，出现复视。也可能是恒定性水平斜视，同侧复视（红灯位于右侧，白灯位于左侧）常见于内斜视，交叉复视常见于外斜视，矛盾性复视见于异常视网膜对应者。通过三棱镜把斜视角中和，观察复视的变化，可以鉴别视网膜对应是否正常。

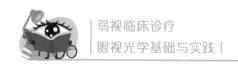

用同一个 Worth 四点灯检查远距离与近距离所得到的结果可能不同。其机制是：四点灯尺寸大小一定，在近距离（如 33cm）处，四点灯之间所对视角比较大，四点灯可能投射到视网膜中心抑制性暗点之外。

八　线状镜

应用线状镜检查视网膜对应既方便又准确。其他所有检查视网膜对应的方法都要分离双眼，检查结果与患者的真实知觉状态可能存在或多或少的差距，这种差距被称为仪器误差。Bagolini 线状镜是个例外，在做线状镜检查的时候，无须分离双眼，两只眼同时注视一个目标，即一个点光源，整个视野是共同的。在正常状态下，这些注视目标都是能够融合的，所以称之为融合视标。

（一）器械或设备

线状镜有两种：一种是把一对线状镜片镶嵌在普通眼镜的镜架上，镜片不能转动；另一种是把一对线状镜片放置在试镜架上，按照一定角度放置后，两个镜片的方向可以任意调整。在镜片上刻着非常细的平行条纹，其作用原理与 Maddox 氏杆相同。但是，透过 Maddox 氏杆之后，眼睛不能看清前方的目标和背景，而线状镜的条纹不影响视力，不仅能够看清楚点光源，也不影响背景的清晰度。通常线状镜的条纹方向分别是 45° 和 135°，二者相互垂直（图 4-25）。另外，还有一个点光源：手电筒或蜡烛。

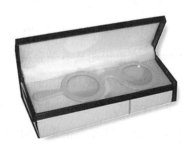

图 4-25　线状镜

（二）操作方法

检查距离通常是 33cm 或 6m。被检者的屈光状态是正常的或者屈光不正得到合适的矫正。把线状镜放置在患者的眼前，患者注视点光源，看到两条细长的光条呈"十"

字交叉状或者其他形状，患者看到光条的方向与镜片上条纹的方向相互垂直。点光源是融合性刺激。两条光条是两只眼知觉状态的标志，光条的形态完整与否即两条光条的位置关系可反映双眼视网膜知觉状态以及相互关系。单眼抑制者只能看到一条光条；正常的双眼视觉或异常视网膜对应者能够看到两条相互垂直的光条，且光条的交叉点与点光源重合；复视者可看见两条光条相互分开或者两条光条的交叉点与点光源不重合。

（三）结果分析

线状镜的原理与复视像检查法的原理类似。点光源刺激的视网膜部位与复视像检查法中所用的条形灯或蜡烛刺激的视网膜部位相同，结果和分析检查结果的方法也相似。在检查知觉功能之前，检查斜视是必不可少的。

1. 患者看到的两条光条呈"十"字交叉，有两种可能的情况：其一是双眼正位，说明患者存在正常的视网膜对应；其二是一眼斜视，说明患者为和谐异常视网膜对应。

2. 右眼看到的是一条完整的光条，点光源位于中央；左眼看到的光条中央有一个小缺口，可能不出现眼球运动，也可能存在眼球运动（用遮盖-去遮盖法检查，对侧眼出现眼球运动，运动幅度≤8$^\triangle$）。结果说明左眼存在中心凹抑制，伴有周边融合功能，可能是正常视网膜对应，也可能是单眼注视综合征（也称为微小斜视），还可能是双眼异常视网膜对应。

3. 右眼看到一条完整的光条，左眼看到的光条中央缺口比较大，患者左眼内斜视。用遮盖法检查，左眼出现眼球运动，运动幅度>10$^\triangle$，说明左眼中心抑制性暗点的范围比较大，存在异常视网膜对应。

4. 患者只能看见一条光条，表示一只眼存在中心凹和周边抑制。这类患者可能是内斜视，也可能是外斜视，斜视度往往大于15$^\triangle$，发病比较早。右眼是优势眼，能看见一条光条，左眼抑制。

5. 两个光点分离，表示复视。右眼看到的光点位于左侧，左眼看到的光点位于右侧，属于交叉复视。患者外斜视，用水平方向的三棱镜使复视像合二为一，再用遮盖-去遮盖法检查眼位。如果是"正位"，说明患者存在正常视网膜对应，伴有复视，不存在抑制。

6. 两个光点分离，表示复视。右眼看到的光点位于右侧，左眼看到的光点位于左侧，属于同侧复视。患者内斜视，用水平方向的三棱镜使复视像合二为一，再用遮盖-去遮盖法检查眼位。如果是"正位"，说明患者存在正常视网膜对应，伴有复视，不存在抑制。

九　眼用棱镜

眼科、眼视光临床常用折射三棱镜对眼位异常、视功能障碍患者进行检查、训练和矫正，这类棱镜称为眼用棱镜。

（一）眼用棱镜相关基础知识

1. 棱镜的结构

三棱镜是由三个相交平面构成的三角形透明柱，其中两个相交平面为棱镜的折射面，其所形成的角称为棱镜顶角，顶角对应的平面称为棱镜的底，底面和两个折射面所形成的垂直切面称为主切面（图4-26），顶角的大小决定了棱镜对光线偏折能力的大小。在视光领域中用到的普通三棱镜通常很薄（小于10°）。

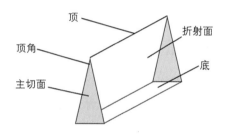

图4-26　三棱镜结构

2. 三棱镜的光学特性

光线在透过棱镜折射面时，只改变方向不改变聚散度，且光线始终向棱镜底部偏折，而当人眼透过棱镜看物体时，会感觉物体向上（顶部）偏移（图4-27）。

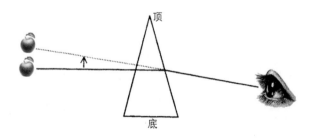

图4-27　三棱镜光学特性

如果将棱镜底朝下放置于"十"字线前1m处，通过该棱镜看"十"字线，其水平线将向上朝顶部移动［图4-28（a）］。若将此棱镜顺时针转动45°，"十"字线也

会随之转动［图4-28（b）］。若将此棱镜底朝左，垂直线则向右朝顶部移动
［图4-28（c）］。如果将"十"字线移到2m远处，所产生的移像效果则会加倍。

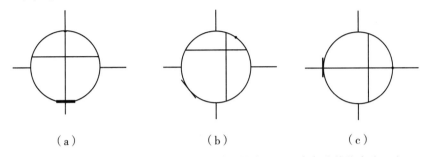

（a）　　　　　　　（b）　　　　　　　（c）

（a）BD棱镜中的"十"；（b）"十"随棱镜转动；（c）底朝左棱镜中的"十"。

图4-28　棱镜的移像效果

3. 棱镜的单位

（1）顶角　以棱镜的顶角大小来表示其偏向力（图4-29中A）。如顶角为10°的棱镜，记为10°a。但棱镜对光的偏向能力不仅与顶角有关，还与棱镜材料的折射率有关。因此实际操作中不采用顶角表示法。

（2）偏向角　以棱镜对光线产生偏向的角度来度量棱镜的偏向力（图4-29中D）。如偏向角为7°的棱镜，记为7°d。此方法在应用上并不方便，因此实际操作中也不采用。

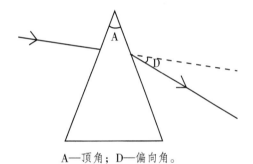

A—顶角；D—偏向角。

图4-29　棱镜的单位

（3）棱镜度　$1^\triangle$ 是指当光线透过该棱镜时，出射光线相对于入射光线在100单位距离处偏移1单位的距离。如在1m处偏移3cm，则该棱镜度为 $3^\triangle$（图4-30），棱镜度为国际通用的计量单位。$1^\triangle = 0.5714° = 34.286'$。

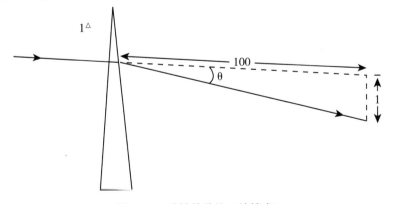

图4-30　棱镜的单位（棱镜度）

（4）**厘弧度** 是偏向角以弧度为单位时的 100 倍，即以 1 弧度的 1/100 为单位（图 4-31），是比棱镜度精度更高的计量单位。$1^\triangledown = 0.57296° = 34.377'$。

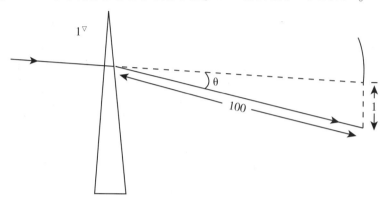

图 4-31　棱镜的单位（厘弧度）

棱镜的顶角、偏向角与棱镜度的关系如表 4-3 所示。

表 4-3　棱镜的顶角、偏向角与棱镜度的关系表

顶角/°	偏向角/°	棱镜度/△
1	0.523	0.91
1.1	0.573	1
1.91	1	1.75

4. 棱镜的标记

视光学中棱镜标记一般以"底"为参照，棱镜的底向有 4 个基本方向，即底朝上（base up，BU）、底朝下（base down，BD）、底朝内（base in，BI）、底朝外（base out，BO）。其中"上"为上眼睑所在方向，"下"为下眼睑所在方向，"内"为鼻侧方向，"外"为该眼所在侧颞（耳）侧方向。

（1）**习用标示法** 该法以底向所在标记，正方位底向分为（图 4-32）：BU、BD、BI、BO。当棱镜底向为斜方位时，以标准柱镜轴向表示（图 4-33），再清楚地表示底朝内上、外上、内下、外下等。

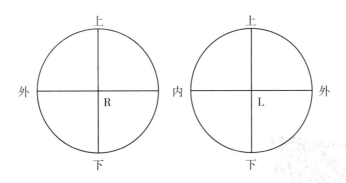

图 4-32　棱镜标记（习用标示法）

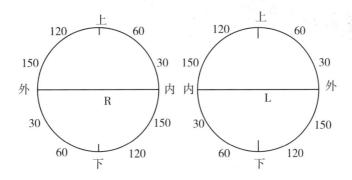

图 4-33　标准柱镜轴向

（2）360 表示法　该标记法基于数学的坐标法，将圆周分为 360°，对左右眼采用同一坐标，4 个主要方向：内、上、外、下。右眼以 0°、90°、180°、270° 标识，左眼以 180°、90°、0°、270° 标识（图 4-34）。

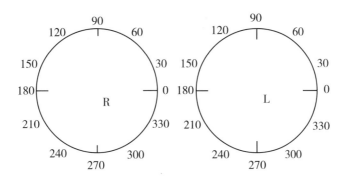

图 4-34　棱镜标记（360 表示法）

5. 常用眼用棱镜

常用眼用棱镜有普通三棱镜和压贴三棱镜。

（1）普通三棱镜 由玻璃或塑料制成，常用的普通三棱镜有块状三棱镜和三棱镜串镜两种。常用块状三棱镜套件由15~18块三棱镜组成［图4-35（a）］，多用于检查大斜视度，串镜由数块不同度数的棱镜串接构成［图4-35（b）］，使用方便，不适用于大斜视度的检查。

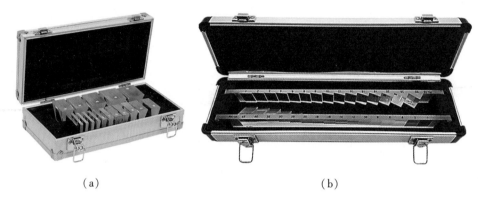

（a）　　　　　　　　　　　　　　　（b）

（a）块状三棱镜；（b）三棱镜串镜。

图4-35 普通三棱镜

（2）压贴三棱镜 亦称为Fresnel棱镜或膜状压贴三棱镜，因源于法国工程师Augustin Fresnel（1822年）的发明而得名。此种棱镜由一系列缩小的传统棱镜紧密排列、平铺在一张薄塑料板上构成，棱镜的屈光角只与棱镜的表面夹角和材料本身的屈光指数有关，而与棱镜的厚度无关（图4-36）。这种光学设计在保持光学效果的同时把普通棱镜的直径从40mm缩小到2mm，底的厚度可以从10mm缩小到0.5mm，又轻又薄。图4-37中上图为Fresnel棱镜，下图为普通三棱镜，二者的光学效果是等同的，而Fresnel棱镜从厚度和直径大小上，较普通三棱镜都具有非常明显的优势，其单眼治疗斜视的度数可达到30$^\triangle$，较普通三棱镜的斜视治疗范围显著扩大（详见本章第二节"压贴镜"）。

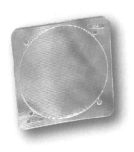

图4-36 Fresnel棱镜

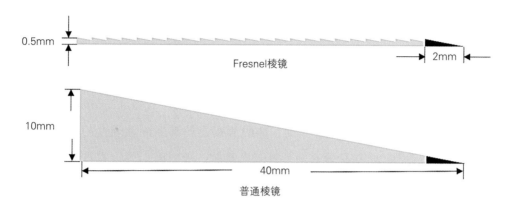

图 4-37　Fresnel 棱镜与普通棱镜比较

（二）眼用棱镜在弱视检查中的应用

眼用棱镜在弱视诊疗实践中主要应用于眼位异常、视功能障碍的检查评估，矫正和训练。其中应用棱镜检查评估眼位、融合范围是常用的弱视检查技术，而检查微小内斜视及中心抑制性暗点则是三棱镜在弱视诊断中的重要特色性应用。

1. 眼位检查

临床常用三棱镜结合角膜映光法定量检查斜视患者的斜视程度（详见第二章第二节）。

2. 融像范围检查

进行水平融像范围测量时，通常先进行负融像的检查，即在患者双眼前从零开始逐渐增加 BI（底向内）棱镜，使两只眼睛所见视标随之向外移动，此时为了保证视物单一，眼球会跟随物像向颞侧运动，直至转到极限，视标会破裂成两个，即为破裂点。而后逐渐减小所加棱镜量，物像向外的偏移量也随之降低，所见视标会向内移动，直到恢复成单个，即为恢复点。然后再进行正融像的检查，双眼所加棱镜为底向外，检查原理与负融像相同。

3. 4$^\triangle$三棱镜试验

（1）目的　检查黄斑中心凹是否存在抑制（有无中心性抑制暗点），用来判断中心融合还是周边融合；检查微小度数斜视。

（2）原理　正常情况下两眼中心凹功能良好时，将 4$^\triangle$三棱镜底向外置于任何一眼前，注视 5m 远距离的光源，由于三棱镜的作用使物像落在颞侧视网膜上，此时该眼为重新以黄斑中心凹注视，必须内转。在此瞬间，另眼必须向外转，即同向共轭运动，此时，未放置棱镜眼物像同时落在黄斑中心凹颞侧，出现复视，为消除复视，该眼随即出现融像性内转动作。当有微小度数斜视和弱视时，若将 $4^\triangle$ 三棱镜底向外置于健眼前，健眼内转，根据 Hering 法则，两眼所接受的神经冲动强度相等，则患眼必然外转。相反，若将 $4^\triangle$ 三棱镜底向外置于患眼前，视网膜上的注视点由旁中心注视点移至中心凹处，而该中心区实为一抑制性暗点，故患眼不出现转动，而健眼也不转动，证明患眼为小度数内斜视。如疑有微小度数外斜视，则做 $4^\triangle$ 三棱镜底向内试验。

（3）方法　嘱患者注视 33cm 处的点光源，于一只眼前置一底向外的 $4^\triangle$ 三棱镜（$4^\triangle$BO）的时候注意观察另外一只眼的移动反应，两只眼分别放置 $4^\triangle$ 三棱镜交替检查；放置底向内的 $4^\triangle$ 三棱镜（$4^\triangle$BI）同法检查微小度数外斜视。

（4）结果

①置三棱镜于一眼前时，双眼均向棱镜尖的方向移动，另一（未置三棱镜）眼随即又回到原在位上，这是正常的反应（图 4-38）。

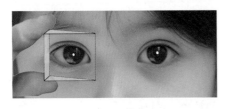

（a）

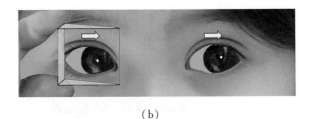

（b）

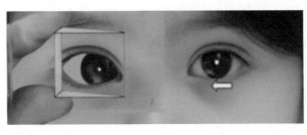

（c）

（a）将 $4^\triangle$BO 三棱镜置于右眼前；（b）右眼内转，左眼同时共轭性外转；

（c）左眼随即又等幅度融像性内转。

图 4-38　$4^\triangle$ 三棱镜试验（正常）

②若双眼有第一个同时同向运动而没有第二个回到原在位上的运动，说明未置三棱镜的眼有抑制性暗点（图4-39）。

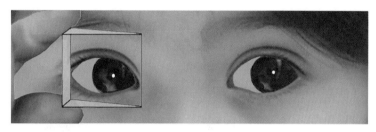

图4-39　4△三棱镜试验（左眼黄斑中心凹抑制）

（将4△BO三棱镜置于右眼前，该眼内转，左眼同时共轭性外转，并停留于4△外转位。）

③置三棱镜时，双眼均不动，说明置三棱镜的那只眼有抑制性暗点（图4-40）。

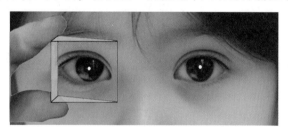

图4-40　4△三棱镜试验（右眼黄斑中心凹抑制）

（将4△BO三棱镜置于右眼前，该眼不发生内转，左眼亦保持不动。）

④三棱镜底向外测定的是微小内斜视；三棱镜底向内测定的是微小外斜视。

✚ 立体视检查工具

临床上常用的立体视觉检查工具主要有以下两类：

（1）二维平面图　如Titmus、TNO、Lang和颜少明随机点立体视检查图等，检查时用特殊手段分离双眼，使两只眼分别注视两个存在水平视差的图像，传入视觉中枢后，被综合为一个具有三维空间特征的立体图像。

（2）三维直观式立体视标　具有代表性的是Frisby立体视检查图。

（一）Titmus立体视检查图

1. 设计原理

应用偏振光眼镜分离两眼，两眼分别接受有水平视差的图像，将其转变为神经冲动传递到视皮质，经过大脑对视差的加工和处理，就会产生立体视觉。Titmus立体视检查图由三组图片和一副偏振光眼镜组成（图 4-41）。第一组为苍蝇立体图，检查患者是否具有较粗的立体视觉（阈值：3000″）。第二组为动物定量图，包括三排动物，每排有一个动物存在水平视差，视差分别为 400″、200″、100″。第三组为圆环定量图，包括 9 套菱形排列的四环图，每张图中有一个圆环水平分裂为两个环，二者存在水平视差，视差从 40″~800″，共分为 9 个等级。

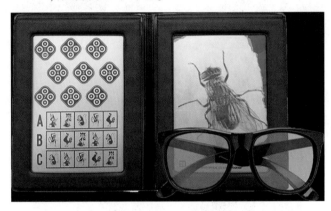

图 4-41　Titmus 立体视检查图

2. 操作方法

让被检者戴上偏振光眼镜，将检查图片放于被检者面前，距离为 40cm，并与视线垂直。

（1）苍蝇立体图（水平视差比较大）筛查　如果被检者有立体视觉，就会看到一个有立体感的苍蝇，它像要展翅飞翔一样；若被检者无立体视觉，就会看到一个平面图画，没有浮起的感觉。检查儿童时，可以让儿童捏住苍蝇的翅膀。受检儿童如果有立体视觉，就会把手伸到苍蝇翅膀的上下两侧，去捏翅膀；如果没有立体视觉，则会把手指按到立体图的纸面上，不是捏苍蝇的翅膀，而是按苍蝇的翅膀。

（2）动物定量图检查　检查时问儿童哪一个动物是站出来的，要求儿童依次辨别出较为突出的一个动物，记录最终识别的立体视力。这些动物图像包含误导线索，双眼观看时每一排均有一动物颜色较重，无立体视觉的儿童会说这个动物是站出来的。

（3）圆环定量图检查　检查时要求儿童依次辨别出较为突出的一个圆环，记录最终识别的立体视觉。

3. 结果判定

在临床上，应用 Titmus 立体视检查图做双眼视功能检查时，由于单眼视觉线索的干扰，检查结果可能出现假阳性。有些患者本来没有立体视觉，但是，用 Titmus 检查，却能够看到其中一个圆环与其他圆环不一样，以此为据，回答询问，即使回答正确，也未必具有辨认立体图像的能力。如果怀疑被检者是否真的能够辨认立体图像，可以用以下几种方法予以鉴别：

（1）遮住被检者的一只眼，再看大苍蝇，询问被检者是否仍然存在立体感。如果仍然存在，检查结果就可能是假阳性。

（2）把立体图旋转90°，这时图片的水平视差消失，被检者的立体感也应该随之消失。如果被检者仍然存在立体感，检查结果就可能是假阳性。

（3）把立体图倒转方向，原来的交叉视差就会变为非交叉视差，凸起的图形变为凹陷的图形。若患者能随之改变，说明患者有立体视觉，否则就没有立体视觉。

Titmus 立体视检查图操作较简单，应用比较广泛。其缺点是存在单眼线索，只能测定局部非中央眼立体视。另外，该检查图只能用于近距离立体视觉检查。有些患者没有近距离立体视觉，但是存在远距离立体视觉；反之亦然。对于此类患者，应该同时检查近距离立体视觉和远距离立体视觉。Titmus 立体视力检查结果如表 4-4 所示。

表 4-4　Titmus 立体视力检查结果查询表

图案	图案种类	立体视力
苍蝇	3000″	
小动物	A 行	400″
	B 行	200″
	C 行	100″
圆环	1 号	800″
	2 号	400″
	3 号	200″
	4 号	140″
	5 号	100″
	6 号	80″
	7 号	60″
	8 号	50″
	9 号	40″

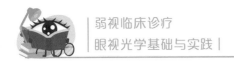
（二）随机点 E 立体视检查图

随机点 E 立体视检查图应用偏振光分离双眼。立体图由三张卡片和一副偏振光眼镜组成。第一张卡片是示意图，卡片上有立体的 E 字模型，用于提示儿童要看什么东西。第二张卡片包含由随机点组成的 E 字图形，视差为 200″。第三张为随机点空白卡片，不包含任何图形。后两张卡片的随机点背景完全相同。

检查距离为 40cm。检测时，检查者首先将示意图卡片放于被检者眼前，提示被检者要看什么东西，然后让被检者戴偏振光眼镜，检查者反复交替出示另外两张随机点卡片，让被检者反复辨认哪张卡片上有字母 E。如果经过重复检查，被检者均能够正确辨认，就说明患者有立体视觉；否则被检者就没有立体视觉。而且，检查者还可以通过改变被检者的检查距离，进行立体视的定量检查。

该检查图操作简便易行，没有单眼线索。其缺点是不能做立体视详细的定量检查，而且检查答案仅有"是"与"不是"两种可能，被猜中的概率很大，准确性较差。

（三）TNO 立体视检查图

该检查图是随机点立体图，采用红绿互补的原理印刷而成，也称补色立体图。此检查图包含一副红绿眼镜和一本测试小册子（图 4-42）。小册子由七张图片构成，其中三张为立体视觉（非定量检查）定性筛选图，主要用于检测患者是否存在立体视觉；三张为定量测试图，用于测量立体视力的高低；另一张是单眼抑制测试图，用于观察是否存在单眼抑制。

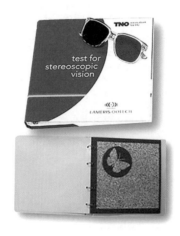

图 4-42　TNO 立体视检查图

检查距离为 40cm。检查时，将定性筛查图放于被检者面前，与视线垂直，让被检者戴上红绿眼镜，首先让被检者正确识别随机点图形中隐藏的蝴蝶、"十"字、三角形等图形，以确定被检者有无立体视觉；然后用立体视定量检查图（视差为 480″、240″、120″、60″、30″、15″共 6 个等级），让患者依次识别被隐藏扇形图的缺口方向，记录最终识别的立体视力。

相关研究显示，TNO 立体视检查图的单眼线索比较少，精确度高，是近距离立体视觉的比较理想的检查方法。必须强调，在评价儿童视力和双眼视功能时，即使应用随机点立体视图检查，也不能完全正确地评价儿童视力和双眼视功能状况。有些屈光参差性和形觉剥夺性弱视儿童也可以观测到正常水平的立体视力。

（四）Lang 立体视检查板

该检查板为一张随机点立体图（图 4-43），其表面为圆柱透镜板。在随机点图片中隐藏有汽车、五星和猫等图形，分别具有不同的水平视差，可反映不同等级的立体视力。利用柱镜折光的原理分离双眼，双眼可以分别看到测试卡上具有水平视差的图像。

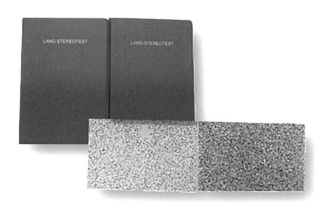

图 4-43　Lang 立体视检查图

检查距离为 40cm。检查时，将检查板放于被检者面前，视线与检查板垂直，头部保持不动，以避免产生单眼线索。让被检者回答板上有无图案，各个图案与检查板的距离是否相同，哪一个图案离检查板的距离最远，哪一个最近。

Lang 立体视检查图的优点是：被检者不用戴偏振光或红绿眼镜，而且检查者可以观察到被检者的眼位。随机点立体视检查图检查结果比较准确，但不同的检查方法所得的结果差异较大。

（五）Frisby 立体视检查图

Frisby 立体视检查图由 3 块厚度分别为 6mm、3mm、1mm 的透明塑料板组成（图 4-44）。每块板的边长为 6cm，每块板上均有 4 个正方形图案，图案中有许多蓝色三角形，其大小和方向随机排列，其中一块板的正中央有一个圆形区域，区域内蓝色三角形图案印在塑料板的一面，周围的三角形图案印在另一面，这就使检测板中央部分与周围部分的图案不在一个平面上，而是相差一个板的厚度。检测板越厚，2 个中央和周围图案所在平面之间的距离越大，测试板的厚度不同，产生的深度感也不同。

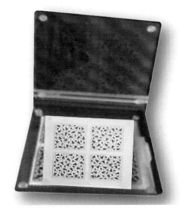

图 4-44　Frisby 立体视检查图

检查距离为 30cm。检查时，首先选用 6mm 厚的检查板，把板放在盒盖上，以盖内白纸为背景衬纸放在患者面前，使其视线与检查板垂直，患者的头部不能左右摆动或前后移动，让其识别 4 个正方形图案中哪一个隐藏有中央圆形图案。如果能够正确指出，则认为患者能够辨认这块检查板。然后增加检查距离，并更换为 3mm、1mm 检查板，重复检查，直到患者能够辨认最远距离、最薄检查板上的图案。最后通过查表找出相应的立体视力（表 4-5）。

这种检查方法的优点：①不需要戴特殊的眼镜，检查时翻转检查板的正反面，即可重复试验。②没有单眼线索，检查时只要被检者头位固定，视线与检查板垂直，保持正确姿势，便能查出准确的结果。

表 4-5　Frisby 立体视力查询表

检查距离/cm	立体视力/″		
	检查板厚度 6mm	检查板厚度 3mm	检查板厚度 1mm
30	600	300	100
40	340	170	55
50	215	110	35
60	150	75	25
70	110	55	20
80	85	40	15

（六）NST 立体视检查图

NST 立体视检查图分三部分：①一交叉视差的蝴蝶图形，蝴蝶的触角、前翅和后翅的视差分别为 4120″、3350″和 770″，用于筛选。②12 个扑克牌图形，分 3 组，视差分别为 400″、200″及 100″，与 Titmus 的动物图相对应。另有 9 组方块，每组 4 个呈菱形排列，视差 40″~800″，与 Titmus 的圆环图相对应，辨认凸起的图形，用于定量检查交叉视差。③图同②，辨认凹陷的图形，但用于检查非交叉视差。

检查距离为 40cm，用红绿眼镜分离双眼。该方法最大的特色是可分别检查交叉及非交叉视差。NST 立体视检查图适用于幼儿，但用于成人分辨较 Titmus 立体视检查图困难。它的缺点与 Titmus 立体视检查图相同。

（七）数字化立体视觉检查图

数字化立体视觉检查图是应用电脑数字化图像处理技术研制而成的随机点立体视检查图，共有 6 类（图 4-45）：①大视野立体盲筛查图，视差分别为 2400″、1600″、800″。②立体视锐度检查图，视差从 40″~800″，分 6 个等级。③交叉视差测定图，视差为 1200″~7200″，分 6 个等级。④非交叉视差测定图，视差为 1200″~7200″，分 6 个等级。⑤立体视觉相关检查图，用于对立体视异常者进行进一步检查分析。四点试验测定单眼抑制和复视，双眼同时知觉检查图用于测定一级同时视功能，双眼融合知觉检查图用于测定二级融合功能。⑥经典立体视觉检查图是一种粗略检查立体视的检查法，包括 Helmoholtz 几何线条立体图对、单一视差立体图对和多元视差立体图对。

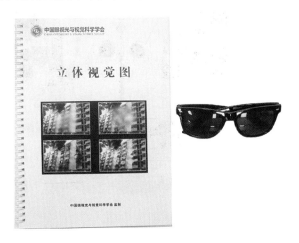

图 4-45　数字化立体视检查图

检查流程：①检查距离为 40cm。检查时，让被检者戴上红蓝眼镜，视线与检查图垂直。检查者首先使用大视野立体盲筛查图做立体视功能的定性测定，正常人多在 1 分钟以内看见 3 个图形从背景上凸起，上面是五星（2400″），中间是圆形（1600″），下面是正方形（800″），呈垂直排列，即可确认具有立体视功能。如果在 10 分钟以内不能分辨，可初步诊断为立体盲。②确认具有立体视功能以后，再进行立体视力的定量测定。先从 800″开始，按图序先后进行检查，依次辨认，记录最终识别的立体视力，正常立体视力 ≤60″。③进行交叉视差检查的是一组凸起的立体图形，可测定静态 Panum 融合的前界。先从 1200″开始，依次辨认，正常阈值 ≥6000″。④进行非交叉视差检查的是一组凹陷的立体图形，可测定静态 Panum 融合的后界。先从 1200″开始，依次辨认，正常阈值 ≥6000″。⑤立体视觉相关检查图用于对立体视觉异常者进行进一步检查分析。其中 Helmoholtz 几何线条立体图对中可见一金刚石结晶样几何线条立体图对，底向上，口向下，立体感很强；单一视差立体图对的三组图案中各有一个小方形凸起，视差分别是 400″、100″、60″；多元视差立体图案中可见到许多动物，与被检者的距离分别是：马最近，其次是猴、狗、猫，象最远。

十一 同视机

同视机又名大弱视镜，既可用于双眼知觉状态和运动状态的检查，也可用于知觉和运动异常的训练和治疗（图 4-46）。

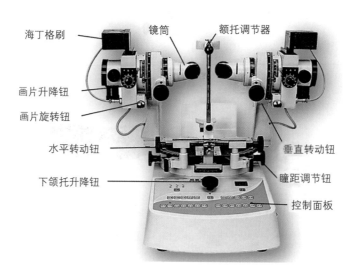

海丁格刷　镜筒　额托调节器
画片升降钮
画片旋转钮
水平转动钮　垂直转动钮
下颌托升降钮　瞳距调节钮
控制面板

图 4-46　同视机

（一）同时视画片及其应用

同时视画片，两张为一对，两张画片完全不同（图 4-47）。根据画片上的图案大小不同分为以下三类：①周边画片，也称旁黄斑画片，其宽度对应的视角是 10°，覆盖全部黄斑区及其附近视网膜。②黄斑画片，其对应的视角为 3°~5°，覆盖整个黄斑区。③中心凹画片，其对应的视角为 1°~3°，覆盖黄斑中心凹区。两张画片互补，经双眼融合之后，在知觉水平上形成一个完整图案。

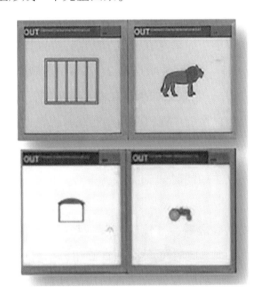

图 4-47　同时视画片

1. 同时知觉功能

（1）正常同时知觉功能　选择合适的同时视画片，例如老虎和笼子，分别把其放入两侧插片槽内，一般主导眼放笼子等固定的卡片，非主导眼放动物或移动的卡片。把同视机的双臂放置在 0°位，让患者自己推动镜筒拉杆。如果两个图案能重合，说明存在同时知觉功能；如果患者感知老虎过高或过低，则调整垂直旋钮，直至老虎恰好落在笼子中央。同时知觉功能检查结果显示两眼视网膜黄斑具有同时知觉功能。临床上所说的同时视觉在多数情况下指的是黄斑同时视，所说的融合功能也仅仅指的是两眼黄斑融合功能。如果注视眼一侧刻度盘上的指针指的是 0，另一侧刻度盘上的度数为 +25°，两个图案完全重合，就这样记录：重合点（也称融合点）= +25°。

（2）抑制　如果老虎进入笼子之后偶尔消失，这样的同时知觉功能是不稳定的，提示斜视眼黄斑中心凹可能存在一时性抑制。如果两眼不能同时看见镜筒中的画片，提示斜视眼可能存在广泛的视网膜抑制，不仅中心凹存在抑制，而且周边视网膜也存在抑制，称为单眼抑制。

（3）视网膜对应缺如　如果两个目标能够被同时看见，但是老虎距离笼子很远，无论如何也不能靠拢，这类患者的斜视眼肯定存在广泛的视网膜抑制，只有周边视网膜存在同时知觉功能。实际上这类患者和单眼抑制患者非常相似，两眼的视网膜黄斑根本不能形成对应关系，即视网膜对应缺如。

（4）交叉抑制　如果推动操作杆，老虎在笼子两侧交替出现，说明斜视眼视网膜中心凹存在抑制，被称为交叉抑制。用中心凹画片可以测量抑制性暗点的大小，有的暗点比较大，有的暗点比较小。如果存在交叉抑制点，可以这样记录：同时知觉功能【老虎笼子】交叉抑制点+25°（抑制性暗点宽2°～3°）。客观斜视角+25°交叉抑制范围也可能比较大（+22°～+27°）。斜视眼如果存在中心凹抑制，可以选用尺寸大一级的画片，也许就能够发现重合点，检查主观斜视角和客观斜视角也比较方便。

2. 主观斜视角

用同时视画片，检查方法如同时知觉方法，重合点所指示的度数就是主观斜视角度数，实际上就是融合点。

如果两张画片靠拢或重叠之后，被检者发现一张画片比另一张高，例如，右侧的老虎高，就说明存在垂直斜视。此时可调整垂直旋钮，把右侧镜筒降低，直至两张画片等高。这时，垂直刻度盘上的度数就是垂直斜视的度数。如果被检者发现某一张画片存在倾斜，就说明存在旋转斜视。可调整旋转斜视旋钮，直至老虎落在笼子的中央。这时候旋转刻度盘上的度数是旋转斜视的度数。刻度盘上水平、垂直和旋转斜视度的度数就是被检者的主观斜视角的度数。

记录方法：左眼或右眼注视，主观斜视角。如：LEF，+15°R/L3°EX5°（左眼注视，右眼内斜15°，右高左3°，外旋5°）（详见本节"九方位眼位检查"）。

3. 客观斜视角

（1）单眼点灭法　选用同时视画片，用同视机检查斜视度与用遮盖法检查斜视非常相似。同视机的单眼点灭法相当于遮盖-去遮盖法，适用于非共同性斜视，如急性麻痹性斜视。

具体操作方法：首先点灭一侧镜筒的灯光，观察对侧眼的运动方向，调整镜筒的位置，直至对侧眼不再出现再注视运动，这时候，对侧刻度盘上指针所显示的度数就是客观斜视度。如果点灭一侧灯光的时候，对侧眼没有出现再注视运动，就说明对侧眼没有偏斜。更换注视眼，重复上述检查过程，最终得到两眼分别注视的时候另一眼的斜视度。如果是急性麻痹性斜视，两个斜视度就分别是原发偏斜和继发偏斜的度数。

（2）交替点灭法　此法相当于交替遮盖法，这两种检查方法均适用于共同性斜视。两侧镜筒的灯光交替点灭，让被检者交替注视目标，注视眼一侧镜筒不动，观察另一眼再注视运动的方向。把镜筒向相反的方向调整，直至被检眼不再出现再注视运动为止。这时刻度盘上的度数就是客观斜视角的度数。

（3）角膜映光法　同视机角膜映光法、普通角膜映光法及三棱镜角膜映光法三种检查方法的适应证是相同的。如果一只眼视力低下，不能稳定注视目标，或者一只眼的运动功能很差，不适合选用单眼点灭法或交替点灭法，就可以选用角膜映光法。例如，重度弱视患者，一只眼视力很低，为旁中心注视。此法是唯一比较可靠的检查方法，但检查结果不够精确。

采用角膜映光法测量客观斜视角的时候，必须注意两眼角膜映光点的位置，如果存在 Kappa 角，两侧的 Kappa 角应该对称。在调整斜视眼角膜映光点的时候，必须考虑 Kappa 角，只有这样才能比较准确地测量出客观斜视角的度数。

（4）视网膜对应判断　如果检查得出客观斜视角与主观斜视角相等，说明患者存在正常视网膜对应；如果二者不等，其主观斜视角小于客观斜视角5°以上，则为异常视网膜对应。二者之差等于异常角。所谓异常角指的是斜视眼黄斑中心凹的主观视觉方向偏移正前方的幅度，或者假黄斑与真黄斑之间的距离。如果主观斜视角为0°，则异常角等于客观斜视角，视网膜对应为和谐性的，双眼知觉功能也发生异常，完全适应了异常的运动状态。如果主观斜视角不为0°，异常角小于客观斜视角，也就是假黄斑位于真黄斑和注视点目标成像的视网膜部位之间，则为不和谐异常视网膜对应。

（二）融合视觉画片及其应用

融合画片组中两幅画片多数图案是相同的，部分图案不同，包括周边融合、黄斑融合、中心凹融合、垂直融合等功能（图4-48）。图片右下角表示的角度越小，说明图片在视网膜上的投射角度越小，测量的是越靠中央区域的融合功能。患者在保持融像，看到所有的图片内容时，测量其双眼的分开或会聚的融像范围。融合画片：两种大小及基本内容一致的画片，每张画片都设有另一张画片上没有的特殊部分，称为控制点。

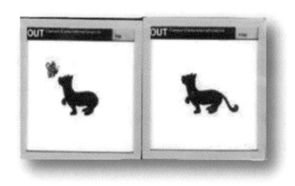

图 4-48　融合画片

1. 分开性融合范围

被检者取坐位，屈光不正者戴矫正眼镜，头部正直，舒适地置于同视机前，刻度调整到 ABD 侧的 0 刻度线。镜筒放在主观斜视角（融合点），即被检者认为最舒适的能把两张画片内容融合到一起的角度，锁紧两侧镜臂。告知被检者尽力保持融像状态，缓慢转动旋转钮使两镜筒一起做等量分开运动，为了维持融合功能，其两眼也随着镜筒做外展运动。被检者看到的画片仍然是一幅完整的画片，同视机两臂分开的幅度越来越大，直至报告两画片分开，此处为破裂点。记录刻度盘上度数，如-X°。

2. 集合性融合范围

回到原先所记录的主观斜视角处，刻度盘调整到 ADD 侧的 0 刻度线。告知被检者尽力保持融像状态，缓慢转动旋转钮使两镜筒一起做等量集合运动，当两眼逐渐集合的时候，调节也随之增加，瞳孔逐渐变小。被检者看到画片逐渐变小、变模糊。融合的物像在+10°~+15°开始模糊，但仍然是一幅完整的画片。最后，两眼不能继续追随画片做集合运动，融合功能被打破，画片突然分离不能融合，这一点称为集合破裂点。记录刻度盘上的度数，如+Y°。

正常人融合范围：集合平均为+25°~+30°，分开为-4°~-6°，垂直为 2^Δ~4^Δ，旋转为 15°~25°。

集合性融合和分开性融合范围必须达到正常幅度才能保证双眼视觉功能正常行使。用同视机模拟目标由远及近和由近及远运动的时候，双眼融合功能的状态，就是集合性融合和分开性融合功能的范围。运动性融合功能的优劣直接反映患者双眼视觉质量的高低。

（三）立体视觉画片及其应用

这类画片上的图案不完全相同，两张画片上的图案存在水平视差（图4-49）。立体视觉测量就是测量双眼的视差。同视机中的立体视觉画片，双眼看到的图片有细微的差别，融像后就会产生立体感。感觉画片上视标有前后不同层次的感觉，也就是有深度感。立体视觉画片按照大小分为中心凹立体视觉画片、黄斑立体视觉画片和旁黄斑立体视觉画片。另外立体视觉画片包括：色差立体视觉、明暗立体视觉、位差立体视觉、多视标位差立体视觉、随机点立体视觉画片等。一般同视机的常规立体视觉画片只用于定性，无法定量。

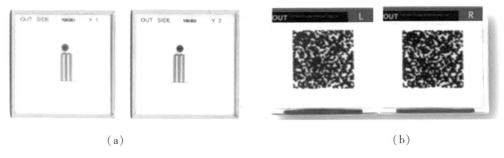

（a）　　　　　　　　　　　　　　（b）

（a）位差立体视觉画片；（b）随机点立体视觉画片。

图4-49　立体视觉画片

有正常的双眼同时知觉、融合功能，才能做立体视觉检查。把两张立体视觉画片放入插片盒内，将双侧镜筒放置在融合点上或稍微偏向集合方向，否则让患者调整镜筒，直至产生融合功能。这时有立体视觉的患者就会产生立体的感觉。其不仅能够说出画片内图案的左右关系，也有前后、深度感觉，即被检者感觉有的图案距离自己比较远，有的距离自己比较近。

（四）其他画片及其应用

其他画片有后像检查用的画片，用于检查视网膜对应；海丁格刷画片，用于治疗旁中心注视；还有检查水平、垂直和旋转斜视的画片，测量Kappa角的画片等。

1. 视网膜对应

该项检查需选用一对后像画片（图4-50），通过后像试验判断是否为正常视网膜对应（详见第二章第二节）。

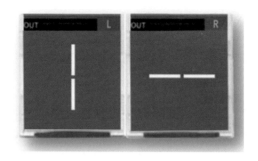

图 4-50 后像画片

2. 海丁格刷

应用此画片可以定性判断被检者的注视功能。将镜臂转到被检者的客观斜视角上，取出单个海丁格刷，放置在被检眼侧的海丁格刷专用插槽内。选用海丁格刷画片（图4-51），放入被检眼侧画片栏，按动海丁格刷控制按钮，调整转速，能观察到螺旋状旋转海丁格刷影像，并能在 10° 以内自由控制其位置为正常。

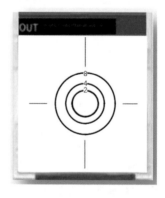

图 4-51 海丁格刷单一画片

3. 九方位眼位

麻痹性斜视、垂直性斜视需要进行 9 个诊断眼位的检查，称为九方位眼位检查（图4-52），即双眼向右上、正上、左上、右侧、正中、左侧、右下、正下、左下 9 个方位（其中"正中"为原在位，也称"第一眼位"）分别注视时检查的斜视度（表4-6）。

（1）选用同时视画片，分别放入两侧画片栏，选择注视眼侧，固定注视眼侧推杆及旋钮于正面第一眼位，坐标一切归零，在此注视方位下，转动被检眼侧推杆达到左右画片匹配，记录为原在位的检查结果。

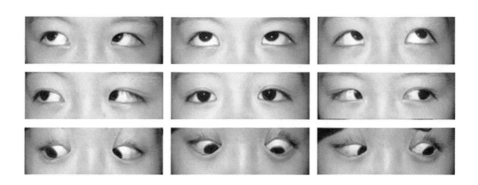

图 4-52　九个诊断眼位

表 4-6　九个诊断眼位及名称

右上方 （第3眼位）	正上方 （第2眼位）	左上方 （第3眼位）
右侧 （第2眼位）	原在位 （第1眼位）	左侧 （第2眼位）
右下方 （第3眼位）	正下方 （第2眼位）	左下方 （第3眼位）

（2）双眼推杆均向患者右侧推转15°，在此注视方位下，推动被检眼侧推杆达到左右画片位置匹配，记录为右侧的检查结果。

（3）在（2）基础上，将双眼推杆向上推转15°，在此注视方位下，推动被检眼侧推杆达到左右画片位置匹配，记录为右上方位的检查结果。

（4）同理，双侧目镜置于右15°下15°方位、左15°上15°方位、左15°下15°方位、正上方15°、正下方15°等方位，推动被检眼侧推杆达到左右画片位置匹配，并分别记录各方位的检查结果，分别获得右下、左侧、左上、左下、正上方、正下方共9个方位的检查结果，得出第一张九眼位图［图4-53（a）］。

（5）换另外一眼注视，重复以上步骤，得出第二张九眼位图［图4-53（b）］。

九眼位图中9个小格子对应9个方位的诊断眼位，每个小格子里最上一行数字是水平斜视度，"+"表示内斜，"-"表示外斜，如+4°表示内斜4°。第二行是垂直斜视度，记录为L/R5.5（左眼比右眼高5.5°）。如果有旋转斜视，写在第三行，记录为EX（外旋）或IN（内旋），如外旋4°，记录为EX4°。

+4° R/L 2°	+4° R/L 2°	+4° R/L 3°	+4° R/L 2°	+4° R/L 2°	+4° R/L 3°
+4° R/L 2°	+5° R/L 3°	+5° R/L 3°	+4° R/L 2°	+5° R/L 3°	+5° R/L 3°
+4° R/L 2°	+5° R/L 2°	+5° R/L 2°	+4° R/L 2°	+5° R/L 2°	+5° R/L 2°

REF

（a）

LEF

（b）

（a）右眼注视；（b）左眼注视。

图 4-53　九个诊断眼位图

注意：①九方位眼位检查分主观斜视角和客观斜视角的检查，应注意标明。一般有正常视网膜对应者，采用主观检查法；有异常视网膜对应或者麻痹性斜视者均采用客观斜视检查法。②检查者看到的记录图片的左边是患者的右边，需要标明是哪只眼注视，例如左眼注视，检查右眼标记为 LEF（left eye fixation）；右眼注视，左眼检查标记为 REF（right eye fixation）。

4. A/V 征

即检查向上方转 25°注视和向下方转 25°注视时的斜视度。

推动两侧推杆及旋钮，将坐标归于零位，两侧镜筒同时向上、向下各转 25°，手推被检眼侧镜臂，使左右镜筒中画片位置匹配。分别记录向上、向下转 25°时所测量的结果。

A 征：指向上向下转 25°，上方斜视度和下方斜视度相差超过 10^Δ。

V 征：指向上向下转 25°，上方斜视度和下方斜视度相差超过 15^Δ。

5. Kappa 角

Kappa 角是视轴与光轴的夹角。

将 Kappa 角画片（图 4-54）插入画片箱，嘱被检者单眼注视画片的"O"处，按动同视机闪烁按钮，并观察其角膜上的反光点。如果反光点位于瞳孔中央，则 Kappa 角为 0；反光点偏位于瞳孔中心颞侧，则 Kappa 角为负值；反光点偏位于瞳孔中心鼻侧，则 Kappa 角为正值。然后嘱被检者继续注视画片中的其他数字或字母，直到角膜反光点恰好位于瞳孔中央，此时被检眼注视的数字或字母所对应的偏斜度即为 Kappa 角的读数。同样方法检测另一只眼。

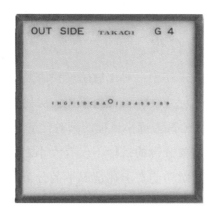

图 4-54　Kappa 角测量画片

6. AC/A

用同时视画片检查：测定主观斜视角或客观斜视角，记录三棱镜度数。双眼前均插入-3D 的镜片，再重复做一次前述检查记录。求出两次的差值，除以-3D，就得出 AC/A 值。临床也可以用同视机来检查 AC/A。

7. 旋转斜视度

首先把两十字画片（图 4-55）放在被检者的主观斜视角上，让被检者说出"十"字有无内倾或外倾。转动旋转斜视的旋钮，Excy（外旋）或 Incy（内旋）。当患者报告两"十"字完全重合时的刻度就是旋转斜视度。记录相应的旋转结果。

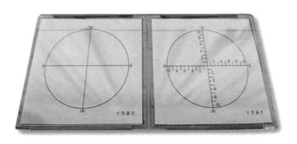

图 4-55　十字画片

十三　视觉电生理

视觉诱发电位（VEP）测量婴幼儿的视力，是一种客观检查法。有学者使用翻转棋盘格刺激，为患儿做瞬态视觉诱发电位，测得的 VEP 视力如下：1 个月为 6/120，6 个月时达到成人水平。虽然现有的报道存在差异，但是，大多数研究表明，婴儿在 1 岁或更早的时候，视觉发育达到成熟水平，VEP 视力达到 6/6。

十三 对比敏感度检查仪

在弱视的临床工作和研究工作中，对比敏感度检查是很常用的一种方法。对比敏感度是反映形觉功能的重要指标之一。与视力相比，对比敏感度能够更全面地反映形觉功能。视力仅仅反映黄斑中心凹对细小目标的高对比度下的空间分辨能力。实际上，在日常生活中，我们的视觉需要分辨的目标不仅有大小之别，而且还有对比度高低之分，对比敏感度则能够反映形觉功能在上述情况下的分辨能力。如果两个人的视力相同，但是，对比敏感度较高者在日常生活中表现出的分辨力优于对比敏感度低者。

我们常用的 CSV-1000 灯箱是众多对比敏感度检查工具中具有代表性的一种，可用来衡量形觉功能，但并不能够全面反映形觉功能。对比敏感度检查是目前用于亚临床状态下视功能障碍的重要检查方法之一（详见第二章第二节）。

十四 Hess 屏 （Hess screen）

Hess 屏是用于非共同性斜视的检查设备，用于发现麻痹受累肌。

1. 基本结构

Hess 屏由灰色金属板或黑色绒布制成，屏面近似正方形，高 1.067m，宽 0.914m。屏幕中央装有红色光源作为中央注视点。以此为中心，向上、下、左、右 4 个方向，每间隔 5° 有一条水平和一条垂直方向的弧线，整个屏幕上共有 17 条水平线和 17 条垂直线。通过中央注视点的 0° 光线，以及距离中央注视点 15°、30° 的水平线和垂直线互相交叉，其交叉点上均设置有以红色二极管作为发光体的红色点光源（视标）。15° 线组成内环和 30° 线作为外环。内环图案由 8 个红色点光源（视标）组成，外环图案由 16 个红色点光源（视标）组成。分别用于检查重度和轻度麻痹性斜视。其配套工具包括 Hess 屏控制装置（控制红色点光源）、手电筒（可以向 Hess 屏投射绿色光斑）和红、绿眼镜（颜色与红色点光源、绿色光斑互补）。

2. 检查原理

当患者主观感觉红色点光源与绿色指示光斑重合在一起的时候，患者两眼的黄斑中心凹分别注视着红色点光源和绿色指示光斑两个视标，因为两眼中心凹的视觉方向是相同的。Hess 屏检查结果实际上是两眼在分离状态下各诊断眼位上斜视角，分析 Hess 屏的检查结果，就是根据各诊断眼位上的斜视角分析麻痹性斜视的眼外肌功能状态。

3. 检查方法

检查时嘱被检者坐于距 Hess 屏 50cm 处，眼与中心红点同高，配戴红绿眼镜（一般右眼先戴红色镜片），头部固定。手持手电筒，将绿色光斑投射到 Hess 屏上，并使之逐一与屏上红色点光源（由检查者控制，按照眼外肌的诊断方向顺序开启）重合（因红、绿互为补色关系，戴红色镜片眼只能看到红色点光源，而绿色光斑只被戴绿色眼镜的另一眼看到）并记录绿色光斑所指的位置。一眼检查完后，将红绿眼镜两眼颜色交换后，再检查另一眼，分别绘出其图形。重度麻痹性斜视者选用内环视标，轻度麻痹性斜视者选用外环视标，运动范围加大，以便暴露轻度麻痹肌的运动缺陷。

4. 判断结果

有眼球运动障碍时，其图形表现为向麻痹肌作用方向变小。图形小的眼为麻痹眼，也就是原发性偏斜（麻痹性斜视者，当非麻痹眼注视时所显示的偏斜度），图形大的眼为继发性偏斜（当麻痹眼注视时所显示的偏斜度）。麻痹眼注视时，麻痹肌的配偶肌过度收缩（根据 Hering 氏法则）。因此，继发性偏斜大于原发性偏斜，表现在 Hess 氏屏图形上，如果呈现向内收缩的情况，则表示患者在此方向的肌肉功能低下，向外扩张则表示肌肉功能增强。麻痹眼图形变小，健眼图形变大。眼位偏斜度数最大的方位即为麻痹肌所在处，或为眼球运动受限明显处。水平肌的功能状态可在左右注视位上表现出来，垂直度或旋转度可在左上、左下、右上、右下位置上表现出来（图 4-56）。

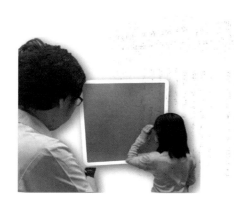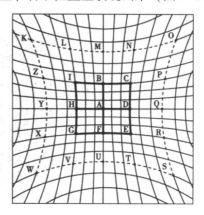

图 4-56　Hess 屏检查（左）和 Hess 屏检查记录表（右）

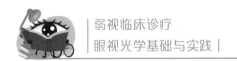

第二节

常用训练器具设备

一 精细目力训练工具

精细目力工作，也称为近距离视觉活动或家庭作业。属于形觉刺激，刺激用的条纹包含不同方向的线条，条纹的空间频率高低也各不相同，可根据弱视的程度和患儿的年龄选用不同的刺激图案（图4-57）。视力低者，选择粗线条的和线条密度低的图案。待视力提高之后，再选择比较复杂的图案。复杂图案中的线条比较细，线条密度也比较高，这样可以引导患儿的视力不断提升。

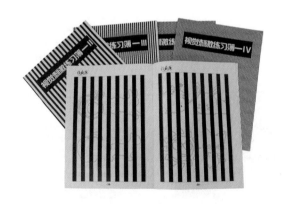

图4-57　条栅背景描图卡

其他精细目力训练的方法，例如用细线穿珠子、穿针，描绘儿童简笔画，刺绣，剪纸，计算机游戏，阅读，拼图等（图4-58），这些作业也同时训练了眼和手的协调动作。可以根据患儿的年龄、兴趣和弱视眼视力等因素，选择他们喜欢的、适合的训练方式。

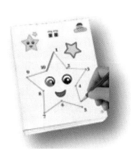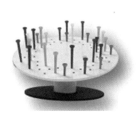

图 4-58　描图册（左）和拼插器具（右）

精细目力训练的关键是训练的有效性，在有限的时间内让患者保持专注是训练有效性的重要前提，为此可以把每次训练时间控制在 10~15 分钟，每天训练 1~2 次。不建议长时间、高频次"盲目"训练，以免适得其反。训练时须按要求配戴眼镜，并遮盖非训练眼。

二　多频多色光交闪治疗仪

（一）器械或设备

FSK-3006B 弱视治疗仪（图 4-59）主要用于弱视患者训练。

六大训练功能：四色光闪烁刺激功能、后像功能、对比度功能、同时视功能、融合视功能、立体视功能。色谱可选，左右眼可以单独设置色谱、亮度、对比度、频率等参数。

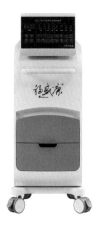

图 4-59　多频多色光交闪治疗仪

（二）操作方法

选择使用的终端通道，调整到患者需要训练的对应模式。

1. 多频多色光交闪

具体训练方法如下：

①患者屈光不正完全矫正；

②选择通道、光闪功能、眼别（左眼、右眼、双眼）；

③选择光谱：有4种色谱可以选择（红光、白光、黄光、绿光），通常屈光度表现为近视型的弱视患者选择短波光黄光和绿光，屈光度表现为远视型的弱视患者选择长波光红光和白光；

④选择闪烁频率和亮度（通常初始闪烁频率设定为1档，亮度设定为9档，后期逐步增加难度）。

2. 后像功能

具体训练方法如下：

①患者屈光不正完全矫正；

②选择通道、后像功能、眼别（左眼、右眼）；

③光谱默认为白光，选择闪烁频率和亮度（通常初始闪烁频率设定为1档，亮度设定为9档，后期逐步增加难度）。

3. 对比度功能

具体训练方法如下：

①患者屈光不正完全矫正；

②选择通道、对比度功能、眼别（左眼、右眼）；

③选择光谱：有4种色谱可以选择（红光、白光、黄光、绿光），通常屈光度表现为近视型的弱视患者选择短波光黄光和绿光，屈光度表现为远视型的弱视患者选择长波光红光和白光；

④选择对比度和亮度（通常初始对比度设定为9档，亮度设定为9档，后期逐步增加难度）。

4. 三级视功能

具体训练方法如下：

①患者屈光不正完全矫正；

②选择通道、三级功能、眼别（一般为双眼）；

③选择光谱：有 4 种色谱可以选择（红光、白光、黄光、绿光），通常屈光度表现为近视型的弱视患者选择短波光黄光和绿光，屈光度表现为远视型的弱视患者选择长波光红光和白光；

④选择亮度（通常初始亮度设定为 9 档，后期逐步增加难度）；

⑤选择画片：同时视训练选择同时视画片（狮子老虎画片），融合视训练选择融合视画片（海豚画片），立体视训练选择立体视画片（正方形圆形画片）。

三 后像增视设备

（一）器械或设备

后像训练系统（图 4-60）由后像系统主机、后像视镜、后像辅助灯、后像训练器（十字点灭灯）、脚踏组成。适用于偏心注视（旁中心注视）的确定和偏心量测量，后像视镜在触发后像状态后，由后像辅助灯和后像训练器配合进行相应训练。

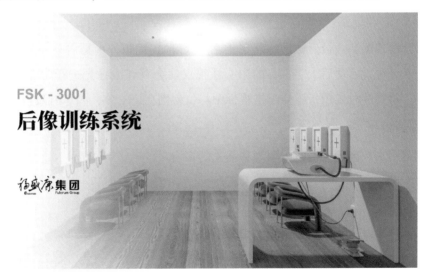

图 4-60 后像训练系统

1. 后像系统主机

后像系统主机，面板上分为两个部分，分别是后像辅助灯和后像视镜。

（1）后像辅助灯面板 从左到右分别是启动、停止、频率+、频率-；点击启动，开启后像辅助灯；点击停止，关闭后像辅助灯；点击频率+、频率-控制后像辅助灯闪

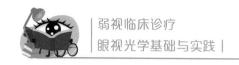

烁的频率，频率越高，闪烁速度越快。

（2）后像视镜面板　从左到右分别是启动、停止、定时+、定时-、弱光、强光和两个旋钮；点击启动，可以通过脚踏启动后像功能；点击停止，可以通过右边的旋钮调整设置。定时显示的单位是秒，最多可以设置9秒。强光和弱光可以调整后像视镜的亮度，顺时针旋转即可增强亮度；弱光是观察用的光，强光是产生后像用的光。

2. 后像视镜

后像视镜，从上到下两个转盘分别用来选择屈光度和照射的模式。屈光度的单位是D，红色是负镜，黑色是正镜。照射模式分别是：①小瞳孔下后像模式；②大瞳孔下后像模式；③注视性质检查模式；④裂隙光模式；⑤无赤光模式。一般情况下只用前3种。

3. 后像辅助灯

后像辅助灯连在主机上可以通过主机面板控制。点击启动，开启后像辅助灯；点击停止，关闭后像辅助灯；点击频率+、频率-控制后像辅助灯闪烁的频率，频率越高，闪烁速度越快。

4. 后像训练器

每台设备配套八台后像训练器（十字点灭灯），面板分别是启动和复位，每次启动时间为6分钟，启动后十字视标的中心注视点就会有红或绿光进行常亮和闪烁两种模式交替。常亮的时候用指示棒敲击视标中心位置则会记1分，闪烁时敲击不计分。

5. 脚踏

脚踏用来控制后像视镜中弱光和强光的切换。

（二）操作方法

具体操作方法如下：

①确定训练眼，嘱患者摘掉眼镜；

②控制面板上后像视镜部分点停止，定时加减设置时间6~9秒，弱光旋钮旋转到能够看清即可，强光旋钮调整到最大；

③检查者手持后像视镜，调整屈光度为患者与检查者的联合光度之和（例如：患者-2.00D，近视散光-1.00D，联合光度-2.50D；检查者-1.00D，近视散光-1.50D，联合光度-1.75D，合计-4.25D，取最近值为红色的4），若患者未散瞳则调整模式为小瞳孔下后像模式；

④嘱患者注视前方，检查者摘掉眼镜，站在训练眼侧，将脚放在脚踏上，用与训练眼相同侧的眼睛通过观察孔，确定训练眼位置；

⑤当后像视镜靠近到 10cm 的位置时，检查者继续靠近并通过瞳孔寻找患者的视网膜。找到视网膜后，嘱患者看后像视镜的亮光，检查者找患者的黄斑；

⑥找到黄斑后，用后像视镜上的黑点遮挡黄斑，踩脚踏，后像视镜由弱光模式切换到强光模式；

⑦时间为刚刚设置的时间；

⑧在此期间保持黑点始终遮挡在黄斑上；

⑨强光时间结束，启动后像辅助灯，频率设置 1~3；

⑩嘱患者坐在后像训练器前，眼睛与视标中心在同一水平面上，戴上眼镜，遮盖非训练眼，嘱患者常亮时敲击，闪烁时注视，启动，直到 6 分钟。

重复以上步骤，每次训练时间不低于 30 分钟。

四 海丁格刷

（一）器械或设备

海丁格刷（图 4-61）基于海丁格氏刷效应原理，当通过旋转的蓝色偏光片注视强光时，可以持续看到刷状效应，黄斑中心凹是视觉最敏感区，光刷效应只出现在黄斑中心凹上。

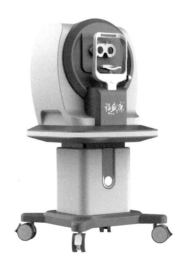

图 4-61　海丁格刷训练仪

后像是根据人的视网膜被强光照射后可形成一个后像，产生后像的过程可使眼底黄斑区的抑制得到不同程度的消除而使视力提高这一原理设计的。作用有两方面：纠正旁中心注视、提高视力。

（二）操作方法

1. 海丁格刷疗法

具体操作方法如下：

①患者屈光不正完全矫正，遮盖健眼（双眼弱视交替遮盖训练）；

②调整患者座椅高度及坐姿，调整下颌托高度；

③选择眼别（左眼或右眼）；

④选择画片（通常首先选择同心圆，其次选择台扇，最后选择飞机）；

⑤调整转速、转向及亮度（通常初始速度设定为 7 档，亮度设定为 7 档，转向选择顺时针，后期逐步增加难度）；

⑥调整视野范围（通常初始设定为最小，后期逐步增加难度）；

⑦调整训练时间，默认为 15 分钟；

⑧嘱患者集中注意力慢慢将光刷移到圆圈中心，调整光阑孔径逐渐缩小至其光刷边缘，当能稳定在中心后再慢慢增大光阑孔径。

2. 海丁格刷引导下的后像疗法

具体操作方法如下：

①患者屈光不正完全矫正，遮盖健眼（双眼弱视交替遮盖训练）；

②调整患者座椅高度及坐姿，调整下颌托高度；

③选择眼别（左眼或右眼）；

④选择光斑大小（通常初始选择最大光斑，后期逐步增加难度）；

⑤调整训练时间，默认为 10 分钟；

⑥嘱患者集中注意力慢慢将光刷移到圆圈中心，按下后像按钮，仪器发射白光，嘱患者注视里面黑色光斑，12 秒后，红光闪烁 3 分钟，嘱患者注视红光，重复此操作。

五 同视机

同视机可以进行脱抑制、建立同时视、纠正异常视网膜对应、增进融合能力等训练。

（一）同时视训练

选择适当的同时视画片，健眼放置笼子，患眼放置老虎，将画片放在客观斜视角，一般训练 15 分钟。

1. 闪烁刺激法

健眼注视老虎，当熄灭老虎侧灯时，患眼注视笼子，使两镜筒灯光亮度不断变化。变化方式有三种：交替亮灭灯、健眼常亮患眼亮灭灯、两眼同时亮灭灯。三种点灭灯的方式可以交替使用，也可以单独使用。使用自动闪烁频率刚开始低一点，以后逐渐提高，患眼前的画片亮度应该比健眼亮一点。

2. 动态刺激法

（1）捕捉法　训练师操纵一侧镜筒把老虎拉出笼子，患者操纵另一侧镜筒重新把笼子扣在老虎身上，每次移动幅度超过 5° 范围。这样反复训练，患者的动作就会越来越快，说明同时视功能逐渐恢复。

（2）进出法　将两镜筒放在客观斜视角上，患者将老虎推入笼子，再把老虎拉出笼子，反复进行训练。

（3）共同侧向运动　将两镜筒放在客观斜视角上，锁住两镜筒，使两镜筒能一起做向左或向右方向平行运动，患者在保持融合的情况下追随镜筒做同向运动。

（二）融合功能训练

根据患者的情况选择不同的融合画片，将两张画片放在主观斜视角的位置。

1. 集合功能训练

转动集合分散旋钮，使两镜筒做慢速的集合运动，直至像分开，然后重新恢复至一个，集中注意力将画片看清楚，保持 1~2 分钟，然后远眺 30 秒，再看画片并保持清楚，继续做慢速的集合运动，两边各增加 1°，直至像不能融合分开，然后再恢复至一个，反复地做集合运动。

2. 分开功能训练

让两镜筒做散开运动，双眼集中注意力融合画片，直至两画片像分开，然后重新恢复至一个，集中注意力将画片看清楚，保持 1~2 分钟，然后远眺 30 秒，再看画片并保持清楚，继续做慢速的分开运动，两边各增加 1°，直至像不能融合分开，然后再恢复至一个，反复地做分开运动。

（三）立体视觉训练

将立体视觉画片放在主观斜视角，引导患者看画片，先看简单的画片再看复杂的画片。看到有立体感的画片后，可以逐渐改变画片的亮度。

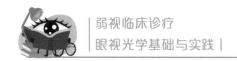
（四）弱视训练

1. 海丁格刷训练

海丁格刷训练适用于旁中心注视 3°以内的弱视。选择训练眼别，插入海丁格刷部件和专用的"光刷"画片——飞机画片，调高照明亮度，直到患者看到光刷。训练方法同常用的海丁格刷。

2. 红光闪烁训练

红光闪烁训练是针对形觉剥夺弱视以及部分偏心注视患者所进行的一种治疗方式。通常不是用画片而是在插片槽中插入红色滤光片；闪烁方式调节为 1/2（两眼都弱视则同时闪烁，单眼弱视则健眼调至常灭），并根据患者情况设置频率。一般训练 15 分钟。

3. 后像训练

选择后像画片，白光，常亮模式，亮度调至最亮，双眼注视画片中心黑点 1 分钟，然后将弱视眼侧调为闪烁模式，频率调至最低，训练 4 分钟。按此方法重复训练 4~5次。每次训练时间为 20 分钟，每天 2~3 次，每次间隔 4 小时，30 天为一个疗程，两个疗程后复查。其中闪烁频率每 10 天可调快一些，直至最高。

六 CAM 视觉刺激仪

（一）器械或设备

CAM 视觉刺激仪（图 4-62）是常用的精细目力训练工具，有多色背光源和双条栅功能。背光源采用黄、绿、红、白四色 LED 作为背光源，可设置常亮、闪烁模式。双条栅采用微电脑芯片控制，可实现加减速、正反转等。

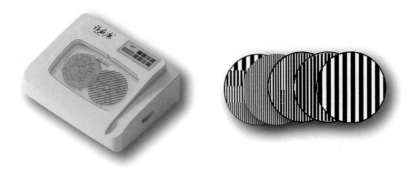

图 4-62　视觉刺激仪

（二）操作方法

具体操作方法如下：

①患者屈光不正完全矫正，单眼弱视患者需遮盖健眼；

②调整患者座椅高度及坐姿；

③选择训练背景条栅（通常根据患者视力情况选择不同粗细的条栅进行训练）；

④调整背光源（通常屈光度表现为近视型的弱视患者选择短波光黄光和绿光，屈光度表现为远视型的弱视患者选择长波光红光和白光）；

⑤选择训练画片及透明画板放置于光栅上方；

⑥调整训练时间，默认为15分钟；

⑦患者手持水性画笔，在转盘转动的同时，进行精细目力描图；

⑧患者从左到右依次描绘；

⑨根据患者训练需求依次选择背景光源模式（通常初始设定为单色光常亮，进而选择单色光闪烁，最后为双色光交替闪烁）；

⑩根据患者训练需求依次选择转盘方向（通常初始设定为双转盘顺时针旋转，进而选择双转盘逆时针旋转，最后为一转盘顺时针旋转另一转盘逆时针旋转，逐步增加训练难度）。

七　He-Ne 激光治疗仪

包含一台主机和导光纤维（光纤）（图4-63），光纤不能折，折断就不能继续使用。将光纤插到主机侧方的插孔上，打开开机键，将光纤头插入功率测试口，选择时间，打开待机键，预热时间为5~10分钟，可以用螺丝刀调整后边旋钮使功率控制在0.8~1.0mW，拿起光纤对准瞳孔进行照射，与瞳孔距离为10cm，以先给光后撤光的方式交替使用，每眼照射时间为3分钟，每天1次，10~20天为一个疗程，两个疗程间隔时间为3个月。

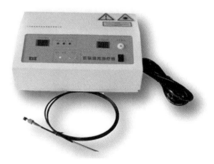

图4-63　氦氖激光治疗仪

八　眼罩

主要配合遮盖疗法使用，遮盖适用于斜视性弱视、屈光参差性弱视或者双眼视力相差 2 行以上的单眼弱视或双眼弱视患者。远视性屈光参差性弱视应用遮盖疗法治疗效果很好，而高度近视性屈光参差引起的弱视，治疗效果比远视性屈光参差性弱视差。由于屈光不正性弱视患者两眼的视力相同或近似，多数无需使用遮盖疗法。如果在治疗过程中发现两眼的视力之差超过 2 行，可以选择遮盖疗法，待视力相等之后，停止遮盖或减少遮盖优势眼时间，保持两眼视力继续同步改善。

遮盖形式一般选用眼罩遮盖优势眼。把眼罩固定到镜架上，眼罩的材质可以是棉布的，也可以是化纤的。眼罩一定要足够大，下缘与镜框的下缘对齐，这样不至于使眼睛倾斜。上缘与眉弓对齐，颞侧弯向镜腿，弯的长度为 2~3cm（图 4-64）。如果眼罩比较小，患儿会从眼罩上方、侧方注视目标，不能达到遮盖治疗的目的。

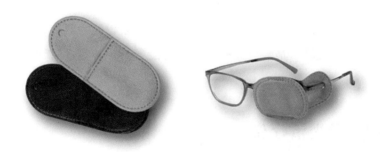

图 4-64　遮盖眼罩

另外现在市面上还会经常见到遮盖眼贴，它是把眼罩粘在皮肤上，这样可以完全遮住光线，遮盖效果比较好。要选择透气性比较好的遮盖眼贴，以避免粘胶引起皮肤过敏反应。

九　压抑膜

压抑膜是表面存在凹凸纹理的眼镜贴片，可造成模糊视觉，起到抑制优势眼，强迫弱视眼视物的作用。目前常用的就是 Bangerter 压抑膜，产品规格为 0.0、LP、<0.1、0.1、0.2、0.3、0.4、0.6、0.8、1.0 共 10 种（图 4-65）。

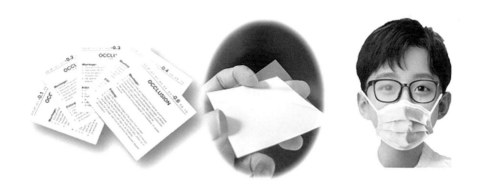

图 4-65　压抑膜

将压抑膜裁切成比遮盖眼镜片小 1mm 的形状。用水清洗眼镜片内侧和压抑膜的光亮面（内层面）。将压抑膜内层面贴合到被润湿的眼镜片内侧，按压并晾干至没有气泡。放置 1 小时以上，达到所需的遮盖效果。因压抑膜极薄，剪裁时务必将膜连着纸板一同剪，切勿将膜从纸板上揭下。

压贴镜

（一）压贴棱镜配置方法和注意事项

压贴三棱镜不能直接消除斜视，而是力争在斜位上获得或维持双眼单视功能。要严格掌握适应证，认真检查，在全面的眼科检查后，重点进行如下检查：

1. 视力

双眼分别检查，眼球震颤者应查双眼视力（正位时和歪头时双眼视力）。

2. 眼位

反复多次检查，眼位稳定后才能试戴压贴三棱镜，注意检查两眼分别注视 33cm 和 6m 眼位，戴镜和不戴镜眼位。麻痹性斜视患者检查两眼分别注视斜视角。

3. 注视眼

（1）共同性斜视　何眼为主导眼。

（2）麻痹性斜视　是麻痹眼注视，还是健眼注视；有无复视，是水平复视还是垂直复视。

4. 眼球运动

进一步确定是共同性斜视还是麻痹性斜视，有无眼球震颤，如有眼球震颤，有无

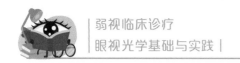

中间带（相对静止眼位）。

5. 代偿头位

包括头转向（向左/右）、面转向（向左/右）、下颌位置（上抬/内收）。

6. 双眼视功能

有无同时视和双眼单视功能。

7. 患者自身眼镜

镜架端正有无歪斜、镜片有无磨损。

（二）压贴棱镜临床适应证及使用原则

1. 共同性内斜视

（1）调节性内斜视　在配戴远视眼镜后，眼位基本正位，但仍有小度数内斜视，难以实施手术矫正，影响双眼单视功能。配戴低度数三棱镜，可消除微小内斜视使视觉平衡。

（2）残余内斜视　①手术矫正内斜视后，术后有小度数内斜视，经过观察和训练仍不能获得正位，影响建立双眼单视功能者。②第一次手术欠矫，且斜视角不稳定，观察3个月，待斜视角稳定后再做二次手术，在观察期间，配戴的三棱镜的度数也是再次手术量，可以为二次手术提供依据。

（3）继发性内斜视　外斜视术后过矫，引起的继发性内斜视对双眼单视功能有损害的，应及时矫正。如果患者和家属不同意再次手术或医生认为手术有难度，或斜视角不稳定等，在观察期间可配戴三棱镜，达到双眼视觉平衡，有利于视功能恢复和二次手术。

（4）内斜视术前　3~4岁内斜视发病率较高，并易形成弱视，从术后远期效果观察，应先治疗弱视，待视力平稳或接近平衡再手术。在此期间可用压贴棱镜矫正斜视。

以上为共同性内斜视配戴三棱镜的适应证，需注意以下方面：

①三棱镜方向：底向外。

②三棱镜度数：无显性斜视（遮盖去遮盖不动）。

③眼别选择：两眼视力相同，贴任意眼，若一眼弱视，则贴健眼。

④试戴适应：试戴1小时以内，无不适感即可。

2. 共同性外斜视

儿童外斜视一般要加强集合训练，不主张配戴压贴镜，但当保守治疗无效，全身条件不足不能手术时，为维持或建立双眼视功能，可配戴三棱镜。需注意以下方面：

①三棱镜方向：底向内。

②三棱镜度数：无显性斜视。

③眼别选择：两眼视力相同，贴任意眼，若一眼弱视，则贴健眼。

④试戴适应：试戴 1 小时以内，无不适感即可。

3. 非共同性斜视

（1）垂直斜视　度数小，有代偿头位暂时不手术者，或术后残留上斜视，或代偿头位仍存在者。需注意以下方面：

①三棱镜方向：高位眼底向下，低位眼底向上。

②三棱镜度数：无显性斜视。

③眼别选择：两眼分别试戴，看何眼更舒适、头位消失更彻底以确定。

④试戴适应：一般试戴 1 小时以内，无复视及其他明显不适感即可。需矫正头位者试戴 1 小时以上甚至半天。

（2）分离性斜视　分离性垂直斜视（DVD）或分离性水平斜视（DHD）均可使用。可以抑制分离，转换注视眼（即在注视眼上加底向上的三棱镜），测定斜视角。

（3）后天性麻痹性斜视和复视　为了保持肌肉恢复期间的双眼单视，消除复视，可配戴压贴棱镜，可压贴原镜片全部，也可压贴局部，以矫正特定注视方向的复视。

4. 眼球震颤

无斜视有确切中间带者（代偿头位明显，面转向一侧）；无中间带者，可加强集合；有斜视暂时不能手术，或术后复发者。需注意以下方面：

①三棱镜方向

●同向：底与静止方向相反，尖指向中间带，使中间带从侧方移向正前方。

●异向：双眼基底均向外，诱发集合，减轻眼球震颤。

②三棱镜度数：双眼放置镜片相等或相近，中和至头位消失或明显好转。

③眼别选择：放置于双眼。

5. 成人视力疲劳

各种水平、垂直隐斜引起的视疲劳，压贴镜可贴在原镜片上，也可贴在原镜片的局部（上方或下方），以控制看远或看近隐斜（水平者底向内）。需注意以下方面：

①三棱镜方向：根据隐斜类型确定。

②三棱镜度数：宜小不宜大；水平隐斜度数取原度数的 1/3~1/2（底向内）；垂直

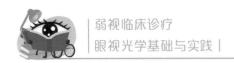
隐斜全矫或减 $0.5^{\triangle} \sim 1^{\triangle}$。

③眼别选择：放置于双眼。

④试戴适应：试戴 1 小时以内，无不适感即可。

（三）压贴球镜临床适应证

1. 各种单纯近视、远视。

2. 白内障术后。特别适合婴幼儿先天性白内障术后无晶状体眼的屈光矫正。一般婴幼儿无晶状体眼远视>15D，无法用树脂镜片全部矫正，可以用最大度数压贴球镜，剩余的远视度数可用树脂镜片补充。婴幼儿早期白内障，为了挽救视力及视功能而做手术，如只处理白内障，不注意屈光矫正，过了视觉发育的敏感期，其将发展为重度弱视，故术后进行屈光矫正弱视治疗更为重要。

3. 低视力。提供阅读需要，起放大作用，又不加重原镜片重量。

4. 双光镜。

（四）压贴镜配制方法

将压贴镜光滑面紧贴眼镜片内面。用笔在眼镜片内缘，点或画，标记出压贴镜片的形状。用剪刀沿标记剪出压贴镜片的外边，剪刀刃与压贴镜片呈锐角。将压贴镜和眼镜一起浸入水中，排掉气泡，压贴镜与眼镜内面紧密相贴。取出眼镜，平放在一张纸巾上晾干。次日戴镜，定期复查。

第三节

数字疗法在弱视训练中的应用

伴随着互联网技术的崛起和逐渐成熟，数字化产品正在从方方面面改变我们的生活，医疗健康领域也不例外。借助数字技术的发展，作为医疗数字化进程的重要成果"数字疗法"横空出世。2017年国际数字疗法联盟（Digital Therapeutics Alliance，DTA）成立并给出了该疗法的具体定义：数字疗法（digital therapeutics，DTx）是由软件程序驱动，以循证医学为基础的干预方案，用以治疗、管理或预防疾病。数字疗法可以单独使用，也可以与药物、医疗器械或其他疗法配合使用。通过信息、药物等对患者施加影响，以优化患者护理和健康结果，并被迅速应用于斜弱视患者的训练。

数字疗法在弱视训练中的应用主要基于双眼治疗与视知觉学习理论，通过结合计算机视觉技术，将眼病治疗与计算机多媒体或计算机游戏相结合，根据儿童的心理特点，设计合适的知觉学习任务，通过各种生物刺激，增强患儿的视觉信息储存、认知、加工、处理能力，并提高患儿眼、脑、手的协调水平，能全面改善患儿的视觉功能。同时，相较于传统训练方法，数字治疗技术具有趣味性强、训练模式多样化、治疗时间短等优势，大大提高了患儿治疗的依从性与便捷性，弱视、斜视、融合功能不足、视觉信息处理异常等视觉障碍患儿均可采用。

目前常用的训练方法包括：双眼分视训练、交互式双眼治疗、双眼推拉式训练、虚拟现实（virtual reality，VR）头戴式显示器训练、多媒体训练系统治疗等。

一 双眼分视训练

基于对比度平衡的双眼分视训练能够给予双眼独立互补的刺激信号，给予优势眼低对比度图像，给予弱视眼高对比度图像，期间不断调整双眼对比度直至视觉输入信号平衡。将该项技术运用于iPad、VR游戏，斜弱视患者可通过游戏操作，进行双眼分视训练。

二　交互式双眼治疗

交互式双眼治疗由 P. E. Waddingham 于 2006 年首次提出。该疗法基于计算机室内虚拟现实技术，对双眼呈现存在一定差异的图像，在虚拟三维立体场景下，使得双眼可同时看到共同背景，但弱视眼在看到共同背景的同时还可看到其中关键元素。2013年有学者在此基础上进行了调整，患者通过配戴快门式三维眼镜进行互动式游戏或观看高密度数字视频，快门眼镜通过快速调整屏幕亮度，从而调节关键视觉目标对于优势眼的可见度，让弱视眼尽可能多地获得优于优势眼的视觉信息，促使弱视眼在更多的使用中功能得到改善，从而使双眼的感知达到平衡。

三　双眼推拉式训练

双眼推拉式训练是对弱视眼进行刺激（"推"），同时对优势眼进行一定抑制（"拉"）。首先给予弱视眼注意线索，增强弱视眼感知图像的能力，然后给予优势眼噪声图片以起到抑制作用，在患者进行知觉辨别任务同时对其双眼间的平衡点予以重新校准。

四　虚拟现实头戴式显示器训练

虚拟现实头戴式显示器训练对双眼呈现独立互补的图像，即双眼各自只能看到完整图像中的部分，迫使大脑通过整合双眼的视觉输入才能看到完整图像，该项训练可重塑双眼间的平衡。

五　多媒体训练系统治疗

多媒体训练系统综合运用神经生物学、心理物理学及计算机视觉的理论和方法，利用大脑神经系统的可塑性，将斜弱视治疗与电脑游戏相结合，通过各种生物刺激，提高视觉功能。该系统治疗包括：精细训练、红光闪烁训练、视觉刺激训练、双眼视觉训练、融合训练、立体视训练。

以数字治疗为代表的新的治疗手段的出现，不仅弥补了传统治疗在恢复视功能方面的不足，而且使得治疗更便捷、患者的依从性更好，为儿童斜弱视的治疗带来了新的希望。同时也面临一些挑战，尤其是在国内行业刚刚起步的情况下，数字治疗在我国儿童斜弱视治疗领域的应用尚处于早期阶段，一方面作为一个跨越医学与计算机科学的新概念，无论医生还是患者对其还缺乏全面正确的认知，甚至存在一些偏见，这给数字治疗的推广与临床应用带来了一定难度，还需要一个较长的医患教育过程；另一方面，数字治疗产品应用于儿童斜弱视治疗领域的临床研究还有限。虽然一些研究显示数字治疗能有效改善斜弱视儿童的双眼立体视，但多以回顾性研究为主，且尚缺乏高质量的循证证据，特别是对比传统"金标准"治疗方式，还有待进一步开展多中心随机对照试验（randomized controlled trial，RCT）以验证其临床疗效和优势；患者对数字治疗的付费方式及付费意愿还需要时间来摸索、验证和推动。此外，数字治疗产品的快速迭代特性也给监管带来了一定挑战，客观上要求我国在该领域的相关监管机制迅速、不断完善，以推动行业的有序、快速发展。

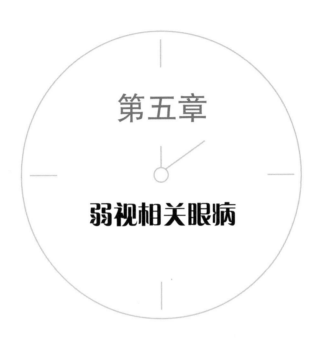

第五章

弱视相关眼病

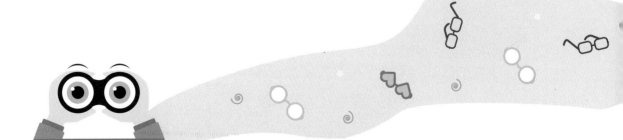

　　随着基础研究的不断深入，临床实践日渐推进，人们对弱视的认识也不断加深，弱视的内涵不断丰富，外延不断扩大，集中表现在对弱视病因及相关疾病的认识。最新的观点认为：弱视是一种由于视觉图像处理异常导致的中枢神经系统发育障碍。通常见于眼部无其他器质性病变；少数情况下，也可有累及眼部或视路的结构异常，但视力的降低不能仅归因于结构异常，常同时合并屈光不正等可被矫正和治疗的因素。这些结构异常包括视盘发育不全、有髓神经纤维、早产儿视网膜病变、葡萄膜炎和其他一些细微或未识别的视网膜或视神经结构异常。将弱视的范畴扩大至存在器质性病变的患者，同时将这些病变的结构异常导致的视力下降和弱视相关结构异常（屈光不正等）导致的视力下降进行了严格区分，并强调对于这些结构异常，只要合并可被干预的因素，就不应该放弃治疗。明确提出了对于这些存在非弱视相关性结构异常同时合并有弱视相关性结构异常（如屈光不正等）患者，实施弱视治疗的必要性。美国眼科学会《眼科临床指南》（2022 年）重申了上述观点，同时指出，随着检测手段的进步，可发现对侧眼常常也存在结构和功能的细微缺陷。

　　基于以上观点，本章将结合临床实际，对弱视相关的部分眼部疾病进行介绍，旨在清晰其各自的特征和规律，厘清其中在弱视诊疗实践中的"可为"和"不可为"成分，为进一步认识和理解弱视，明确诊断弱视、恰当处理弱视奠定基础。

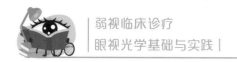
第一节

角膜疾病

角膜疾病的原因有炎症、感染、外伤、先天性异常、变性、营养不良和肿瘤等，我国以感染和外伤性角膜炎为主。对处于视觉发育早期的儿童，任何原因导致的位于视轴区的角膜混浊，影响图像进入眼球，都会构成形觉剥夺性弱视的风险。避免此类角膜混浊的发生，及时处理已经发生的角膜混浊是防止弱视发生和有效处理相关弱视的重要基础。

一　角膜炎

角膜炎的病理过程主要分为浸润期、溃疡期、瘢痕期。

浸润期角膜上皮水肿，视力会下降，常常有明显的疼痛、流泪、畏光和眼睑痉挛等一系列炎症刺激症状，此时如及时治疗控制病情，角膜基质和内皮细胞未遭到破坏，角膜可以完全恢复透明。

如果浸润区的组织发生变性，坏死的上皮和基质脱落，形成角膜溃疡，此时如炎症得到控制，浸润吸收，可形成轻度瘢痕灶。但如果角膜溃疡面继续扩大，内毒素等渗入前房，可引起虹膜炎症反应。严重的可能会发生角膜穿孔和角膜瘘，极易导致眼内感染，最终可能会导致眼球萎缩。

如果角膜基质瘢痕修复，溃疡凹面为瘢痕结缔组织修复。根据溃疡深浅程度的不同而留下不同程度的角膜瘢痕，临床可以分别称为角膜云翳、角膜斑翳（图 5-1）和角膜白斑（图 5-2）。浅层的瘢痕混浊薄如云雾状，称为角膜云翳；若混浊很厚，但仍可见虹膜则称为角膜斑翳；若混浊呈瓷白色不能透见虹膜，则为角膜白斑；角膜白斑的瘢痕组织中嵌有虹膜组织的，则称为粘连性角膜白斑，它可造成继发性青光眼；在高眼压的情况下角膜瘢痕与粘连的虹膜一起向外膨出形成紫黑色隆起，形如葡萄状，称为角膜葡萄肿。角膜瘢痕如果位于角膜正中央，会造成严重的视力下降，即使不位于角膜中央，也会造成角膜不规则散光而影响视力，导致弱视。

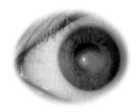
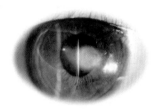

图 5-1　角膜斑翳　　　　　　　　　　图 5-2　角膜白斑

角膜炎的治疗主要去除病因，控制感染，促进溃疡愈合，减少瘢痕形成。应根据病原微生物选择有效的抗生素及早控制感染和减少瘢痕形成，以眼部用药为主，必要时联合全身用药。角膜溃疡修复期行单纯羊膜覆盖术，可获得较好的修复效果；如溃疡穿孔或即将穿孔，应尽快施行角膜移植手术以清除角膜病灶，绝大多数患者可以保存眼球，恢复一定视力。对于敏感期的儿童则可以防止弱视的发生，对已经发生弱视的儿童，可为弱视治疗创造必要的条件。

二　角膜营养不良

角膜组织受某种异常基因的作用而其结构和功能受到进行性损害的过程称为角膜营养不良。该病原发于角膜，一般不伴随全身疾病，常为双侧发病，发病年龄较小。

角膜上皮基底膜营养不良是最常见的前部角膜营养不良。可能为显性遗传，可以引起复发性角膜糜烂，角膜受轻微损伤后不易愈合。由于表面不平常使视力下降。临床多发生在 30 岁后，女性多见。如果发生在幼儿时期，则发生弱视的概率较高。角膜上皮基底膜营养不良局部可使用 5% 氯化钠滴眼液、人工泪液和洛美沙星眼用凝胶等，预防继发感染。可用加压绷带包扎或戴宽松的软性角膜接触镜。也可在上皮刮除后，行羊膜覆盖。亦可采用准分子激光去除糜烂混浊的角膜上皮，重建光滑的角膜表面。

角膜基质营养不良中颗粒状角膜营养不良发病时可出现视力下降、眼红和畏光。从角膜浅中层开始出现散在混浊，形态各异，逐步向角膜实质深层发展，病灶之间角膜完全正常透明，病变进展慢。格子状角膜营养不良为一种双眼对称性角膜基质出现

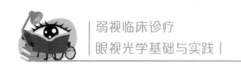

网格状混浊和视力损害较严重的遗传性角膜病变。病变导致的不规则散光是影响视力的重要因素。

Fuchs角膜内皮营养不良是角膜后部的营养不良，是以角膜内皮的进行性损害，最后发展为角膜内皮失代偿为特征的营养不良性疾病。临床表现为主觉视力严重受损、虹视和雾视。早期可使用角膜营养和角膜表皮生长因子，或采用羊膜覆盖术。内皮功能失代偿恢复视力可考虑行角膜移植术。

三 角膜变性

角膜变性指原来正常的角膜组织，由于某些既往疾病而引起的各种继发性的角膜组织发生的改变。角膜变性是一组进展缓慢的变性疾病，引起角膜变性的原发病通常为眼部炎症性疾病。有的虽然原因不明，但与遗传无关。年龄引起的退行性变所致的角膜混浊常局限在角膜边缘，一般也不容易出现视力下降的问题。

1. 带状角膜变性

带状角膜变性是主要累及角膜前弹力层的表浅角膜钙质化样变性，常见临床表现为角膜边缘前弹力层细点状灰白色钙质沉着，病变外侧与角膜缘之间由透明角膜分隔，内侧呈火焰状逐渐向中央发展，汇合成一条横跨睑裂区角膜的水平带状混浊区，可引起角膜上皮缺损。当混浊带越过瞳孔区时，视力下降明显。

积极治疗原发病，局部使用依地酸二钠滴眼液点眼，重者可用羊膜覆盖角膜创面，配戴浸泡有依地酸二钠溶液的角膜接触镜也有较好的疗效。混浊严重者行板层角膜移植或用准分子激光治疗性角膜切削术切削病变区可取得满意效果。

2. 边缘性角膜变性

边缘性角膜变性视力常出现缓慢的进行性下降，病变晚期常表现为高度逆规散光或不规则近视散光，视力进行性减退且无法矫正。一般都以手术治疗为主，可行部分板层角膜移植，而对变薄扩张达3/4角膜缘的，则应行穿透性角膜移植术。

3. 圆锥角膜

圆锥角膜是一种以局限性角膜呈圆锥样突起扩张及高度不规则近视散光为特征的原发性角膜变性疾病。常伴有不同程度的视力损伤。

圆锥角膜早期出现进行性加重的近视，初始能以近视镜片矫正，随着病情进展，角膜中央或旁中央锥状前突（图5-3），视力严重下降。在裂隙灯的钴蓝光下，在角膜突起的圆锥底部可见上皮内棕色的铁线，称 Fleischer 环。角膜深基质层可见皱褶增多而引起的相互平行的细混浊垂直条纹，称 Vogt 条纹。患眼向下转时，可见角膜圆锥体压迫下睑缘形成的角膜皱褶，称 Munson 征。角膜急性水肿，视力明显下降。水肿消失后，在中央区遗留有灶性角膜瘢痕。这些混浊可引起严重的眩光和视力下降。

角膜地形图在诊断早期圆锥角膜中具有重要作用，显示为中央角膜地形图畸变（图 5-4），曲率增加，一般>47D，为不对称性分布，角膜表面非对称指数（SAI）及角膜表面规则性指数（SRI）增大，角膜中央下方 3mm 处屈光力与中心上方 3mm 屈光力的差值平均 6.7±3.2D。计算机的发展和波前像差技术的运用，则使得圆锥角膜的筛查变得更为精准。

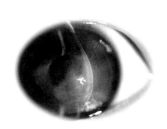

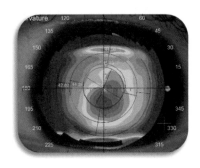

图 5-3　圆锥角膜（锥状前突）　　　图 5-4　圆锥角膜（角膜地形图）

圆锥角膜早期和轻症患者，可根据验光结果配戴框架眼镜或角膜接触镜矫正，当角膜接触镜矫正效果不能令人满意，或圆锥角膜发展较快和角膜中央无瘢痕时，可考虑行角膜基质环植入术或角膜移植。

四　角膜肿瘤

角膜皮样瘤为一种类似肿瘤的先天性异常，并非真正的肿瘤，而属典型的迷芽瘤。有报道指出其为 X 性染色体的连锁遗传，大约为十万分之一的发病率，幼年即发生。组织病理学显示，该肿瘤来自胚胎性皮肤，表面覆盖上皮，内由纤维组织或脂肪组织构成，可含有毛囊、毛发及皮脂腺。其为一个实质性肿块而并非囊肿，一般侵及角膜浅基质层。肿瘤多位于颞下方球结膜及角膜缘处（图 5-5），为圆形、扁平、黄色或粉红色，表面有纤细的毛发（图 5-6），肿物的角膜区前缘可见弧形的脂质沉着带。肿瘤随年龄增长，可侵犯瞳孔区，影响视力。肿瘤常造成角膜散光，随着肿瘤的生长，散光逐渐增大，造成视力下降，甚至造成弱视。若角膜皮样瘤伴有耳部畸形和脊柱异常等，即 Goldenhar 综合征。皮样瘤一般不会发生恶变。

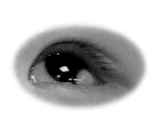

图 5-5　角膜皮样瘤

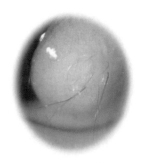

图 5-6　角膜皮样瘤

治疗时宜手术切除。如肿瘤侵犯较深，应同时行部分板层角巩膜移植术。位于角膜中央者要尽早手术切除，术后积极纠正由于肿瘤造成的角膜散光，以减少弱视发生。有学者建议角膜皮样瘤应在 3 岁以前行手术治疗。

角膜原位癌亦称角膜上皮内肿瘤，也称为 Bowen 病。好发于角巩膜缘部，界限清楚，呈灰白色半透明隆起，常伴有一个伞缘状边缘浸润灶向角膜中央扩展，有血管时呈红色胶样扁平隆起，局限生长，病程进展缓慢，对视力影响较小。如果累及视力，可及时采取手术治疗。

第二节

晶状体疾病

晶状体病包括先天性和后天性因素导致晶状体透明度下降、颜色改变、晶状体位置和形态异常引起的不同程度的相关临床表现。晶状体混浊称为白内障，流行病学研究结果显示，年龄、遗传、代谢异常、紫外线照射、吸烟、饮酒、中毒、辐射、外伤、营养不良、药物、全身性疾病（心血管疾病、高血压、糖尿病和精神病）及邻近组织眼病等都与白内障的形成有关。与弱视有关的晶状体病主要有先天性白内障、外伤性白内障和晶状体位置异常。

一 先天性白内障

先天性白内障是指出生前后就已存在或出生后逐渐发展的、由先天遗传或在发育过程中形成的晶状体混浊。新生儿中，先天性白内障的患病率为 0.04%。国内的调查提示，新生儿盲中有 22%~30% 是由先天性白内障导致的。

先天性白内障按发病原因可分为三类，即遗传性白内障、非遗传（环境因素）性白内障及散发性（原因不明）白内障。

（一）遗传性白内障

约占先天性白内障总数的 25%，遗传方式有三种：常染色体显性遗传、常染色体隐性遗传和伴性遗传，其中以常染色体显性遗传为多见（73%）。可伴发系统异常（如21-三体综合征），也可伴发智力发育障碍。

（二）非遗传性白内障

非遗传因素即环境因素是引起先天性白内障的另一个重要原因，约占先天性白内障的 1/3。母亲在妊娠早期感染病毒（风疹、水痘、带状疱疹、麻疹以及流感病毒等）、妊娠期营养不良或代谢失调（维生素 A 缺乏、糖尿病、甲状腺功能亢进等）、盆腔遭受放射线照射、酗酒等可导致胎儿晶状体混浊。胎儿最后 3 个月的发育障碍（早产低体重儿、缺氧、中枢神经系统损害）可造成胎儿的晶状体混浊。此外，发育不成熟的早产儿长时间高浓度吸氧，多有早产儿视网膜病变，数月后可有晶状体混浊。

（三）散发性白内障

约有 1/3 先天性白内障原因不明即呈现散发性。无明显的环境因素影响。在该类患者中，可能有一部分源于新的常染色体显性基因突变，第一代发生白内障，并"遗传"给下一代，而之前并无家族史，因此很难确认其遗传性。

先天性白内障按其形态学特征可分为完全性和不完全性白内障，又可分为核性、皮质性及膜性白内障。由于混浊的部位、形态和程度不同，对视力影响也不同。较常见的与儿童弱视相关的先天性白内障有以下几种类型：

1. 核性白内障 （nuclear cataract）

核性白内障比较常见，约占先天性白内障的 1/4。婴儿在出生时就已出现，呈致密的白色混浊（图 5-7），完全遮挡瞳孔区，因视力障碍明显，对视力发育影响较大，须尽早实施手术治疗。

图 5-7　核性白内障

2. 后极性白内障 （posterior polar cataract）

后极性白内障为晶状体后囊膜中央区的局限性混浊，边缘不齐，形态不一，呈盘状、核状或花蕾状（图 5-8）。常伴有永存玻璃体动脉，混浊的中央部分即是玻璃体动脉的终止区。多数静止不变，少数病变为进行性。在青少年时期，后极部的混浊向皮质区发展，形成放射状混浊，对视力有一定影响。

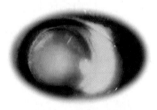

图 5-8　后极性白内障

3. 绕核性白内障 （perinuclear cataract）

此类白内障很常见，约占先天性白内障的 40%。因混浊位于核周围的层间，故又称为板层白内障（lamellar cataract）（图 5-9），发病多数为进行性，均为双眼发病，需要在学龄前手术。

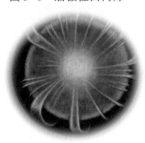

图 5-9　绕核性白内障

先天性白内障对视力影响不大的可随访观察；晶状体混浊明显，尤其是双眼白内障，一般建议在出生后4~10周内行手术治疗以防止弱视；对于单眼晶状体混浊明显者，也建议尽早手术治疗，手术愈早，患儿获得良好视力的机会愈大。术后应进行长期随访，配合屈光矫正和视觉训练，防止弱视。

 ## 外伤性白内障

外伤性白内障是导致视功能损害的常见原因之一，多见于儿童、青壮年男性。眼球钝挫伤、穿透伤、辐射性损伤、爆炸伤以及眼内异物等引起的晶状体混浊称为外伤性白内障。外伤直接或间接作用于晶状体，引起囊膜的破裂和变性，导致晶状体发生混浊。大多数患者有明确的外伤史，然而在婴幼儿，切不可忽视无明确外伤的外伤性白内障。

外伤性白内障晶状体局限性混浊且对视力影响不大的可随访观察；晶状体混浊明显者需手术治疗；晶状体脱位、晶状体破裂后皮质进入前房以及已引起继发性青光眼或葡萄膜炎者，应尽早做晶状体摘除手术，同时按青光眼和葡萄膜炎治疗（详见本章第七节）。

晶状体位置异常

在正常情况下，晶状体由晶状体悬韧带悬挂于睫状体上，其轴与视轴几乎一致。先天性、外伤或病变等原因使晶状体悬韧带缺损或破裂，可引起悬挂力减弱，导致晶状体位置异常。

晶状体位置异常可由先天性发育异常引起，若出生后晶状体不在正常位置，可称为晶状体异位；若出生后因先天性因素、外伤或病变使晶状体位置改变，可统称为晶状体脱位（lens dislocation）或半脱位（lens subluxation）。如果悬韧带发生完全断裂，可致晶状体完全脱位。但在先天性晶状体位置异常的情况下，有时很难分清何时发生晶状体位置改变，因此晶状体脱位或异位并无严格的分界，常常通用。

晶状体不全脱位时，移位的晶状体仍在瞳孔区、虹膜后平面的玻璃体腔内。晶状体不全脱位产生的症状取决于晶状体移位的程度。如果晶状体的轴仍在视轴上，则仅出现悬韧带松弛、晶状体弯曲度增加引起的晶状体性近视。如果晶状体轴发生水平性、垂直性或斜性倾斜，可导致用眼镜或接触镜难以矫正的严重散光。更常见的不全脱位是晶状体纵向移位，可出现单眼复视。眼部裂隙灯检查可见前房变深，虹膜震颤，晶状体呈灰色，可见赤道部甚至断裂的悬韧带，玻璃体疝可脱入前房，表面有色素；检眼镜下可见新月形的眼底反光和双眼底像。

晶状体全脱位时，移位的晶状体完全离开了瞳孔区，晶状体可移位或产生瞳孔嵌顿；晶状体脱入前房；晶状体脱入玻璃体腔，浮在玻璃体上或沉入玻璃体内；晶状体通过视网膜裂孔脱入视网膜下的空间和巩膜下的空间；晶状体通过角膜溃疡穿孔、巩膜破裂孔脱入结膜下或眼球筋膜下。

根据病因，晶状体位置异常可分为下列三类：

（一）先天性晶状体异位或脱位

多由于一部分晶状体悬韧带薄弱，牵引晶状体的力量不对称，使晶状体朝发育较差的悬韧带相反方向移位。

1. 单纯性晶状体异位

有较明显的遗传倾向，为规则的或不规则的常染色体显性遗传，少数为常染色体隐性遗传，常为双眼对称性。可伴有裂隙状瞳孔畸形。悬韧带发育不良的原因尚不明了。虽然子宫内炎症、神经外胚层的睫状体萎缩等是可能的诱发因素，但确切机制不明。如果伴有葡萄膜广泛缺损等中胚叶发育异常，则可能与中胚叶发育紊乱有关。

2. 伴有晶状体形态和眼部异常

常见的有小球形晶状体（microspherophakia）、晶状体缺损（coloboma of the lens）、无虹膜症（aniridia）等。

3. 伴有先天性的晶状体异位或脱位

（1）Marfan 综合征　是一种不规则的常染色体显性遗传病，为全身中胚叶组织广泛紊乱，以眼、心血管和骨骼系统异常为特征。Marfan 于 1896 年首先报告。眼部异常表现为晶状体异位，尤其是向上和向颞侧移位（图 5-10）。由于虹膜色素层缺如可产生后透照试验阳性，瞳孔开大肌局部缺如致使药物难以将瞳孔散大。另外，眼部还可有前房角异常，脉络膜和黄斑缺损。也可产生青光眼、视网膜脱离、眼

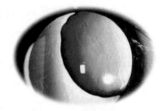

图 5-10　晶状体移位

球震颤、斜视、弱视等并发症。骨骼异常见于手足四肢骨细长、长头和长瘦脸。心血管异常表现为卵圆孔不闭合、动脉瘤和主动脉狭窄等。一般男性多于女性。

（2）同型胱氨酸尿症　为常染色体隐性遗传病，最常影响骨骼，以骨质疏松和有全身血栓形成趋势为特征。晶状体多向鼻下脱位，晶状体易于脱至前房和玻璃体腔内，

晶状体悬韧带的组织结构及超微结构有异常改变。眼部也可合并先天性白内障、视网膜脱离和变性、无虹膜等异常。实验室检查可检出血、尿中含有同型胱氨酸（homocystinuria）。本病原因为缺乏脱硫醚合成酶，不能使同型胱氨酸转化为胱氨酸所致。

（3）Marchesani 综合征　为常染色体隐性遗传病。患者身材矮小、指（趾）短粗，心血管系统正常。晶状体球形，小于正常，常向鼻下方脱位，脱位后晶状体进入前房，易发生青光眼，常伴有屈光性高度近视。其他眼部异常有上睑下垂、眼球震颤、小角膜等。

（二）外伤性晶状体脱位

眼外伤尤其眼球钝挫伤是晶状体脱位的最常见原因。外伤性晶状体脱位（traumatic dislocation of the lens）常伴有继发性白内障形成。脱位的晶状体可脱入前房或玻璃体腔内；如伴有眼球破裂，晶状体可脱至球结膜下。

（三）自发性晶状体脱位

自发性晶状体脱位是由眼内病变引起悬韧带机械性伸长，或由炎症分解与变性所致。常见于先天性青光眼、葡萄肿或眼球扩张，也可见于睫状体炎症粘连或玻璃体条索牵拉晶状体。此外眼内肿瘤也可推拉晶状体离开正常位置。

晶状体位置异常的处理首选保守治疗，对于没有并发症的晶状体不全脱位，治疗的办法是用框架眼镜或角膜接触镜矫正有晶状体区或无晶状体区的屈光不正，恢复适当的视力。由于有晶状体区的散光多数是不规则的，往往难以矫正，而无晶状体区的光学矫正常可获得较好的效果。如果无晶状体区较小，同时前房较深，可用弱散瞳剂将瞳孔持续散大，或进行激光虹膜切开，增加无晶状体区，利于无晶状体区的屈光矫正。

晶状体脱位的手术治疗是困难的。因为摘除脱位的晶状体比一般白内障摘除风险大，晶状体脱位造成视力下降的原因是多方面的，如屈光介质混浊、继发性青光眼、先天性眼底异常等，晶状体摘除术后并不一定能改善视力，盲目手术可能导致视力的损害甚至眼球的丧失，因此应慎重决定治疗方案。晶状体脱位的治疗取决于晶状体的位置、晶状体的硬度、患眼的视力和对侧眼的视力、年龄、有无先天异常、有无并发症及手术的条件等。一般认为手术摘除晶状体的适应证为：①晶状体脱位严重损害视力，尤其是伴有白内障者；②晶状体脱入前房；③晶状体溶解性青光眼；④晶状体过敏性葡萄膜炎；⑤瞳孔阻滞性青光眼，保守治疗或单纯青光眼手术不能降低眼压者；⑥晶状体混浊妨碍进行视网膜脱离的检查和手术；⑦脱位晶状体为过熟期或成熟期白内障。

第三节

玻璃体疾病

玻璃体疾病的病理改变主要表现为液化、混浊、纤维组织增殖及收缩等。病变可为先天发育性，也可由感染、外伤、寄生虫、炎症及出血等多种原因引起。玻璃体可因各种因素影响而发生变性，主要表现为玻璃体凝胶主体的液化和凝缩，称为玻璃体液化。玻璃体液化后易发生玻璃体后脱离。玻璃体内固体成分积聚，或有血液及其他有形成分侵入，出现不透明体，称为玻璃体混浊。玻璃体混浊是玻璃体疾病的常见体征。玻璃体纤维组织增殖主要表现为玻璃体内纤维或条索形成，由于纤维增殖组织常与视网膜相连，易引起牵拉性视网膜脱离。与弱视相关的玻璃体疾病主要为发生于儿童发育早期的玻璃体原发疾病，包括先天原始玻璃体动脉残留、永存原始玻璃体增生症和各种原因导致的玻璃体混浊。

一 先天性玻璃体发育异常

玻璃体在胚胎发育时期，即玻璃体形成和玻璃体动脉系统退化阶段，受某种因素影响，可出现发育异常。

（一）玻璃体动脉残留

在胚胎发育过程中，自视乳头至晶状体有一玻璃体动脉，正常情况下胚胎发育到7个月左右时逐渐萎缩，出生后可完全退化消失。但少数人玻璃体动脉萎缩不全，出生后不退化或退化不全则形成玻璃体动脉残留。

根据在发育阶段受到影响的程度不同，可表现为完全残留和不完全残留。

1. 玻璃体动脉完全残留

从视乳头直至晶状体后面的玻璃体前界膜，残留的动脉在晶状体的后方玻璃体内呈灰白色条状（图5-11）、扇状或漏斗状，并可随眼球转动而往返运动。玻璃体动脉可完全闭塞，也可含有血液。

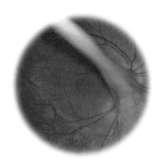

图5-11　玻璃体动脉完全残留

2. 玻璃体动脉不完全残留

玻璃体动脉不完全残留，有三种表现：

（1）附着于晶状体后部的残留　在晶状体后极鼻侧偏下方附近的玻璃体，可见灰白色致密圆点，直径为1.5~2mm，与晶状体后囊接触。

（2）视乳头前残留　也称玻璃体后部残留，是从视乳头边缘发出的纤维胶质组织伸入到玻璃体内。

（3）玻璃体中残留　可附着于视乳头或漂浮在玻璃体中，发育成囊肿。

本病患者一般情况下视力不受影响，无须处理。但对于残留组织干扰外界光线进入视网膜黄斑区，影响中心视力发育者，则可考虑玻璃体切割手术，避免导致形觉剥夺性弱视。

（二）永存原始玻璃体增生症

本病多见于婴幼儿或儿童，90%为单眼发病。是胚胎发育阶段原始玻璃体未退化，在晶状体后方纤维增殖的结果。根据其特点可分为两型：

1. 前部型

晶状体后原始玻璃体残留增殖形成纤维膜，临床上表现为白瞳症。纤维膜上常伴有血管，并与睫状突相连，睫状突被纤维膜牵引拉向瞳孔区，散瞳后可见被纤维膜牵引拉长的睫状突，为本病的特征性表现之一（图5-12）。晶状体后的纤维血管膜与晶状体后囊紧贴，可撕裂晶状体后囊，引起晶状体肿胀、形成白内障。晶状体混浊、膨胀可使虹膜隔前移，前房变浅，导致闭角型青光眼。在长期高眼压作用下，角巩膜壁扩张膨大，最终形成"牛眼"。极少数患儿视乳头周围视网膜被牵拉成皱褶，视乳头纤维增殖伴玻璃体的纤维条索。多数患者视力较差，严重者可导致视力丧失。本病可伴有小眼球、浅前房、小而扁平的晶状体、斜视、眼球震颤等。

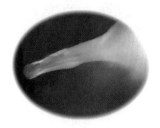

图 5-12　PHPV（前部型）

2. 后部型

为一血管膜样组织，自视盘起，沿隆起的视网膜皱襞向晶状体后延伸，达下方周边部。其前房正常，晶状体透明，没有晶状体后膜，可为小眼球。可单独发生，也可伴有前部型。

本病患者一般视网膜发育正常，早期可试行晶状体切除及玻璃体切除，同时切除瞳孔区的膜组织，可阻止闭角型青光眼的发生，但难以得到有用的视力。对于后部型，手术难以取得疗效。对于手术成功者，可实施适当弱视治疗，或能获得一定程度的视力改善。

二　玻璃体混浊

玻璃体混浊不是一种独立疾病，而是某些眼病的共同表现。包括生理性玻璃体混浊和病理性玻璃体混浊，前者一般不影响视力，后者若发生于视觉发育早期的患儿则构成形觉剥夺性弱视风险，其病因包括累及玻璃体的炎症、出血、外伤、异物、肿瘤等，其中以玻璃体积血为常见（图 5-13）。

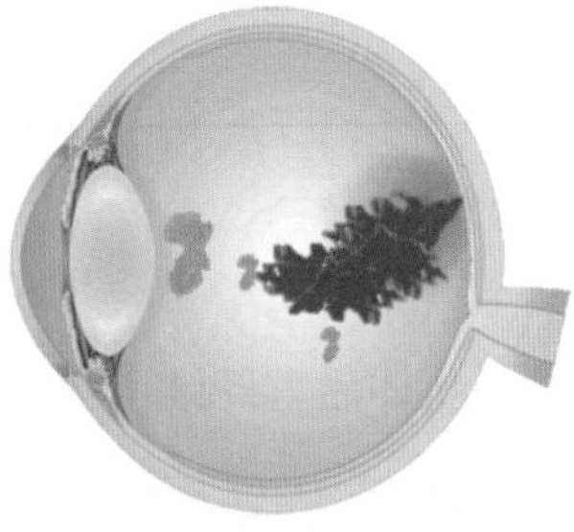

玻璃体积血的临床表现因出血量多少、时间长短以及引起出血的原发病不同而有较大差异。少量出血时，仅有飞蚊症，视力可有不同程度的减退；大量出血时，玻璃体严重混浊，视力下降明显，或仅存在光感。少量出血多能较快地吸收，出血量大时，血液吸收则需要 6 个月或 1 年以上。非眼球穿透伤引起的玻璃体积血一般先观察 1~3 个月，等待出血自行吸收。

图 5-13　玻璃体混浊（出血）

随着医疗设备的发展，医疗水平的提高，玻璃体手术已成为治疗玻璃体疾病以及和玻璃体改变有关的复杂视网膜病变的重要手段。小儿玻璃体手术的开展，更是为挽救患儿视力、避免弱视发生、保证眼球及眼眶的正常发育，起到了至关重要的作用。玻璃体混浊儿童患者，屈光介质混浊可能引起形觉剥夺性弱视甚或继发视网膜脱离，导致更严重的功能损害，条件成熟时可考虑提前予以手术治疗。

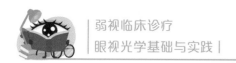

第四节
视网膜疾病

视网膜是一层对光敏感、精细的薄膜样组织，是形成各种视功能的基础。视网膜由视网膜色素上皮和视网膜神经上皮组成，分别由视杯外层和内层分化形成，二者之间有一潜在间隙，黏附并不紧密，这是发生视网膜脱离的解剖基础。视网膜毛细血管壁内皮细胞之间存在紧密连接，构成了视网膜内屏障；视网膜色素上皮细胞之间的紧密连接构成了视网膜外屏障。正是由于存在着视网膜内、外屏障，视网膜神经上皮层在正常情况下始终保持干燥透明。如果上述任何一种屏障发生障碍，血管中的血浆等成分渗漏入神经感觉层内，可引起视网膜水肿或脱离。视网膜色素上皮与 Bruch 膜粘连紧密，不易分开。视网膜色素上皮、玻璃膜以及脉络膜毛细血管组成了一个统一的功能整体，称为色素上皮-玻璃膜-脉络膜毛细血管复合体，其对维持光感受器微环境有着重要作用。影响儿童视觉功能发育的视网膜常见疾病包括视网膜血管病、黄斑疾病等。

一　视网膜血管病

视网膜血管病是视网膜病中的一大类疾病，除与遗传及视网膜局部病变有关外，还受到全身疾病的影响。儿童常见的视网膜血管病包括外层渗出性视网膜病变、早产儿视网膜病变、家族性渗出性玻璃体视网膜病变。

（一）外层渗出性视网膜病变（external exudative retinopathy）

外层渗出性视网膜病变又称 Coats 病或视网膜毛细血管扩张症。该病好发于男性儿童，12 岁以下占 97.2%。病因不明，无遗传性，与系统性血管异常无关。一般全身健康，偶可伴有视网膜色素变性等。视网膜血管异常是主要病变。异常的血管功能不全，血管壁屏障功能受损，引起血浆和其他血液成分渗漏，视网膜下有大量类脂渗出。视力障碍较为明显，年幼患儿常不能自述，多因发生斜视或"白瞳症"［图5-14（a）］才就诊。眼底典型改变为视网膜硬性渗出和血管异常。渗出可出现于眼底任何部位，渗出为白色或黄白色不规则而隆起的视网膜类脂样渗出，可高达数个屈光度，多位于视网膜血管下面［图5-14（b）］。常可见深层出血和发亮小点状胆固醇结晶。病变区的血管显著异常，动静脉均可受损，尤以小动脉明显。血管扩张迁曲，毛细血管梭形膨胀，呈囊状或球形。黄斑可有水肿、渗出或盘状瘢痕。视网膜新生血管少见。病程进展缓慢，视网膜渗出加重，视网膜局部或全部脱离。荧光素眼底血管造影（fluorescein fundus angiography，FFA）检查显示视网膜小血管和毛细血管扩张迁曲，血管形态异常，异常血管渗漏明显，大片毛细血管无灌注［图5-14（c）］。早期可对视网膜毛细血管扩张区行激光光凝或冷凝治疗，封闭异常血管，减少渗出，使病变区形成瘢痕，阻止病情进展，但需要多次治疗和长期随访。本病的并发症，如青光眼、白内障和视网膜脱离等，可根据具体情况考虑予以手术对症治疗。对于黄斑中心凹结构未被完全破坏的儿童患者，仍可尝试弱视治疗，最大程度地恢复视觉功能。

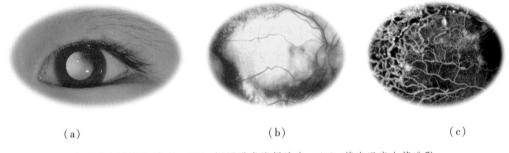

（a）　　　　　　　　　　　（b）　　　　　　　　　　　（c）

（a）"白瞳症"外观；（b）视网膜类脂样渗出；（c）荧光眼底血管造影。

图5-14　Coats病

（二）早产儿视网膜病变（retinopathy of prematurity，ROP）

早产儿视网膜病变是一种发生于早产儿和低出生体重儿的眼部视网膜血管增生性疾病。孕34周以下、出生体重小于1500g和出生后吸氧史是发生早产儿视网膜病变的高危因素，发生率10%~34%。胚胎4个月以前，视网膜没有血管，4个月以后，视网膜血管才由视神经处发生，逐渐向视网膜周边部生长。大约在胚胎8个月时，视网膜鼻侧血管已达锯齿缘，但颞侧血管要等到胎儿足月出生时才能完全发育。在血管未完全发育成熟期间，大量的氧气将促使发育不成熟的血管闭锁，因而阻止了正常视网膜血管的发育（图5-15）。

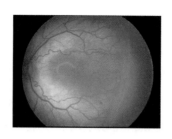

图 5-15 早产儿视网膜病变

病变按严重程度分为 5 期：

1 期：约发生在矫正胎龄 34 周，在眼底视网膜颞侧周边有血管区与无血管区之间出现分界线。

2 期：平均发生于矫正胎龄 35 周（32~40 周），眼底分界线隆起呈嵴样改变。

3 期：平均发生于矫正胎龄 36 周（32~43 周），眼底分界线的嵴样病变上出现视网膜血管扩张增殖，伴随纤维组织增殖；阈值前病变平均发生于矫正胎龄 36 周，阈值病变平均发生于矫正胎龄 37 周。

4 期：由于纤维血管增殖发生牵拉性视网膜脱离，先起于周边，逐渐向后极部发展；此期根据黄斑有无脱离又分为 A 和 B，4A 期无黄斑脱离，4B 期黄斑脱离。

5 期：视网膜发生全脱离（大约在出生后 10 周）。病变晚期前房变浅或消失，可继发青光眼、角膜变性、眼球萎缩等。

早产儿视网膜病变应与家族性渗出性玻璃体视网膜病变相鉴别，后者属于常染色体显性遗传病，患儿为足月生，无吸氧史，有家族史。两者的临床表现基本相同。

早产儿视网膜病变一旦发生，进展很快，可有效治疗的窗口期很窄，因此应对早产儿及时筛检，对高危者应每周检查 1 次。30% 1 期患儿可自愈；2~3 期对无血管区进行激光或冷冻治疗；4~5 期行玻璃体切除术切除增殖的纤维血管组织，同时做光凝，以挽救患儿视力。患儿的预后多数不佳。

本病患者有 34% 发生弱视或斜视，其发生率大大高于无早产儿视网膜病变者（仅为 5%~10%）。对于此类患者，早期发现并处理其弱视危险因素、病情稳定期及时实施弱视治疗，是防治弱视，最大程度减少或避免视功能损失的关键。

（三）家族性渗出性玻璃体视网膜病变（familial exudative vitreo-retinopathy，FEVR）

家族性渗出性玻璃体视网膜病变，是一种以周边视网膜血管发育异常为特征的遗传性视网膜血管疾病。本病同时侵犯双眼，两侧病情轻重不一。眼底改变与早产儿视网膜病变酷似，但本病发生于足月顺产新生儿，无吸氧史，且多数有常染色体显性遗传的家族史。常见周边部纤维血管增生和牵拉性视网膜脱离，在新生儿或青春期伴视网膜下渗出或渗出性脱离。晚期可发生孔源性视网膜脱离。多为双侧，但程度可不对称。本病可分为3期：

1期：用间接检眼镜加巩膜压迫检查，可见颞侧周边部视网膜受压处及其周围苍白视网膜血管无异常（图5-16）。视网膜亦无渗出性改变。表现为玻璃体后脱离合并有雪花状混浊。

2期：颞侧视网膜自赤道部至锯齿缘出现新生血管（图5-17）。视网膜及其下方渗出。局限性视网膜脱离，颞侧纤维血管膜牵引视网膜血管，形成黄斑偏位（图5-18）。玻璃体增厚，周边视网膜有新生血管和纤维膜形成。

3期：病变进一步发展，视网膜内及视网膜下渗出，玻璃体纤维化，最终由于纤维血管增殖发生牵拉或合并孔源性视网膜脱离（图5-19）。

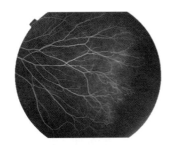

图5-16 周边视网膜无血管区

（荧光素眼底血管造影）

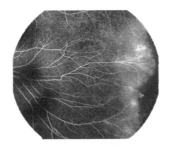

图5-17 周边视网膜新生血管形成

（荧光素眼底血管造影）

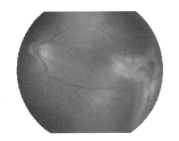

图5-18 颞侧视网膜血管被牵引，黄斑偏位，

周边视网膜局限性脱离

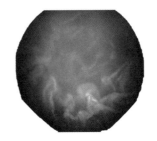

图5-19 全视网膜脱离

有家族史，无早产吸氧史，双眼罹病、玻璃体混浊以及特殊的检眼镜下和荧光素眼底血管造影所见，为本病诊断的重要根据。需要与本病鉴别者有早产儿视网膜病变和Coats病。早产儿视网膜病变有早产、低出生体重、吸氧史，无家族史。Coats病无

玻璃体病变、无广泛的玻璃体视网膜粘连且渗出也不限于周边眼底，检眼镜下表现与本病迥异。

本病尚无有效治疗方法。病变区早期行激光光凝，有望阻止病变的进一步发展。本病发生的牵拉性视网膜脱离复位困难，必要时可试行玻璃体切割和巩膜扣带术。预后的优劣，取决于病变程度和病情是否进展。如病变停止于 1 期，视功能尚可保持。如继续发展，玻璃体视网膜损害严重，则预后不良。

值得注意的是，部分首诊为"旁中心注视性弱视"的患者，弱视治疗效果很差或治疗无效，这些患者或既往有 FEVR 病史，或弱视治疗过程中发现隐藏的 FEVR，其"旁中心注视"与 FEVR 导致的黄斑异位（发生率约为 49%）有关。此类患者，旁中心注视无法纠正，视力预后较差（详见本节"黄斑疾病"部分）。

二 黄斑疾病

黄斑部位于视轴后端，为视觉最敏感处，黄斑部异常，势必严重影响中心视力。视网膜后极部在胚胎发育中分化最早，但黄斑部却在胎龄 3 个月时才开始出现，其分化程度远较周围视网膜迟缓。Chievitz 过渡性纤维层存在，核分散变薄现象也不明显。至 7~8 个月时，才开始迅速成长，中心凹出现，黄斑中央部神经节细胞层变薄，外丛状层变宽，纤维加长，神经节细胞向中心凹周围外移。出生时，Chievitz 纤维层大部分消失，中心凹（fovea）的神经细胞仅余一层，内核层变薄，外核层只有单层视锥细胞，无视杆细胞，此时视锥细胞发育尚未完全，直到出生后 3~4 个月，才日趋完善而开始有视觉功能。在此整个过程中，任何内在的或外在的有害因素都有可能导致黄斑部异常。

影响儿童早期视功能发育的黄斑疾病包括先天性黄斑部异常、遗传性黄斑营养不良。先天性黄斑部异常主要有黄斑部缺损和黄斑部异位两种。遗传性黄斑营养不良是一组病因不明、累及眼底后极部、以双眼对称性中心视力下降为特征的遗传性眼底病。通常包括青少年性黄斑变性（Stargardt 病）、卵黄样黄斑营养不良、视锥细胞营养不良等。

（一）黄斑部缺损 (macular coloboma)

黄斑部缺损是严重影响中心视力的眼底先天异常。病因尚无定论，有的可能与发育阻滞有关，有家族或遗传史，有的可能为胚胎期感染所致，但眼底表现相同，临床上无法区分。

黄斑部缺损大多为单眼发病，偶有双眼发病。在婴幼儿期发病，患儿自幼视力高度不良，眼底形态多样，缺损多呈圆形或横椭圆形，位于黄斑或其附近，大小 1~10PD 不等，颜色变异很大。根据巩膜的暴露程度和色素多少分为三型：

1. 色素型

临床最为常见。特点是在黄斑部缺损区内及其边缘有大量的色素。色素浓淡不一，浓密处色素堆积，稀薄处则可透见巩膜。脉络膜毛细血管层缺失，可透见少数迂曲的脉络膜大血管，缺损区无明显凹陷，边缘清晰。表面视网膜血管行径正常，无间断。巩膜无向后膨出（图5-20），视神经乳头一般正常。

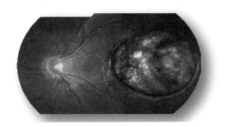

图 5-20　黄斑缺损（色素型）

2. 无色素型

位于黄斑区内，为一圆形或椭圆形、边缘有陡峭的灰白色缺损区。色素稀少，仅在缺损的边缘处可见细条状的色素沉着，如衣服的镶边。巩膜明显暴露，并向后膨出，在 B 型超声波扫描的声像图上可以看出。偶见少量脉络膜大血管，或完全消失。视网膜血管到此处突然中止，不进入缺损区（图5-21）。有时伴有视神经乳头缺损。

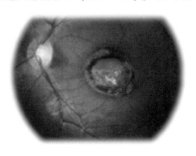

图 5-21　黄斑缺损（无色素型）

3. 黄斑部缺损合并血管畸变

此型少见。黄斑缺损处脉络膜血管和视网膜动脉发生吻合或血管自缺损区走出，进入玻璃体。本病缺乏有效治疗手段，对于仍有旁中心视力者，可给予屈光矫正及适当的弱视训练。

（二）黄斑部异位 (macular ectopia)

正常黄斑部位于视乳头颞侧偏下方，距视乳头约 2PD 处（图 5-22）。黄斑部明显偏离正常位置，称为黄斑部异位，异位程度差异很大，多向颞上、颞下或颞侧偏移而远离视乳头，严重者达 4PD。向鼻侧移位靠近视乳头边缘者少见。中心凹反光正常或稍模糊，视网膜血管可正常或随黄斑部异位而异常分布（图 5-23）。发生原因可能与遗传、发育异常或胚胎期脉络膜视网膜炎症有关。

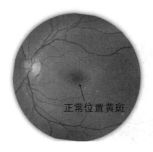

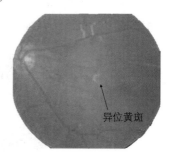

图 5-22　正常黄斑位置　　　　　图 5-23　黄斑异位

（FEVR 患者黄斑被牵拉为横椭圆形并向颞侧移位）

黄斑部异位可单侧发病，或双侧发病。双眼单视功能丧失，患者如仍用（异位的）中心凹注视，视力正常。但用旁中心注视者视力不良，亦不能矫正。黄斑部显著异位者，因明显异常的 Kappa 角而呈现假性斜视外观，其与真性斜视的鉴别方法是用遮盖试验，假性斜视除去遮盖、眼球不转动，或向斜视的相反方向转动。黄斑部异位有时还可伴有眼的其他先天异常，如脉络膜缺损、玻璃体动脉残留、小眼球、小角膜、圆锥角膜等。

（三）Stargardt 病 (Stargardt's disease，STGD)

Stargardt 病是指黄斑萎缩性损害合并视网膜黄色斑点沉着，是最常见的青少年性黄斑变性。因 1909 年由 Stargardt 首次报告而得名。本病具有两种特殊征候：黄斑椭圆形萎缩区及其周围视网膜的黄色斑点（图 5-24）。是一种原发于视网膜色素上皮层的常染色体隐性遗传病，散发者亦非少见，较多发生于近亲婚配的子女。患者双眼受累，同步发展，无明显性别差异。Stargardt 病发病年龄多在

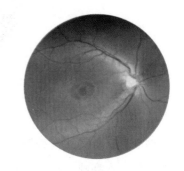

图 5-24　黄斑变性呈椭圆形脱色素区

5~25 岁，视力进行性缓慢下降，可有不同程度的色觉障碍，早期为轻度红绿色盲，晚期可形成全色盲，最后中心视力丧失。因病变主要局限于后极部，因此对周边视力影响不大，患者视力多在 0.1 以下，很少致全盲。在漫长的疾病发展过程中，其病程可分成初期、进行期、晚期三个阶段。

1. 初期

眼底完全正常，但中心视力已有明显下降，易被误诊为癔症，部分患者存在弱视危险因素，并表现为旁中心注视，因此易被误诊为弱视。FFA 检查可见黄斑中央数量较多而细小的弱荧光点，呈椭圆形分布。所以 FFA 对本病早期诊断极为重要。随着技术的进步，目前眼底自发荧光已取代 FFA 评估可疑 Stargardt 病（图 5-25）。

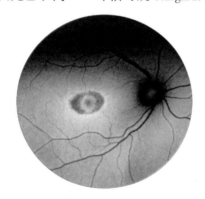

图 5-25　黄斑区"牛眼"样显影（眼底自发荧光）

2. 进行期

最早的眼底改变是中心反光消失，色素紊乱，继而在黄斑深层见到灰黄色小斑点，并逐渐形成一个横椭圆形边界清楚的萎缩区，如同被锤击过的青铜片样外观。随着病程的进展萎缩区周围又出现黄色斑点，萎缩区扩大，可侵及整个后极部，此时 FFA 可见整个萎缩区呈斑驳状强荧光，其周围与黄色斑点相应处有虫蚀样小荧光斑。此种斑驳状和虫蚀样荧光斑是一种因色素上皮损害而显示的透见荧光。

3. 晚期

黄斑部可见硬化、萎缩的脉络膜血管，并有形态不规则的色素斑，说明脉络膜毛细血管亦已损害。由于黄斑部"靶"状色素上皮萎缩区可以合并脉络膜毛细血管萎缩，FFA 显示低弱的背景荧光中显露脉络膜的粗大血管，形象地称之为"牛眼征"。本病绝无荧光素渗漏现象。

本病常见的原因是 *ABCA* 4 基因中的双等位基因突变，目前尚缺乏有效治疗手段。

病变呈进行性发展，出现黄斑变性者视力预后较差。对于部分久治不愈甚或治疗过程中出现病情异常反弹的弱视患者，尤其是表现为旁中心注视者，即使眼底完全正常，也要警惕其是否为本病的早期罹患者！

（四）卵黄样黄斑营养不良（vitelliform macular dystrophy，VMD）

卵黄样黄斑营养不良为一种独立的遗传性黄斑营养不良，又称 Best 病，因由 Best 于 1905 年首先提出该病具有遗传倾向而得名，为常染色体显性遗传病。发病年龄 3 ~ 15 岁，平均 6 岁，为双眼发病。早期视力往往不受影响，多在眼底检查中发现。随病变发展，视力可明显下降，最后多为 0.4~0.6，低于 0.1 者少见，并可出现轻度红绿色盲。视力受损的程度两眼并不一致，而且单从眼底改变也很难估计其视力状况。本病在病情发展过程中，形态变化很大，按其自然病程可分为四期：

1. 卵黄病变前期

眼底可无异常，或仅在黄斑中心凹处出现黄色小点，类似蜂房样结构，视力正常。如无家族史，常不易诊断。

2. 卵黄期

黄斑区出现典型改变，中央有卵黄状橘黄色囊样隆起，形状圆边界清，均匀一致，呈半透明性质，视网膜血管跨越其上，大小约 1PD，后期可退变为"煎鸡蛋"样外观（图 5-26）。因此期患者视力正常或轻度下降，较少就医，而不易发现这种典型改变。

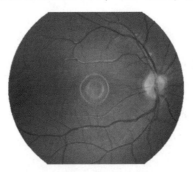

图 5-26　卵黄样黄斑营养不良

3. 卵黄破碎期

随病变发展，卵黄样病变内物质逐渐出现液化，呈不均匀之蛋浆样，出现液面，呈假性前房积脓样外观。此期可伴有视网膜下新生血管，导致出血和渗出。患者常于此阶段因视力明显下降而就诊。

4. 萎缩期

病变最后吸收，色素上皮与邻近的感光细胞趋于萎缩，形成伴有色素增殖的灰白色机化灶。患者视力永久性损害，残留浓厚的中心暗点。

FFA 显示卵黄病变前期呈不均匀透见荧光，说明在卵黄病变形成之前已有色素上皮损害。以后由于卵黄样物质的遮蔽，病灶区可表现弱荧光。卵黄样物质部分或全部吸收后，由于色素上皮萎缩，表现为透见强荧光。发生视网膜新生血管时，可有荧光素渗漏。ERG 检查提示 a、b 波正常，c 波下降或消失，视野检查早期有相对中心暗点，晚期为绝对暗点。

根据以上典型临床表现，结合电生理学检查可明确诊断。患者视力预后较好，多数可保留阅读视力。目前无特殊疗法。低龄患者常合并远视性屈光不正、内斜视，甚或存在弱视风险，在对因处理和实施弱视训练的同时，要密切关注眼底，尤其是黄斑部的变化。

（五）视锥细胞营养不良（cone dystrophy，COD）

视锥细胞营养不良是一组累及视锥细胞功能的遗传性视网膜变性。本病主要损害视锥细胞，也伴有不同程度的视杆细胞损害。病变主要累及黄斑区，也可发生周边部的视网膜色素变性，故又称为"中央型视网膜色素变性"。遗传方式可见常染色体显性、隐性（散在病例）或 X 性连锁隐性遗传。根据其临床特点，可分为两大类型：

1. 静止型

主要表现为色觉障碍，视力正常或轻度下降，其中可能伴有弱视，严重者有眼球震颤，患者有畏光的感觉，眼底检查多正常。

2. 进展型

表现为进行性色觉障碍和进行性视力减退。患者出生时眼部正常，一定年龄后出现视力进行性下降，发病年龄为 6~50 岁，视力开始减退多在 20 岁前，晚期视力低至 0.1 以下，患者均有畏光及昼盲症状。早期视功能轻度或中度下降时，眼底检查几乎正常，或仅有中心凹反射消失。待病变进展，黄斑部可出现金箔样反光，显示色素上皮萎缩，萎缩区呈牛眼状 [图 5-27（a）]。另一些眼底改变为后极部呈弥漫性色素小点和色素脱失，但界限不清。晚期可合并脉络膜毛细血管萎缩。两眼病变非常对称，视神经及血管早期无改变，晚期有颞侧苍白，小动脉变细。有时周边区可以见到色素沉着，多半呈局限性，表示该部合并有视杆细胞的损害。

FFA 检查主要表现为黄斑区靶心样或弥漫性脱色素窗样缺损，如有色素团块，可见荧光遮蔽［图 5-27（b）、(c)］。视野检查有中心暗点。色觉检查可见后天性色觉受损，患者呈全色盲，为本病主要特征之一。暗适应曲线视锥细胞部分明显异常，视杆细胞阈值正常。ERG 检查视锥细胞明适应和 30Hz 闪烁光反应近于消失，暗适应正常，眼电图（electro-oculogram）检查正常。

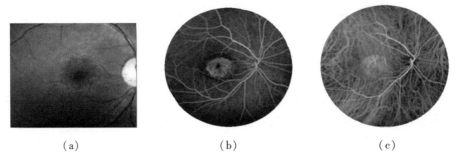

（a）视锥细胞营养不良；（b）早期黄斑区"靶心样"强荧光；（c）晚期黄斑区呈透见荧光。

图 5-27　锥细胞营养不良（FFA）

根据本病的发病特征和眼底检查，结合 FFA、视野检查、色觉检查及电生理检查即可确诊。但目前尚无特效疗法。

上述视网膜疾病多发生于儿童，均会不同程度影响其视觉功能的发育，其中家族性渗出性视网膜玻璃体病变、Stargardt 病、视锥细胞营养不良或视锥视杆细胞营养不良患者均于青少年时期发病，发病初期即有严重的视力损害，但眼底表现正常或仅有轻微异常改变，是临床上易被误诊为弱视的三种常见的遗传性视网膜疾病。有学者对这三种疾病患者的基因型及其与临床表型的关系进行了分析研究，结果显示 40.9% 患者检测到致病基因突变，其中家族性渗出性视网膜玻璃体病变患者携带 *TSPAN* 12 基因突变，共检测到 11 个突变位点，其中 4 个为新发现的突变位点；Stargardt 病患者携带致病基因涉及 *ABCA* 4 基因（主要致病基因）和 *PROM* 1 基因（可引起部分性 Stargardt 病）；视锥细胞营养不良或视锥视杆细胞营养不良患者分别检测到 *RPGR*、*PROM* 1 和 *GUCY2D* 基因突变，两者临床表现相似，致病基因也互有交叉，遗传方式多样；该研究发现部分疾病之间存在临床表型重叠现象，所有家系基因型及临床表型均发生共分离。采用基因检测结合临床表型分析的方法将显著提高此类遗传性视网膜疾病的早期诊断水平，最大程度避免误诊误治。同时基于基因检测结果确定遗传方式，开展遗传性眼病的咨询，宣传遗传性眼病基本知识，可消除患者及家属的疑虑，并对有生育需求的高危人群进行婚育指导，减少遗传性疾病给患者及家庭带来的痛苦。

三 其他视网膜疾病

（一）视网膜母细胞瘤 (retinoblastoma，RB)

视网膜母细胞瘤起源于眼底视网膜神经上皮细胞，恶性程度很高，是儿童最常见的原发性眼内恶性肿瘤，严重危害儿童的视力乃至生命。患者绝大多数为儿童，尤以 3 岁以下多见。发病率为 1：28000～1：15000，无种族、地域或性别的差异，单眼或双眼均可发生，单眼发病率占 60%～82%。临床及流行病学调查表明大约 10%的 RB 患者有家族史，90%属散发病例。

从遗传学的角度可将 RB 分为遗传和非遗传两种类型。遗传型（约 40%）由遗传性的基因缺陷所致，其中 1/4 有 RB 家族史，突变的基因是由曾患过病的亲代遗传而来，3/4 由正常父母的生殖细胞突变所致。遗传型 RB 发病年龄较小，平均 1 岁，其中 2/3 患者表现为双眼或单眼多个肿瘤病灶，可发生第二恶性肿瘤。非遗传型（约 60%）由体细胞水平发生的基因突变所致。发病年龄偏大，平均 3.5 岁，仅单眼发病，发生第二恶性肿瘤的概率很低。

按视网膜母细胞瘤的发展过程，临床将其分为 4 期：

1. 眼内期

症状主要为视力下降、斜视、眼球震颤及"黑矇性猫眼"（图 5-28）。猫眼是由于视力丧失，瞳孔开大，经瞳孔可见黄白色反光。眼底检查视网膜可见圆形或椭圆形边界不清的黄白色隆起的肿块，可位于眼底任何部位，但以后极部偏下方为多（图 5-29）。肿瘤表面可有视网膜血管扩张或出血，可伴有浆液性视网膜脱离，直径一般 2～3PD，逐渐生长达数个 PD。肿瘤小的不隆起，稍大可以隆起 1～2D，甚至达 12D。肿瘤多为单个，少数可为多个。由于肿瘤组织脆弱，肿瘤团块可播散于玻璃体及前房，造成玻璃体混浊、假性前房积脓、角膜后沉着物或在虹膜表面形成灰白色肿瘤结节。

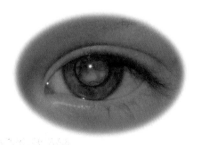

图 5-28 RB（"黑矇性猫眼"外观）

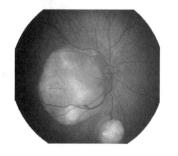

图 5-29 RB

2. 青光眼期

患者头痛、眼痛、结膜充血、角膜上皮水肿及眼球膨大，形成先天性青光眼特征性"牛眼"外观或巩膜葡萄肿。主要是肿瘤生长增大，影响脉络膜和前房变浅导致眼压升高所致。

3. 眼外期

肿瘤向眼外生长，可向前突破眼球壁而突出于睑裂之外，向后穿出而占据眼眶之位置，致使眼球前突。

4. 转移期

肿瘤细胞可经视神经向颅内转移，经淋巴管向局部淋巴结、软组织转移，或经血循环向全身转移，最后患儿全身转移死亡。

由于本病发生于婴幼儿，早期不易发现。50%以上的患儿因肿瘤发展出现白瞳症才被家长发现，约20%的患眼因肿瘤位于黄斑部、视力障碍而表现为失用性斜视。少数患眼红痛及青光眼。1%~2% RB自发消退，自发消退率为其他恶性肿瘤的1000倍，这种消退一般表现为眼球痨和视网膜细胞瘤。

5岁以下儿童，出现斜视、眼球震颤或"猫眼"时，应考虑本病。必要时应散大瞳孔，全麻下详细检查眼底。辅助检查包括：B超检查可见早期病变呈实质性肿块回波，较晚期由于肿瘤组织坏死空隙形成，呈囊性肿块回波，并可发现钙化。彩色多普勒检查发现同时叠加的血流信号则有利于与其他疾病相鉴别。X光检查可见钙质沉着是RB的重要特点，若X光摄片发现斑块状或颗粒状钙化灶（图5-30）有助于诊断。穿刺抽取房水或玻璃体液进行细胞学检查，如发现肿瘤细胞可确定诊断，但该检查操作所致并发症较多。

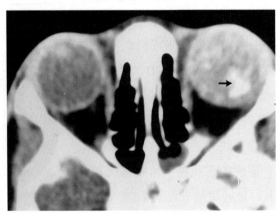

图5-30　RB（X光检查）

本病的治疗首先应考虑控制肿瘤生长、转移，挽救患儿生命；其次考虑是否保留眼球及有用视力。可根据肿瘤发展的程度，选择激光治疗、放射治疗、冷冻治疗、化学疗法、手术治疗等措施。

（二）眼白化病 (ocular albinism，OA)

白化病（albinism）是一种先天性色素缺乏，是人体缺乏酪氨酸酶所致。在正常情况下，酪氨酸酶使酪氨酸变成中间物质多巴，再进一步氧化成多巴醌，并最终形成黑色素，缺乏这种酶则色素细胞颗粒不能形成色素沉着而表现为白化外观。眼白化病常为全身白化病（total albinism）的一部分。但也可单独存在，甚至仅限于眼底，称作眼底白化病（albinotic fundus）。

葡萄膜所含色素量多少，因人种而异，即使在同一人种也有不同。视网膜色素上皮层的色素量则比较恒定，所以眼白化病以视网膜色素上皮层（包括虹膜睫状体色素上皮层）缺少为标准，这也是本病临床症状和体征的基础。

全身白化病者，全身皮肤、毛发及眼部全无色素或缺少色素［后者称为不完全性白化病（albinoidism）］。就眼部而言，眉毛、睫毛、眼睑皮肤皆呈白色或淡黄色。结膜常有充血。虹膜为浅灰色，瞳孔内呈红色反光（图5-31），眼底呈橙红色，视网膜脉络膜血管一览无遗。视神经乳头的红色与周围橙红色常难以分清。检眼镜下黄斑部、黄斑中央及中心凹不能见到（图5-32）。患者显著畏光，视力欠佳，且有高度屈光不正，常为复性近视散光，不能矫正。同时因黄斑部发育不良而有水平性或旋转性眼球震颤。视野向心性狭窄，并有中心暗点。但色觉、光觉、暗适应、ERG检查均可正常。

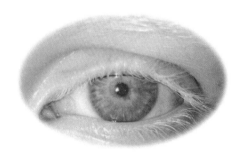

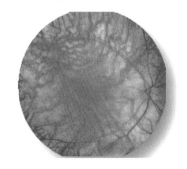

图 5-31 白化病眼部外观　　　　　图 5-32 白化病眼底

白化病仅限于眼球者，眼外部无白化病改变。局限于眼底者，虹膜睫状体色泽正常，畏光症状相应减轻，而视力及视野仍有明显损害。

白化病患者大多为男性。除上述改变外，尚有身躯矮小、生殖器发育不全，个别患者还伴有智力发育障碍。本病有遗传性，完全性者为常染色体隐性遗传，不完全性者除大多数属于常染色体隐性遗传外，间有显性遗传。眼白化病及眼底白化病则主要为中间性性连锁隐性遗传。异合子女性基因携带者具有典型而轻微的白化病临床体征，虹膜色素缺乏，眼底后极部有色素，周边部却很少。整个眼底可见特殊的尘埃状色素点或色素斑块。视力常无损害，有时有近视。ERG 检查正常。

白化病无法治疗。对于存在高度屈光不正、斜视等弱视危险因素者，需行对因处理，并在此基础上实施适当的弱视治疗；对虹膜睫状体部位色素缺失同时合并高度屈光不正者，可以给予兼具滤光和屈光矫正作用的偏振光矫正眼镜，在滤过强光、消除眩光、柔化光线、减轻畏光程度的同时，提高投射到眼底物像的对比度；对于部分有适应证的眼球震颤者可以给予三棱镜处方，减轻甚或消除第一眼位眼球震颤，以最大程度地改善其视觉功能（详见第三章第一节）。

（三）视网膜有髓鞘神经纤维 (retinal medullated nerve fibers)

视网膜有髓鞘神经纤维（亦称视网膜有髓神经纤维）是一种出生后的发育异常，较为常见，这种异常占眼科疾病的 0.3%~0.6%，男性发病率约为女性的 2 倍，以单眼多见（约占 80%）。其对视觉的影响，依其病变面积而表现不一。在胎龄 7 个月时，视束和视交叉的神经纤维已有髓鞘，正常情况下，这种自中枢向周围生长发育的神经髓鞘到达视盘筛板后即停止发展，使视网膜神经纤维层保持透明状态，从而使来自屈光介质的光线顺利到达视网膜神经纤维层以外的感光细胞层。如果胎儿在出生后 1 个月或几个月内，部分神经纤维在经过视乳头筛板之后，其神经纤维髓鞘继续生长，则形成不透明的有髓鞘神经纤维。有人认为这种发育异常可能与筛板发育异常有关，或是生成神经纤维髓鞘的少突细胞自视神经异位于视网膜所致。本病大多数患者为非遗传性，少数表现为常染色体隐性遗传，显性遗传者更为少见。

有髓神经纤维沿着视网膜的神经纤维分布，检眼镜下表现为银白色不透明、有丝样光泽的髓鞘斑。其表面和边缘因显示神经纤维纹理而呈"毛刷样"或"鹅羽状"，其部位、大小不一。大多分布于视乳头上、下边缘与视乳头相连，由此沿神经纤维的行走方向伸展；或整个视神经乳头及其周围皆为髓鞘斑所掩盖，浓厚处视网膜血管被遮蔽（图5-33）。偶有远离视乳头独立存在者，上、下血管弓附近，呈现孤立的小片白色羽毛状斑（图5-34）。罕见大面积视网膜有髓神经纤维，几乎覆盖全后极部。有髓神经纤维分布区域，因光线不能透过以刺激视细胞，视野有相应的缺损。因有髓神经纤维很少发生于黄斑部，所以中心视力一般不受影响。有髓神经纤维形成后，一般终身不变，但假如某些原因造成视神经萎缩，这些髓鞘在后期也会逐渐萎缩，髓鞘斑亦会随之消失。本病根据其典型的眼底表现特征即可确诊，无需处理，合并弱视者，绝大多数按常规处理即可。

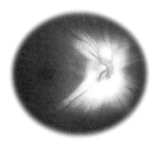 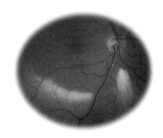

图 5-33　有髓神经纤维　　　　　　图 5-34　有髓神经纤维

第五节

视神经疾病

视神经是指视路中从视盘至视交叉的一段视觉神经。是由视网膜神经节细胞所发出的轴索，在视乳头处汇集，经过巩膜筛板从眼球穿出变成有髓鞘神经所形成。视神经全长 35~55mm，分为眼内段、眶内段、管内段及颅内段四部分。筛板以前的视神经部分是视神经的起端，这部分视神经纤维尚属无髓鞘型，但在通过筛板时全部变为有髓鞘型，同时整个视神经干的直径较筛板前段粗，这种视神经通过筛板的高度拥挤情况，就是导致视乳头发生瘀血或水肿性病变的解剖学基础。视神经相当于中枢神经白质的向外延伸部分，其表面覆盖着 3 层鞘膜，外层为硬脑膜，中层为蛛网膜，内层为软脑膜，均由颅内 3 层脑膜直接延伸而来，因此视神经鞘膜之间的间隙也就与颅内的同名间隙相沟通。视神经的血液供应与大脑血管属于同一来源，即来自颈内动脉。因此，视神经的某些病变与中枢神经系统病变之间关系密切，且相互影响。视神经的病变常由球内、眶内及其周围组织结构的炎症以及全身疾病所致，特别是与相关的中枢神经系统病变有密切关系。其任何部位的病变，均可表现为不同程度的视功能损害，最终可引起视神经萎缩。视神经疾病导致的视功能减退，通常包括视力、视野、色觉和形觉改变及暗适应降低和 VEP 改变。因此，视神经疾病的诊断主要依靠视功能和眼底检查，颅骨 X 线摄片和 CT 扫描也是其重要手段。

视网膜光感受器的神经冲动经双极细胞传至神经节细胞，由神经节细胞发出的神经纤维向视盘汇聚。由于视觉纤维在视路各段排列不同，所以当神经系统不同部位发生病变或损害时对视觉纤维的损害各异，表现为特定的视野异常。因此，检查出视野缺损的特征性改变，对中枢神经系统病变的定位诊断具有重要意义。视神经疾病常见的病因有遗传、炎症、水肿、缺血、萎缩和肿瘤。与儿童视觉发育关系密切的视神经疾病包括视神经遗传性疾病、视神经炎、视神经萎缩等。

238

视神经遗传性疾病

人类视乳头的分化从胎龄约 6 周时开始，在视神经长出以前，相当于视乳头处有一个原始上皮乳头，由围绕胚裂上端的视杯内壁细胞形成。视神经纤维由神经节细胞长出后，由胚裂处进入视茎，穿过视茎的上皮细胞，进入其内层，当神经纤维逐渐增加，形成视神经时，大部分的原始上皮乳头细胞逐渐消失，但少量细胞仍存在于视乳头的中心，被视神经纤维向前推移，与视乳头周围的视网膜细胞隔开，如此形成的锥形质块称为 Bergmeister 原始乳头，以后 Bergmeister 原始乳头的胶质细胞增生，玻璃体动脉由视茎裂进入视乳头中心，其外形成胶质鞘膜。此鞘膜、玻璃体动脉及 Bergmeister 原始乳头在出生前萎缩而吸收。视网膜中央动脉在视乳头面由玻璃体动脉胚枝发出，而由玻璃体动脉两侧发出的静脉在视乳头后面汇合。以上这些胚胎组织，包括神经上皮、原始乳头、多能细胞及血管皆可发生一系列的先天性异常。视乳头进入眼球的部位和角度的变异也是常见的先天异常。

（一）视神经乳头缺损

本病可能是整个胚胎裂闭合缺陷的一个局部表现，伴有典型的脉络膜视网膜缺损；也可能单独存在，但单独存在的视乳头缺损比较罕见。本病可能是散发性的，也可能是常染色体显性或隐性遗传。在同一家族中可能存在其他成员患有眼部其他组织的缺损。

单侧性多于双侧性，轻重不一。轻的类似较大较深的生理凹陷，重的不仅范围可达视乳头的 10 倍以上，且可明显向外膨隆。一般为圆形或竖椭圆形，也可能为不规则形。在相应视野内可有盲点。此类眼球有时有黄斑缺损、永存性玻璃体动脉、晶状体混浊等（图 5-35），因此，视力受到相应的影响。

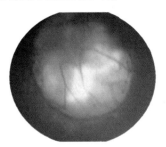

图 5-35　视神经乳头缺损

（二）视神经乳头玻璃疣

视神经乳头玻璃疣是指发生于视乳头的玻璃疣，造成视乳头隆起。可能为常染色体显性遗传。

本病在儿童期通常无症状，年长后部分患者可有视力减退。视野检查显示生理盲点扩大，也可能有神经纤维束病理性损伤。

眼底检查可见视乳头隆起，当视乳头玻璃疣位置表浅时，呈黄色或白色，或为蜡黄色、半透明发亮的圆形小体。可为单个，也可多发，排列成串或堆积呈桑葚状，并可融合成不规则的较大团块，向玻璃体内突出［图5-36（a）］。当玻璃疣深埋在视神经组织内时，视乳头稍扩大，隆起，边界不清，呈不规则起伏状，视网膜血管弯曲爬行于视神经乳头上［图5-36（b）］，形态与视神经乳头水肿相似，因此，常被误诊为视神经乳头水肿。本病常为双侧性（81.5%），约17%伴有其他眼病，如视网膜色素变性、黄斑变性、血管样条纹、视网膜血管闭塞、青光眼等。

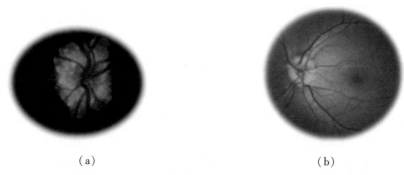

（a）　　　　　　　　　　　　　　　　　（b）

（a）表浅玻璃疣（"桑葚状"视乳头）；（b）深埋玻璃疣（貌似水肿视乳头）。

图5-36　视神经乳头玻璃疣

（三）显性遗传性视神经萎缩

本病于儿童期（通常在10岁以前，一般在4~8岁时）起病，病程缓慢，症状轻微，因此不易觉察。常在学龄前后体检时发现视力异常且无法矫正而被误诊为弱视。呈常染色体显性遗传，子代与同代约有半数发病。

主要症状为双眼缓慢进展、无痛性、对称性中心视力下降，最终视力多稳定在0.25~0.5，约15%患者视力可降至0.1或以下，但很少会降至眼前指数，也不伴有眼球震颤。本病虽为双侧性，但两眼的视力损害程度可能不对称。

眼底检查可见视乳头颞侧苍白，也有少数呈全面性苍白，OCT显示相应的神经纤维层变薄。视野检查在中央视野可查出哑铃状盲点或中心盲点。视力正常者，可用静态定量视野计查出暗点。周边白色视野正常，但蓝色视野常缩小，且可比红色视野还小。约50%患者表现为黄-蓝色觉异常，被认为是本病的特异性表现；10%为红-绿色觉异常，仅6%患者为全色盲。

本病典型病例可根据发病年龄、发病特点、视力、OCT 检查结果、视野及眼病情况等，结合家族史进行临床诊断。对于不典型病例和无家族史者，需要借助相应的分子遗传学基因检测结果明确诊断。目前无特殊治疗方案。视力减退至影响阅读时可试戴近用助视器。

（四）隐性遗传性视神经萎缩

本病为先天性或幼儿期发生的视神经萎缩，视力损害较重，常伴有眼球震颤，呈常染色体隐性遗传，同代可能有25%发病，子代通常正常。可能是先天性的，也可能是在出生后发病的，通常在3~4岁前发现。视力显著减退，降至手动~0.1，甚至完全失明。周边视野缩小，色觉很差，为二色视或全色盲。病情为静止性，很少有恶化或好转。眼底检查可见视乳头苍白与视网膜血管变细。目前尚无特殊治疗方案。

（五）Behr 并发性视神经萎缩

本病特点为视神经萎缩，伴有共济失调等神经系统症状，为常染色体隐性遗传，子代正常，同胞约1/4发病。

在儿童期（1~9岁）起病，主要表现为双侧性视力减退，开始为进行性，数年后保持稳定、静止。视力损害程度为中度~重度（视力0.1左右），有色觉障碍。约半数伴有眼球震颤，2/3有斜视，眼底检查可见视乳头颞侧苍白。神经系统病理性损伤，表现为轻度共济失调，肌张力增加，Babinski 征阳性，腱反射增加。也可能有精神发育不全、括约肌软弱等。

（六）Leber 视神经萎缩

本病是青少年期急起的双眼视神经炎，造成视神经萎缩，视力明显减退。男性较多，起病年龄一般为青少年期，我国资料显示发病年龄为5~64岁，平均为20.2岁。

本病遗传方式非常特殊，有连续传代史，也可相隔一代或数代后发病。患者男性多于女性，但男性患者的后代从不发病，女性患者的后代可能发病。男性患者的姐妹可能为携带者，其子代或孙代可发病。女性携带者在临床上与正常人无异，仅在其后代发病时，可推断为携带者。女性携带者的儿子约 50% 发病，女儿约 8% 发病，但 90%～100% 的女儿为携带者。这种遗传方式在人类遗传病中是非常特殊的，因此，该病的遗传方式有不同的学说，如性连锁隐性遗传、性连锁显性遗传、常染色体显性遗传、细胞质遗传。

主要症状为急起的双眼视力减退，一般双眼同时发病，有些患者为双眼先后发病，相差约 6 个月。视力减退，常降至 0.1 以下，以后有 75% 左右的患者视力保持稳定，不再恶化，也不恢复。约 15% 的患者在数月或数年后，视力部分恢复，偶尔有患者恢复到中等视力（0.3～0.9），但也有少数患者会复发加重。视野有中心盲点，周边视野正常或轻度缩小。眼底检查可见早期视神经乳头轻度充血，边缘模糊 ［图 5-37（a）］；急性期后遗留视神经萎缩，表现为颞侧苍白；重症者视乳头全苍白 ［图 5-37（b）］。

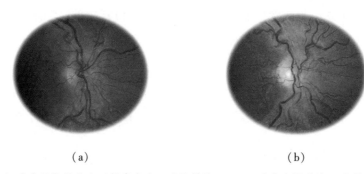

（a）   （b）

（a）病变早期视乳头（轻度充血，边缘模糊）；（b）重度者视乳头（全苍白）。

图 5-37　Leber 视神经萎缩

对发病的家族成员进行随访时，发现在症状出现之前，可先出现视乳头周围毛细血管扩张，视神经纤维变为白色混浊、增厚，特别是视乳头-黄斑纤维束。也可出现视乳头边缘不清，血管迂曲扩张。全身检查与神经系统检查通常为阴性，偶有肌肉软弱、锥体束征、癫痫或蝶鞍扩大等表现。

由于本病对视力损害较重，目前又无特效疗法，视力预后通常较差。因此，有人主张对女性患者及已证实的女性携带者，应劝告其进行绝育。对本病造成的视功能损害，如仍在低视力范围之内（0.05～0.2），可使用近用助视器以恢复其有用的阅读能力。

二　视神经炎

视神经炎泛指视神经的炎症、退行性变和脱髓鞘等疾病。好发于青壮年，儿童患者亦不鲜见，老年人则较少发。根据病变部位不同分为眼内段的视神经乳头炎和球后段的球后视神经炎。

（一）视神经乳头炎（neuropapillitis）

视神经乳头炎又称视盘炎，是视神经球内段或紧邻眼球的球后段视神经的急性炎症，病情急剧，视力障碍严重，往往在数日之内光感消失，常累及双眼。多数患者表现为突然发生的视力急剧下降，一两天内视力严重障碍，甚至黑矇。病初时，患者前额部或球后有隐痛及紧束感，此种症状随视力严重障碍而减轻。有时可伴有眼球转动时疼痛，少数患者有头痛和头晕等感觉。外眼正常，瞳孔常不同程度散大，单眼患者直接光反射迟钝或消失，间接光反射存在；双眼失明者，双眼瞳孔散大，直接和间接光反射均消失。尚存在部分视力者，瞳孔无改变，但对光反射不能持久（跳跃现象）。

眼底检查视盘充血、水肿，境界模糊。但隆起高度通常不超过 2~3D，视盘表面或其周围可有小出血点。视网膜静脉增粗，而动脉一般无改变（图 5-38）。但在检查眼底时如稍稍压迫眼球，即可见到动脉搏动。有时除视盘的病变外，后极部视网膜也可出现水肿、火焰状出血和黄白色渗出斑点，有时还可波及黄斑部，导致黄斑部沿 Henle 氏纤维的放射状水肿皱褶，历时较长后，出现星芒状斑，称为视神经视网膜炎（图 5-39）。后部玻璃体，特别是视神经乳头前方常有尘埃状混浊。FFA 早期静脉期乳头面荧光渗漏，边缘模糊，呈强荧光。对尚有一定视力者进行视野检查，可见巨大而致密的中心暗点，旁中心暗点、象限性缺损或周边视野向心性缩小等视野改变。用红、绿色视标检查，则上述改变更为明显。

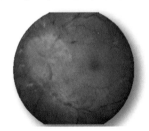
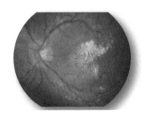

图 5-38　视神经乳头炎　　　　图 5-39　视神经乳头炎（黄斑部星芒状渗出）

视神经乳头炎后，视乳头一般均有不同程度的褪色，表现为境界不清的苍白色，即继发性视神经萎缩。

本病患者视功能预后欠佳，但也有经及时合理治疗后逐渐恢复部分视力，甚至完全恢复者。

（二）球后视神经炎（retrobulbar neuritis）

所谓球后视神经炎是指在眼底检查时不能见到视神经乳头炎症改变，或仅有轻微

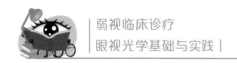
改变的视神经炎症。

1. 根据视神经横断面炎症主要损害部位分类

按照视神经横断面炎症主要损害部位，可分成 3 种，即球后视神经周围炎、轴性球后视神经炎、横断性球后视神经炎。其中以轴性球后视神经炎最为常见。

（1）轴性球后视神经炎（axial retrobulber neuritis）　炎症损害视乳头黄斑部纤维束。此束解剖位置对中心视力影响很大。一旦受损，中心视力下降，并有与生理盲点相连接的中心哑铃状暗点（石津氏暗点）（图 5-40）。用红、绿色视标检查，暗点大于白色视标。患眼有昼盲现象，即光线越明亮视力越差，所以增加视野屏屏面亮度，可使暗点扩大。

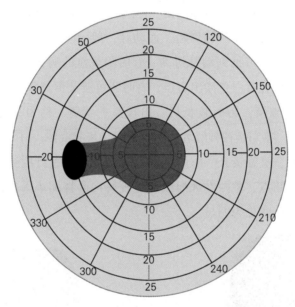

图 5-40　轴性球后视神经炎（哑铃状暗点）

患眼瞳孔对光反应不能持久，呈跳跃式（或称瞳孔颤动）。如单侧发病则可见到 Marcus-Gunn 瞳孔假不同反应：在光照射患眼同时，严密遮盖健眼，患眼对光反射先略为缩小，随后立即扩大；如不遮盖健眼，仅用纸板将两眼隔开（防止照射患眼的光线射入健眼），则患眼瞳孔不会扩大。此一奇特现象，似乎是正常的交感性暗反应（来自健眼），重叠在直接光反射障碍的患眼上而形成的结果。Marcus-Gunn 瞳孔对单侧性轴性球后视神经炎诊断有一定帮助。

检眼镜下，因炎症主要损害位置不同而表现不同。炎症期炎症靠近球后者（在视网膜中央动、静脉出入视神经之前方），可见视神经乳头轻度充血，境界欠清晰，也可出现水肿混浊，生理凹陷消失，黄斑部色泽相对暗淡，中心小凹反光不见（图 5-41）。

离球后较远者（视网膜中央动、静脉出入视神经之后方）则眼底无明显改变。但病程晚期视神经乳头颞侧均呈苍白色，称为轴性视神经萎缩（图5-42）。

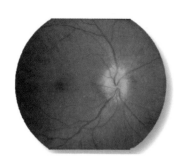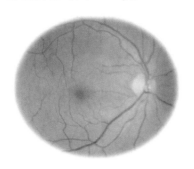

图5-41　轴性球后视神经炎　　　　图5-42　轴性视神经萎缩

（2）**球后视神经周围炎**（retobulber perineuritis）　主要为视网膜神经鞘膜的炎症损害，当炎症急剧波及视神经干轴周围视神经纤维时，又称周边间质性球后视神经炎（retrobulber peripheral interstitial neuritis）。因视神经鞘膜富含感觉神经纤维，故患者诉有球后疼痛，尤以眼球转动时更为剧烈。视野截痕性缺损，中心视力障碍较轻，亦有昼盲现象。眼底检查一般无明显异常。

（3）**横断性球后视神经炎**（transverse retrobulber neuritis）　为整个视神经干纤维束的炎症损害，发病急剧，视力障碍严重，甚至光感消失，瞳孔散大，VEP 熄灭。经治疗后视力可有所恢复，但总的来说，预后不良。横断性球后视神经炎的眼底改变，亦因炎症位置离球后远近而异，靠近球后者，眼底改变与视神经乳头炎相似；反之，远离球后者（7~14mm 之后），眼底无明显异常。

球后视神经周围炎及横断性球后视神经炎最后均导致下行性视神经萎缩。

2. **根据炎症的缓急分类**

球后视神经炎根据炎症的缓急分为急性和慢性两种。

（1）**急性球后视神经炎**　双眼或单眼视力迅速减退，可于数小时到数日发生严重的视力障碍，重者全无光感。由于三叉视神经支配的视神经鞘炎症或肿胀，或因眶尖总腱环处眼外肌和视神经粘连，致使眼球转动时有眶内胀痛的感觉。除少数患者因炎症邻近眼球后不远处，可见视盘轻度充血外，通常眼底正常。视野检查单眼横断性视神经炎患眼全盲，健眼视野正常。急性球后视神经炎患者多有色觉障碍。

（2）**慢性球后视神经炎**　常为双眼视力逐渐减退，视物不清，通常表现为中等程度视力障碍，一般无眼球转动时的疼痛感觉。外眼检查正常，通常瞳孔无明显改变。早期眼底正常，病程久者，视盘颞侧可显苍白。视野检查周边视野正常，但中心视野

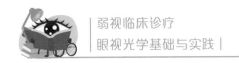
可查出相对性或绝对性中心暗点；有时也可表现为旁中心暗点或与生理盲点相连的哑铃状暗点。

球后视神经炎治疗时应积极寻找病因，并针对病因进行处理。治疗原发疾病，同时大量补充维生素 B 以及对急性发病者使用糖皮质激素，多数患者治疗效果较好。

低龄儿童弱视患者，由于缺乏清晰主诉和明确病史，检查配合程度又相对较低，临床上被误诊为球后视神经炎而延误治疗者，并不鲜见。正确认识球后视神经炎的病理和临床特征，对于避免此类失误至关重要！

三　视神经萎缩

视神经萎缩（optic atrophy）不是一种单独的疾病，是外膝状体以前的视纤维、视网膜神经节细胞以及其轴索因疾病、外伤所致退行性改变和传导功能障碍，神经纤维丧失，神经胶质增生致使视盘颜色变淡或苍白，视功能严重障碍。视神经萎缩主要表现为视力减退，视盘颜色呈灰白色或苍白，并出现浅凹陷。引起视神经萎缩的病因很多，各种视神经疾病均可引起其萎缩。临床上很难查出视神经萎缩的病因。可能的发病原因包括：眼局部病变（视乳头水肿、视神经炎、Leber 病、先天性青光眼、视网膜色素变性、视神经外伤等），颅内病变（颅内肿瘤、脑炎、脑膜炎、脑脓肿等），伴发于其他全身性疾病（中毒、营养障碍、遗传性疾病、梅毒等）。

临床上视神经萎缩分为原发性、继发性、双重（条件）性三大类。

（一）原发性视神经萎缩

凡原发病变起于球后（筛板以后的视神经、视交叉、视束以及外侧膝状体的视路损害），其萎缩过程是下行性的，均称为原发性或单纯性视神经萎缩。眼底表现为视盘色淡或苍白，边界清楚，生理凹陷较大较深，可见筛板，视网膜血管和视网膜均正常。常见的原发性视神经萎缩如下：

1. 脊髓痨性视神经萎缩

为晚期神经梅毒的典型症状。病程进展缓慢，可有迟早轻重之别，常侵犯双眼。早期视力减退，严重者常致全盲。瞳孔双侧大小不等，对光反射迟钝或消失，调节反射存在，称为 Argyll Robertson 瞳孔，并有眼外肌麻痹等。眼底所见首先为视乳头颜色呈白色，小血管及毛细血管消失，因无渗出和水肿，视乳头边缘清楚，生理凹陷仍存在，巩膜筛板网眼清楚可见。当生理凹陷较大时，视乳头组织收缩，可产生一浅凹陷，称为萎缩性凹陷。长时间内视网膜动脉、静脉保持无改变，以后逐渐收缩变细。

2. 外伤性视神经萎缩

视神经直接受伤或任何病变迅速破坏视神经使之断裂，如头部外伤尤其是近眶尖，引起颅骨骨折累及视神经孔，以及任何外伤、眶内异物、筛窦手术均可直接切断视神经，引起视神经萎缩。对头部外伤后视神经萎缩，现在一般认为系神经鞘膜内出血，使视神经营养血管受损害或压迫而导致视神经萎缩。视神经横断处若在视网膜动脉进入视神经处之后，最初无眼底改变，但视力可部分或全部突然丧失。视力全丧失时，瞳孔直接对光反应消失。数周后，视乳头开始萎缩，最后呈苍白色，边缘清楚，血管正常。当视神经在紧接眼球后切断时，视网膜中央血管亦被切断，其所见则如同视网膜中央动脉阻塞后眼底表现。

3. 轴性视神经萎缩

球后视神经炎侵犯乳头黄斑束引起的下行性视神经萎缩，表现为视乳头颞侧部分苍白，筛板小孔均暴露。其特点是萎缩性苍白区一直延伸到视乳头颞侧及边缘部分，是与扩大的视乳头生理凹陷的重要鉴别点。

4. 遗传性视神经萎缩

详见本节"视神经遗传性疾病"。

（二）继发性视神经萎缩

凡原发病在视盘、视网膜或脉络膜，萎缩过程是上行性的，均称为继发性视神经萎缩。眼底表现为视盘灰白秽暗，边界模糊不清，生理凹陷不见，被胶质组织或炎性渗出物所替代，视网膜动脉细，静脉正常，血管伴白鞘，后极部视网膜可残留少许未吸收的出血和硬性渗出。常见的继发性视神经萎缩如下：

1. 炎症性萎缩

所有在视乳头炎或视乳头水肿基础上演变来的萎缩都属于继发性质，并统称为"炎症"后视神经萎缩。所有"炎症"后视乳头萎缩的共同特点是"炎症"后视乳头胶质组织增生，使筛板结构无法透露，视乳头边界模糊，加上视网膜血管的遗留变化（鞘膜、弯曲、怒张、变细），造成一种与原发性萎缩完全对立的病态。

2. 连续性萎缩

原发性病变在视网膜或脉络膜或血管组织方面，萎缩过程是上行性的，如视网膜

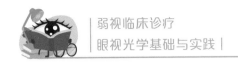
脉络膜炎、视网膜色素变性、近视性视乳头萎缩，以及视网膜中央动脉阻塞或中毒性弱视发生的视神经萎缩。

3. 青光眼性视神经萎缩

眼内压增高压迫视神经引起的视神经萎缩，出现视乳头病理性凹陷。

（三）双重（条件）性视神经萎缩

这是一种因不同条件而发生的不同萎缩形态，可以是原发性单纯性下行性萎缩，也可以是继发性炎症性萎缩。

1. 颅内炎症后萎缩

常见于结核性、隐球菌脑膜炎或视交叉蛛网膜炎后。若先行的炎症局限于颅内视神经段，然后引起视神经萎缩，则这种萎缩性变化可下行，而在视乳头上表现为原发性单纯性萎缩形态。如果炎症已蔓延视乳头部，则继之而来视乳头萎缩，必然属于炎症型的形态。

2. 肿瘤压迫性萎缩

在颅内或眶内肿瘤压迫下，视神经（包括视乳头）可先表现为水肿（肿瘤生长较快），然后进入萎缩阶段，而成为"炎症"类型；或由于血流障碍、缺氧（肿瘤生长较慢）而直接陷于萎缩，然后下行发展到视乳头上，则成为原发性单纯性类型。如系眶内肿瘤压迫引起的萎缩，则必伴有突眼现象，且病变多为单侧；由颅内肿瘤引起者，则不一定伴有突眼，且病变可为单侧或双侧性。

视盘颜色变淡或苍白并出现浅凹是视神经萎缩的特征性表现之一，而正常视盘色调是由多种因素决定的。正常情况下视盘颞侧颜色大多数较其鼻侧淡，而颞侧色淡的程度与视杯的大小有关。婴儿视盘色较淡，或检查时压迫眼球引起视盘缺血而导致视盘色淡，因此不能仅凭视盘的结构和颜色是否正常诊断视神经萎缩，必须观察视网膜血管和视盘周围视神经纤维层有无改变，结合视力、视野和色觉等检查综合分析，才能明确诊断。

视神经萎缩病因复杂，临床表现也各不相同。儿童时期，以脑部肿瘤或颅内炎症病因居多。具体到每位患者，必须详细询问病史（如外伤、炎症、中毒史）和进行全面的眼部检查，包括眼底、视野检查，头颅、眼眶、视神经孔的 X 线摄片及必要的会诊，以尽可能找出视神经萎缩的病因。其中视野检查尤属重要，由视野的特殊改变中，可看出视神经的功能状态，从而推测病变的性质和部位，对了解病因也可提供线索。

视神经萎缩的治疗主要针对原发病治疗，终止其对视神经的损害，还可以通过营养支持、提高视神经兴奋性等手段改善视神经的功能。但本病预后多不良。原发性视神经萎缩常发展至完全失明；继发性者预后较好，但也因视神经受损害的程度而异。对于处于发育期的儿童，在采取上述措施的同时，还要致力于对其弱视相关因素的发现和处理，以最大程度地促进其视觉功能的发育。

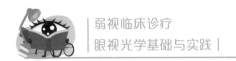

第六节

斜视

斜视是相对于"正位视"的眼生理学概念。

正位视（orthophoria）是指当眼球的运动系统处于完全平衡状态时，即便融合机能受到干扰而被检者的双眼仍能维持正常位置关系（双眼视轴平行），不发生偏斜的状态，又称正位眼或正视轴眼。这是一种理想的平衡状态，实际上这种真正平衡状态是很少见的（据报道约为10%）。在正常情况下，两眼看远距离物体时视轴保持平行，看近处物体时两眼会聚，且保持良好的双眼单视功能。

斜视是指眼球视轴呈分离状态，两眼不能同时注视目标，而这种状态是不能被融合机能所控制和克服的，患者没有双眼单视。双眼正常的协调运动是保证双眼单视的基本条件之一。

根据不同的分类方法，斜视可以分为不同类型，为了规范和更好地指导临床工作，中华医学会眼科学分会斜视与小儿眼科学组发布的《我国斜视分类专家共识（2015年）》重新修订了适合我国眼科临床工作的斜视分类。该分类方法根据融合状态将斜视分为隐性斜视和显性斜视两大类，再进一步根据眼位偏斜方向以及眼球运动状况和不同注视位置眼位偏斜角度的变化进行详细分类，基本涵盖了临床可以见到的各种类型斜视，为临床工作提供有益的参考、借鉴和指导（详见本节后"附件"）。

一 隐性斜视

隐性斜视，又称潜在性斜视。大多数人眼球具有偏斜趋势，但由于具有正常的融合功能而仍能维持双眼单视，不显露出斜视。在融合被破坏（如遮盖单眼）时，就会表现出偏斜。

（一）病因

1. 解剖因素

只有双眼的眼球、眼眶及其附属器官的形态、构造完全正常而又对称时，双眼才能绝对正位，而这种情况几乎不存在。正常人的双眼眼眶和视轴都是向外分开的，具有向外的趋势，必须经常保持适度集合才能维持双眼的单视和正位。由此可知，隐性斜视的存在是十分普遍的（约90%），尤其是随着人们年龄增长、体质逐渐衰弱，眼部的肌肉、韧带的功能均不同程度地减弱，出现隐性斜视的概率和程度更会日见其甚。

2. 调节因素

过度调节可能产生内隐斜。例如未经屈光矫正的中度远视患者、长期从事近距离工作及老视者，早期均有可能由于需要较多的调节而发生内隐斜；反之在不需要调节和集合的情况下，如先天性散光、近视、老视等，则可能发生外隐斜。年老体弱、过度劳累、嗜好烟酒等也可能因减弱集合而引起外隐斜。此外，远视患者配戴过矫的远视镜片，会因调节松弛而发生外隐斜；近视患者配戴过矫镜片会因集合过强而发生内隐斜。

3. 神经支配因素

下神经元病变引起的眼外肌麻痹，如程度轻微可产生麻痹性隐性斜视，但很快将转变为显性斜视；上神经元病变也可导致隐性斜视发生，但为共同性。

（二）检查方法

隐性斜视的检查方法很多，概括起来就是用适当的方式打破正常融合，使潜在斜视显现出来，辨别其性质并根据需要测量其大小。

1. 交替遮盖法

令患者注视前方目标，然后用遮盖板交替遮盖双眼，注意患者眼在移去遮盖后是否移动及移动的方向。注视目标分别置于33cm和6m处，分别检查近及远距离隐性斜视情况。如由颞侧向鼻侧转动为外隐斜，由鼻侧向颞侧转动则为内隐斜（详见第二章第二节）。

2. 马氏杆检查法

以水平隐斜为例，将马氏杆横放在非注视眼前，令患者双眼注视前方光点。

注视目标分别置于 33cm 和 6m 处。如光点和光柱呈交叉分离，表示患者有外隐斜；如呈同侧分离则为内隐斜。当检查垂直隐斜时，应将马氏杆呈垂直方向置于被检眼前。

3. 三棱镜法

如需准确测定隐性斜视度数，可在前两种方法基础上加用三棱镜。例如，首先用交替遮盖法判断隐性斜视性质，然后根据隐性斜视性质在一只眼前放置不同方向的三棱镜，再行交替遮盖检查，直至去除遮盖后眼球不再移动，此时的三棱镜度数即为隐性斜视度数。无论用哪一种方法，都应在患者矫正屈光不正并充分适应眼镜之后实施，如使用了睫状肌麻痹剂，则须在麻痹作用完全消失后检查。

（三）处理原则

1. 内隐斜

轻度内隐斜者一般无明显不适，无须处理。严重者有视疲劳、双眼视功能受影响，或并发睑缘炎等则需按如下原则处理：①有屈光不正者须先矫正屈光不正；②高 AC/A 者，给予双焦点眼镜，以控制调节，改善症状；③症状明显者，可配戴底朝外的三棱镜，矫正部分内隐斜，并辅以外展和融像功能训练，以减轻症状；④解剖因素引起的内隐斜可行手术矫正。

2. 外隐斜

外隐斜极为常见，一般临床上无特殊意义。少数可出现头疼、眼胀、视疲劳等症状，个别患者在近距离工作时有复视。可按以下原则处理：①矫正近视性屈光不正；②能配合训练的集合不足者可行集合训练，以减轻症状；③上述处理无效者可配戴底朝内三棱镜，度数为其隐斜度的 1/3～1/2，必要时可同时辅以上述训练；④症状严重而上述保守治疗不能改善者，可行手术治疗。

3. 上隐斜

由于双眼的垂直性融合力较水平融合力要小得多，所以，至多可耐受 $3^{\triangle}$ 以下的垂直隐斜，否则用双眼视物时常会出现重影、视物模糊、头痛、恶心等症状，用单眼视物则清晰省力，看远较看近清楚，常有弱视及代偿头位，头向下隐斜眼倾斜。$10^{\triangle}$ 以内者可用三棱镜矫正；超过 $10^{\triangle}$ 者可采用手术治疗。

共同性斜视

共同性斜视（concomitant heterotropia）是指双眼视轴分离，并且在分别做注视眼时的斜角相等或≤5°，眼外肌及其支配神经均无器质性病变的一类斜视。其主要特征有：眼球运动无障碍；在任何注视方向斜视角无变化；左右眼分别注视时的斜视角相等或相差≤5°（约8.5△），需要特别注意的是旁中心注视者两眼分别注视时的斜视角不相等；向上、下方注视时的斜视角相差10△。

（一）病因、诊断及治疗

1. 病因

共同性斜视的病因是多元的，目前主要有以下学说：

（1）肌肉学说　认为斜视是由于眼外肌发育异常所致，目前已较少应用。

（2）调节学说　远视性屈光不正的患者为了看清目标需要高度调节而过度集合，常发生内斜视；相反，近视者不需要调节因而有集合不足，常出现外斜视。

（3）融合功能缺陷学说　双眼视力不等、单眼形觉剥夺等因素阻碍双眼融合功能发育。特别是在婴幼儿时期，如果发生上述病情，患者不能用双眼注视，极易引起斜视。

（4）神经学说　眼的集合与外展出现异常时便可发生斜视。

（5）双眼反射学说　双眼单视是婴儿出生后形成的正常条件反射，如果在此过程中发生任何感觉或运动方面的疾病，妨碍这一条件反射的建立，就可能出现斜视。

（6）遗传学说　斜视可能为多基因遗传方式，非直接遗传。

2. 诊断

（1）病史　包括：①发病时间；②偏斜方向；③偏斜发作特点，例如斜视是恒定性还是间歇性，有无周期；④有无诱因；⑤伴随症状，如复视等；⑥出生及既往疾病、外伤、治疗史；⑦家族史。

（2）视力检查　包括裸眼和矫正视力，尤其是后者，因为斜视患者往往有屈光不正及弱视存在。

（3）屈光检查　多数斜视患者，特别是儿童患者，都应使用睫状肌麻痹剂散瞳检影验光，以明确有无调节因素、屈光不正及弱视（详见第二章第二节）。

（4）斜视角测量　用三棱镜先后测定双眼分别为注视眼时，看远和看近的偏斜角。

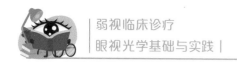
（5）双眼视功能检查　详见第三章第二节。

3. 治疗

（1）正确矫正屈光不正　用睫状肌麻痹剂散瞳检影验光得到准确屈光度数后按下列原则配镜：①内斜视合并远视或外斜视合并近视者，全部予以矫正。调节性内斜视在戴镜3~6个月眼位正后，应逐渐减少度数。内斜视未矫正者半年后也应适当减少球镜度数。②内斜视合并近视或外斜视合并远视者，应在获得最佳视力或正常视力的前提下，尽量减少球镜度数。需要注意的是，高度远视的患者在减少球镜度数时应适度，避免引起过度调节。③高AC/A的调节性内斜视患者可配戴渐进多焦点或双焦点眼镜，ADD为+2.00~+3.00D，以同时矫正看远和看近的斜视角。④每半年至1年复查1次屈光状态使患者能够配戴合适的眼镜。即使患者已施行斜视矫正术，也应如此。

（2）积极治疗弱视　详见第三章。

（3）适时实施手术治疗　绝大多数斜视患者需要手术来矫正眼位，选择手术时应该注意：①儿童患者应该尽早矫正眼位，以利于双眼视功能发育（成人患者重点是改善外观）。②手术须在去除调节因素、斜视角稳定之后实施。③同时患有弱视的儿童，绝大多数应首先治疗弱视，然后再行手术矫正眼位。

（二）分类

1. 共同性内斜视（concomitant esotropia）

共同性内斜视在儿童斜视中发病率最高，随着年龄增长而逐渐降低。

（1）调节性内斜视（accommodative esotropia）　发病时间多为2~3岁，80%患者有中度远视，由于在注视时需用力调节，导致双眼过度集合，从而产生内斜视。这部分患者AC/A比值正常，如能及时配戴合适的眼镜，内斜视可获矫正。

（2）部分调节性内斜视（partial accommodative esotropia）　患者在配戴眼镜矫正屈光不正后仅能减小部分内斜视度数，剩余的斜视角为非调节部分，超出一定程度则需手术矫正。

（3）非调节性内斜视（nonaccommodative esotropia）　这种类型内斜视通常发病较早，没有明显屈光不正，斜视角大，看远与看近时相等，戴矫正眼镜后斜视角无变化。

先天性内斜视发病在出生后半年之内，其临床特点属于非调节性内斜视，由于发病早，双眼视功能预后极差。治疗上应手术矫正眼位，对于一眼严重内斜视，遮盖注视眼，斜视眼也无法注视者，即使存在弱视，也应及早手术，以利于弱视治疗，并为早期获得周边融合创造条件。

（4）其他类型内斜视 高 AC/A 比值性内斜视是一种非典型调节性内斜视，多数患者没有明显远视，看近时斜视角大，AC/A 比值高。在治疗上，仅矫正远视不能完全消除内斜视。手术治疗时以减弱内直肌为主。对于 AC/A 比值明显高的患者，还可在后徙内直肌的同时增加后固定术，进一步减少集合作用。

微小内斜视（micro esotropia）又称单眼注视综合征（monocular fixation syndrome），患者内斜角小于 $10^{\triangle}$，外观正位，由于中心视网膜抑制，常伴有异常视网膜对应、弱视、旁中心注视。

周期性内斜视（cyclic esotropia），患者周期性出现内斜视和正位。内斜视时无双眼视觉，故而无复视；正位时则有正常双眼视功能。发病机制不清，绝大多数将转为恒定性内斜视。治疗按同等程度的恒定性内斜视行矫正手术。

2. 共同性外斜视（concomitant exotropia）

共同性外斜视较内斜视少见，特别是在婴幼儿时期。但随着年龄增长，外斜视的发病率逐渐增高。

（1）外展过强型（divergence excess exotropia） 看远时外斜视角大于看近时外斜视角至少 $15^{\triangle}$，AC/A 比值高，斜视角稳定，一般不发展，儿童外斜视多为此型，手术时应首选双外直肌后徙术。

（2）集合不足型（convergence insuffciency exotropia） 看近外斜视角大于看远时外斜视角 $15^{\triangle}$ 以上，AC/A 比值低。这一类型发展快，应及早治疗。

（3）基本外斜型（basic exotropia） 看远与看近时的斜视角相等，二者相差不超过 $15^{\triangle}$，AC/A 比值正常，这种外斜视也有发展趋势，因此应抓住时机，尽早手术。手术时应同时做外直肌后徙与内直肌截除术。

（4）类似外展过强型（simulated divergence excess exotropia） 在初次检查时，看远时斜视角大于看近时，但遮盖单眼 1 小时之后，再查看远与看近的斜视角变为相等，或看近的斜视角大于看远斜视角。在手术时若只做双外直肌后徙，很难获得理想效果，一般需同时做内直肌截除术。

多数外斜视为交替性，儿童一般无自觉症状，部分成人在做近距离工作时可有复视和视疲劳症状。临床上还可看到某些患者的外斜视表现为间歇性，平时能保持眼正位，而在看远、思想不集中或疲劳时则表现出斜视，儿童则常有畏光现象，在阳光下眯起一只眼。就诊时的主诉多为外观美容，少数患者在发生恒定性外斜视时，由于异常视网膜对应的产生也可出现复视，但很快即发生中枢抑制，使复视消除。

共同性外斜视患者一般使用三棱镜加遮盖–去遮盖法来测定斜视角，测量时应注意：①选用较大视标（相当于0.6字母大小），以避免因视标小而引起调节，准确测出斜视角。②分别测出看远（6m）和看近（33m）时的斜视角。但由于在6m时患者常常不能完全松弛，故可将远点置于6m之外。③外斜视患者在1天之中的不同时间及不同健康和精神状况下测出的斜视角常有较大变化，故应在不同时间多次检查，以求测定准确。④由于遮盖单眼能充分破坏双眼融合，可遮盖单眼1小时后，再次测定斜视角，这样便能测得真正的外斜视度数；并且还能鉴别外斜视类型（外展过强型/类似外展过强型）。

绝大多数外斜视应施行矫正手术，但在选择手术时机时还应慎重，特别是婴幼儿间歇性外斜视，很容易发生过矫，而过矫后在弱视和双眼视觉方面的危害都超过间歇性外斜视。

少数患者可试用保守治疗。间歇性外斜视的儿童，用手术矫正眼位后，容易发生过矫产生微小内斜视，继而造成黄斑抑制。故在采取手术治疗前，可以先让患者配戴负球镜矫正眼位。较小斜视角，或间歇性外斜视的儿童可试行集合训练。

三 非共同性斜视

麻痹与牵制（palsy and restriction）是非共同性斜视的特征，即向不同方向注视时，斜视角的大小不同。此外，根据注视眼的不同，斜视角也各异。受累眼注视时健眼斜视称为继发偏斜，健眼注视时受累眼斜视称原发偏斜，继发偏斜度（第二斜视角）必然大于原发偏斜度（第一斜视角）。

眼球运动的受限可由肌肉麻痹所致，也可由肌肉的牵制所引起。眼外肌麻痹时，阻碍或减弱了该肌肉向正常作用方向的转动，导致麻痹性斜视。牵制也可阻止眼球运动，导致限制性斜视。牵制可在眼球的同侧或对侧限制眼球运动。牵制可能是结膜或筋膜囊的瘢痕、肌肉的挛缩或眼眶组织的嵌顿所造成。用交替遮盖或三棱镜中和法测量，不能鉴别眼外肌麻痹或牵制，而二者常常同时存在。因此，手术前必须做被动牵拉试验，检查是否有牵制存在。手术结束前必须将眼球向各方向牵拉，肯定眼球活动已不受限。

（一）病因

麻痹性斜视有先天性及后天性两类。病因一般因年龄而异。先天性者在出生时或出生早期发现，主要为先天性发育异常，出生时的创伤或婴幼儿期疾病所致，多累及单眼的一条外肌（上斜肌部分麻痹最为多见）或多条眼外肌（双上转肌或双下转肌），也可累及双眼同名肌（双上直肌或双上斜肌）。

先天性者有以下特征：①视力正常（无影响视力的其他并发症者）；②有异常视网膜对应；③垂直肌多受累；④不发生继发性挛缩；⑤病情比较稳定；⑥有代偿头位，两侧面颊不对称；⑦早年发生抑制，故无干扰性复视。

后天性者多为急性发病，可由外伤、感染、炎症、血液循环障碍、肿瘤及退行性病变等引起。

限制性斜视的常见病因包括：先天性发育异常（眼外肌发育不全、先天性肌肉筋膜分化异常、眼运动神经支配异常、脑干运动神经核的异常发育等，如：Duane 眼球后退综合征、眼外肌纤维化综合征、上斜肌鞘综合征等），以儿童多见；后天获得性异常（自身免疫性疾病及眼外伤等导致的眼外肌病变、眼球周围或眼眶内有组织粘连或异常牵制条带等，如：甲状腺相关眼病、眼眶骨折、高度近视相关性内斜视、视网膜脱离术后、炎性假瘤综合征等），以成人多见。

（二）检查与诊断

非共同性斜视的检查除常规的眼位检查和双眼视功能检查外，还需实施下列检查：

1. 眼睑检查

有无上睑下垂，是真性或假性。有的是伴有上直肌不全麻痹的真性上睑下垂，有的是因为上转肌（上直肌和下斜肌）不全麻痹引起的眼球位置下移而产生的假性上睑下垂。鉴别方法：遮盖健眼，令患者用麻痹眼注视，如为假性上睑下垂则睑裂大小变为正常，上睑下垂消失而被遮盖健眼的睑裂则更加开大。当假性上睑下垂眼注视时，因为上转肌不全麻痹神经冲动必须加大才能使麻痹眼维持原在位，同样加大的神经冲动到达健眼，遂使该眼过度上转，睑裂也异常开大。只有施行眼外肌手术，使双眼位于同一水平，才能纠正假性上睑下垂。在麻痹眼做上睑提肌手术是严重错误。

注意 Marcus Gunn 综合征（又称"下颌瞬目综合征"，是一种较少见的先天性上睑下垂和下颌的共同运动，患者张口或咀嚼时上睑下垂可消失）患者的单侧上睑下垂在张嘴、咀嚼和移动下颌时是否发生变化，以及 Duane 眼球后退综合征（是一种水平直肌运动障碍性疾病，以眼球内转时伴有眼球后退，同时向内上或内下偏斜为特征，并伴有眼球或全身其他先天发育异常的病征）患者睑裂的大小在眼球向内、向外转动时有无改变。

2. 眼外肌功能检查

（1）**单眼运动**　遮盖一眼，令另一眼向上、下、左、右、右上、右下、左上及左下移动。注意当眼球内转时应水平地向鼻侧移动，瞳孔内缘应达上、下泪小点连线。内直肌功能亢进时，则超过下泪小点。如果内转时眼球不是平行地而是向内上方移动，可以肯定该眼的下斜肌功能亢进。如果眼球向内下稍移动，同时向上运动受限，则疑有下斜肌麻痹或有上斜肌肌鞘综合征。

眼球外转时，应平行地向颞侧移动，角膜外缘应达外眦部。注意眼球有无向上或向下移动趋势。外直肌功能亢进时，角膜外缘进入外眦部，功能不足时则达不到外眦，颞侧巩膜部分暴露，必要时记录角膜外缘离外眦有多少毫米。

多条眼外肌麻痹时，应检查单眼运动并与对侧眼同名肌作比较。

（2）**双眼运动**　检查双眼运动比检查单眼运动更有价值。在单眼运动时，患者可以很容易地用加大神经冲动来克服某条眼外肌的功能减弱；但在双眼运动时，加大的冲动必然传到麻痹肌的配偶肌而引起可察的亢进收缩。所以，轻度麻痹时应检查双眼运动。按照眼外肌的 6 个诊断方位进行检查，观察双眼运动是否同时、平行和协调，有无功能亢进或落后现象，眼球转动时，睑裂有无改变，在向正上或正下方视，看远和看近以及更换注视眼时，斜视角有无改变。

3. 歪头试验

眼球运动有自主及非自主两大类。前者是由患者的意志控制，而后者则是由光觉、听觉或其他刺激所引起的反射或半反射运动。眼球的旋转运动为非自主运动，是颈肌和前庭反射发出的刺激所引起的体位反射。随着头颅和体位的改变，眼外肌的张力也发生变化。

当头向一侧肩倾斜时，就引起前庭反射，眼球产生旋转运动（非自主运动）。例如当头向右侧肩倾斜时，双眼向左旋转，运用右眼的内旋肌（右上直肌和右上斜肌）和左眼的外旋肌（左下直肌和左下斜肌）。如果头向左肩倾斜，双眼向右旋转，运用左眼的内旋肌（左上直肌和左上斜肌）和右眼的外旋肌（右下直肌和右下斜肌）。这个现象在诊断斜肌和垂直肌不全麻痹时有重要的临床价值。例如在有上直肌麻痹时，右眼的内旋作用减弱，该眼处于外旋位，假使将头向右肩倾斜，眼球就向左侧旋转，必然运用右眼内旋肌和左眼外旋肌，但右眼内旋肌之一（右上直肌）发生麻痹，这就会使两眼的不平行更加恶化，患者感觉极度不适。如果将头向左肩倾斜，则双眼向右侧旋转，运用右眼外旋肌和左眼内旋肌，而这些眼外肌都是健全的，不会产生双眼旋转肌的不平行，在垂直复视距离不大时，患者有可能将双眼物像融合为一。所以，在垂直肌麻痹时，患者将头向麻痹肌旋转方向倾斜。

上斜肌麻痹时，如果令患者将头向同侧肩（麻痹侧）倾斜，则麻痹眼必然向上移位，称为 Bielschowsky 征。本征的机制：在右上斜肌麻痹患者的头向右肩倾斜时，右眼的内旋肌（右上直肌及右上斜肌）收缩内旋。正常时右上直肌的上转作用恰好与上斜肌的下转作用相互抵消。在上斜肌麻痹时，仅有上直肌单独收缩。上直肌的主要功能为上转眼球，内旋是次要作用，故眼球明显上转。在右上直肌麻痹，头向右肩倾斜时，虽然上直肌因麻痹而不能抵消上斜肌的收缩，但上斜肌的主要作用是内旋眼球，下转是次要作用，故右眼决不会向上移位，故可用 Bielschowsky 征鉴别上斜肌与上直肌的麻痹。

Parks（1958 年）设计了用于鉴别直肌麻痹与斜肌麻痹的简易检查方法，因检查分3 步，故称为 Parks 三步检查法（Parks three-step method）：

第 1 步：观察原眼位时何眼上斜。如为右眼上斜（左眼下斜），表示右眼的下转肌（上斜肌和下直肌）或左眼的上转肌（上直肌和下斜肌）4 条肌肉中的某条肌肉麻痹；

第 2 步：检查左右转眼时，何侧上斜加大。如两眼同时向左转时，右眼（内转眼）更高，则为右眼上斜肌或左眼上直肌麻痹（此时已排除另外两条可疑麻痹肌）；

第 3 步：歪头试验，阳性为斜肌麻痹，阴性为直肌麻痹。

4. Hess 屏检查

Hess 屏检查是麻痹性斜视的定性与定量检查，该检查借助 Hess 屏，利用红绿互补分视和透射原理，检查记录双眼向各方向运动时的自觉斜视角（被检者主动意识到的因两眼视线不一致而发生的角度差异），分别得到两眼在 9 个诊断眼位的自觉斜视角对应的 Hess 屏图形，通过对该图形变化的比较分析，判断出功能不足肌肉（Hess 屏图形缩小区域所对应的肌肉）及功能过强肌肉（Hess 屏图形扩张变大区域所对应的肌肉），从而得出关于麻痹性斜视的定性和定量诊断（详见第四章第一节）。

（三）治疗

麻痹性斜视的治疗取决于病情是否影响双眼单视功能。一般眼球水平运动（实用注视野）很少超过 10°～15°。如果某一条眼外肌麻痹，患者用代偿头位能舒适地维持双眼视功能，则不用治疗。

在实用注视野内有复视，患者感觉极度不适，或用不雅观的代偿头位才能获得双眼单视，影响美观，而且时间长了会引起脸面不对称和颈椎解剖结构的改变，就必须

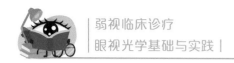

施行手术。

1. 非手术治疗

（1）三棱镜矫正　小于$10^{\triangle}$的偏斜可用三棱镜矫正。该法有一定局限，对水平及垂直斜位效果较好，不能解决旋转斜位，三棱镜片只能解决一个固定的斜视度，对各视野内不同斜视度无法同时解决，可选择主要功能视野范围（如正前方或正下方），尽可能保证在此视野范围内的双眼单视。近年来的膜状压贴三棱镜矫正效果较好。

（2）遮盖疗法　麻痹性斜视往往出现难以忍受的复视，如用任何方法都不能获得双眼单视，则遮盖一只眼以解决复视。两眼视力相等或相差不多的，可两眼交替遮盖，如健眼无弱视，现多主张遮盖健眼，以延缓甚至防止直接对抗肌发生痉挛或挛缩。

（3）肉毒杆菌A毒素注射　有学者建议将稀释的肉毒杆菌A毒素注射到功能亢进的直接对抗肌，使其暂时发生麻痹，与原麻痹肌之间建立平衡，从而防止挛缩，同时麻痹肌也得以逐渐恢复。我国已有试用者，并取得一定的疗效。

（4）正位视训练　适用于有一定视功能的先天性麻痹性斜视患儿，目的是防止弱视，克服异常视网膜对应，以及增进融合能力，但不能取代手术治疗。

（5）弱视治疗　先天性麻痹性斜视两眼视力往往较好而形成交替性斜视，所以弱视并不多见，后天发生者除非出生后早期发生，由于有一定双眼单视基础，弱视也不多见。一旦发生弱视，应及早积极治疗，以挽救视力。有一些麻痹性斜视中包含有一定的屈光不正成分，在进行以矫正弱视为目的的屈光矫正后，斜视度会有一定变化，有利于手术方案的正确制订。在等待手术期间，应加强随访观察，了解眼球运动、复视程度、实用视野的变化及遮盖治疗、三棱镜治疗是否舒适和能够接受。

2. 手术治疗

手术治疗的原则一般以减弱直接对抗肌功能为主，加强麻痹肌功能为辅。截除或截除加前徙术一般不能恢复麻痹肌的功能，只能起机械性和暂时性减弱对抗肌功能的作用。

（1）手术时间　如果发病后6~8个月病情不见好转，或进步停止4~6个月，病情稳定后可考虑手术。先天性或陈旧性者，在麻痹肌已肯定，病因已明确，且不危及生命也不会发展或复发后可考虑手术。

（2）注意事项　①首先明确患者的偏斜是原发性或继发性，二者的受累眼外肌不同，故手术设计不完全相同；②若有牵制首先要解除之，松弛挛缩的肌肉；③减弱直接对抗肌所起的作用要比加强该麻痹肌大得多；④行直肌手术时，一次不得超过两条相邻的直肌，以免影响眼前节的血液循环，产生眼前节缺血综合征。

四　眼球震颤 （nystagmus）

眼球震颤是一种不自主的、节律性的眼球摆动或跳动。明显的一望便知，轻微者只有在做检眼镜检查时才能发现。《我国斜视分类专家共识（2015 年）》将眼球震颤列为斜视的第八类项。

（一）病因及分类

目前，眼球震颤真正的发病机制尚未明确。国外报道其发病率为 0.005% ～ 0.286%。根据发生时期分为两种：先天性和后天性。Cogan 按可能机制将先天性眼球震颤（congenital nystagmus，CN）分为两型：

1. 知觉缺陷型眼球震颤

通常为双侧水平型眼球震颤，呈钟摆型，快慢相速度相等。主要是眼本身的病变，引起黄斑部成像不清所致。如高度屈光不正、先天性或外伤性白内障和其他原因引起的屈光介质混浊、先天性青光眼、白化病、无虹膜、全色盲等病变。这种成像不清可以引起黄斑反馈的紊乱，妨碍了固视机制对眼球运动的控制，使经过黄斑的视网膜影像呈大范围的运动。

2. 运动缺陷型眼球震颤

运动缺陷型眼球震颤病因主要在传出机构，可能累及神经中枢或同向动眼控制径路而眼部无异常改变。眼球震颤呈冲动型，有快慢相之别。双眼向某一方向注视时，振幅及频率减少，或眼球震颤完全消失，视力因之增加，患者常常采取代偿头位，使双眼处于眼球震颤最轻或完全消失的位置，此位置称为静止眼位。

眼球震颤还可依节律分为两种：①冲动型眼球震颤，眼球往返摆动的速度不同，一侧为慢相，一侧为快相；②钟摆型眼球震颤，眼球往返摆动的速度相同，不分快慢相。

眼球震颤的形式分四种：水平性、垂直性、旋转性、混合性。

隐性眼球震颤：双眼睁开时无眼球震颤出现，遮盖一眼，可诱发双眼眼球震颤，眼球震颤为冲动型，快相朝向非遮盖眼，即注视眼。

（二）先天性眼球震颤的临床表现及特点

1. 发病年龄

多数在出生时或出生后 2~4 个月发生，但常常在数月后始被发现，少数儿童待入学后作视力普查时才被发现。

2. 弱视

约 86.7% 的先天性眼球震颤患者合并弱视，而中度弱视占多数（52.3%）。有学者认为先天性眼球震颤患者弱视与眼球震颤的关系有三种可能：①眼球震颤是由弱视引起的；②弱视是由眼球震颤起的；③眼球震颤与弱视不是相互依赖的，而是一相互平行基因的独特的眼部临床表现。

3. 斜视

斜视为先天性眼球震颤常见并发症之一，21.8% 的患者合并斜视，其中共同性水平斜视占多数。

4. 视力

多数眼球震颤患者有不同程度的视力减退，但冲动型眼球震颤往往有一静止眼位，在此眼位，眼球震颤强度大为减弱甚至消失，视力也最好。

因为显性眼球震颤患者（有的包括隐性眼球震颤）双眼注视视力较单眼好，故要同时检查单眼和双眼同时注视时的视力。为获得准确的单眼和双眼视力，在不引起眼球震颤的情况下获得准确的视力检查结果，可在一眼前放置 +6.00~+8.00D 球镜片，以测得另一眼的视力。球镜片的选择，以既能压抑被遮挡眼的视力（低于被检测眼），又不诱发眼球震颤为准。同样的原则，也可以选用不同程度的磨砂片替代上述球镜片发挥同样的作用。此外，还可用一张长方形卡片，其宽度正好遮住视力表上的视标，距离被遮盖眼正前方 30cm 左右，以不引起眼球震颤为准，测定另一眼视力。必要时查矫正视力和近视力。

5. 头位异常

约 86.7% 的先天性眼球震颤患者有头位异常（目前采用视野计法和代偿头位测定仪，以后者最准，可同时测得头位绕 X、Y、Z 三个轴偏转的数量），主要表现为面部的左、右转。少数可合并下颌的上抬或内收，头的左/右倾斜。异常头位的主要目的有三个：①获得好视力；②尽可能维持足够稳定和长时间注视；③减缓视疲劳。异常头位主要发生在有静止眼位的显性眼球震颤患者。

6. 眼球震颤变化

包括震型、震向、震频、振幅、震强、休止眼位。震频、振幅、震强均可通过眼球震颤图（ENG）获得，并可获得休止眼位。眼球震颤患者企图注视时，眼球震颤强度增加；辐辏时眼球震颤受到抑制，视力增加；单眼遮盖、情绪激动、紧张可使眼球震颤加剧；闭眼或在暗室中，眼球震颤减轻，睡眠时眼球震颤消失。

7. 眼球运动、眼位及屈光状态

先天性眼球震颤患者除眼球不停摆动或跳动外，运动一般无障碍。除少数合并斜视外多为正位眼（眼位的测定以三棱镜加遮盖法为准）。先天性眼球震颤患者 33% 有 2.00D 以上循规性散光，因此应做检影验光，但往往矫正不佳。

8. 视功能检查

先天性眼球震颤患者 86% 有立体视。

（三）先天性眼球震颤的处理

由于先天性眼球震颤病因和发病机制尚不清晰，故其治疗只限于改善症状，如减轻眼球震颤、纠正异常头位、改善视力，但难以彻底根除眼球震颤。

1. 一般处理

向亲属交代，眼球震颤随年龄增长可好转，也可自发痊愈，能胜任上学。除非属遗传性质，一般不累及其他子女。无论在学校或家中，避免受到精神上刺激和外来压力，要有一个适当安静的环境。

2. 非手术疗法

可采用光学矫正、三棱镜生物反馈疗法等。

3. 治疗弱视

先天性眼球震颤 86.7% 合并弱视，且中、重度弱视占 72.5%，所以治疗弱视是一项重要处理措施。先天性眼球震颤合并弱视者治疗往往比较困难，效果多不理想，即便如此，也不能轻易放弃改善视力。

4. 手术治疗适应证

（1）有异常头位代偿，眼球震颤呈冲动型，正前方眼球震颤明显，影响视力，向右方、左方、上方或下方注视时，有一静止眼位，眼球震颤因此减轻或消失。

（2）无代偿头位或静止眼位，如双眼视力差，或一眼失明，另一眼有眼球震颤者，也可考虑手术治疗。

附 《我国斜视分类专家共识（2015年）》

一、隐斜视

二、内斜视

（一）先天性（婴儿型）斜视

出生后6个月内发病，斜视度数大；多数患者双眼视力相近，呈交替注视，多为轻度远视眼，戴镜无法矫正眼位；可有假性外展神经麻痹症状；可伴有下斜肌功能亢进、分离性垂直斜视（dissociated vertical deviation，DVD）和眼球震颤等症状。

（二）共同性内斜视

1. 调节性内斜视

（1）屈光调节性内斜视〔正常调节性集合与调节比值（accommodation convergence/accommodation，AC/A）型〕：多在2~3岁发病；发病早期可是间歇性；多为中高度远视眼，戴镜矫正后眼位正，可伴有弱视，AC/A值正常。

（2）非屈光调节性内斜视（高AC/A型）：多在1~4岁发病；多为轻度远视眼；看近斜视度数明显大于看远，AC/A值高。

（3）部分调节性内斜视：戴镜后斜视度数减小，但不能完全矫正眼位。

2. 非调节性内斜视

（1）基本型：看近与看远斜视度数相近。

（2）集合过强型：看近斜视度数大于看远，AC/A值正常。

（3）分开不足型：看远斜视度数大于看近。

3. 微小内斜视

4. 周期性内斜视

5. 急性共同性内斜视

（三）继发性内斜视

1. 外斜视手术后

2. 知觉性内斜视

（四）非共同性内斜视

1. 麻痹性内斜视：展神经麻痹。

2. 限制性内斜视：高度近视性限制性内斜视、Duane眼球后退综合征、Moebius综合征、甲状腺相关眼病、眼眶爆裂性骨折等。

（五）伴有眼球震颤的内斜视

三、外斜视

（一）先天性外斜视：1岁内发病；斜视度数大且恒定。

（二）共同性外斜视

1. 间歇性外斜视：幼年发病，外隐斜和外显斜交替出现，精神不集中或遮盖一只眼时可诱发显性外斜视。

（1）基本型：视远与视近的斜视度数相近。

（2）分开过强型：看远斜视度数大于看近（≥15$^\triangle$）。遮盖一只眼30~60分钟后看远斜视度数仍大于看近。

（3）集合不足型：看近斜视度数大于看远（≥15$^\triangle$）。

（4）类似分开过强型：与基本型相似，但遮盖一只眼30~60分钟后看近斜视度数增大，与看远相近或更大。

2. 恒定性外斜视

（三）继发性外斜视

1. 内斜视矫正手术后以及内斜视自发转变为外斜视

2. 知觉性外斜视

（四）非共同性外斜视

1. 麻痹性外斜视：动眼神经麻痹。

2. 限制性外斜视：Duane眼球后退综合征、先天性眼外肌纤维化等。

四、A-V型斜视

A-V型斜视是指水平斜视存在垂直方向非共同性，向上和向下注视时水平斜视度数有明显变化，主要病因为斜肌功能异常。依据双眼上转25°、下转25°和原在位的斜视度数分为以下类型：

1. V型外斜视：向上注视斜视度数大于向下注视（≥15$^\triangle$）。

2. V型内斜视：向下注视斜视度数大于向上注视（≥15$^\triangle$）。

3. A型外斜视：向下注视斜视度数大于向上注视（≥10$^\triangle$）。

4. A型内斜视：向上注视斜视度数大于向下注视（≥10$^\triangle$）。

五、垂直旋转性斜视：垂直斜视多为非共同性斜视。

（一）上斜肌麻痹

1. 先天性上斜肌麻痹

2. 后天性上斜肌麻痹

（二）外旋转性斜视

主要见于后天性双侧滑车神经麻痹。

（三）下斜肌功能亢进

（四）上斜肌功能亢进

（五）下斜肌麻痹

临床少见，多单眼发病。

（六）单眼上转不足（双眼上转肌麻痹）

（七）限制性垂直性斜视：甲状腺相关眼病、眼眶爆裂性骨折等。

六、特殊类型斜视

（一）分离性斜视［DVD、分离性水平斜视（dissociated horizontal deviation，DHD）、分离性旋转斜视（dissociated torsional deviation，DTD）］

（二）间歇性外斜视合并调节性内斜视

（三）先天性眼外肌纤维化

（四）Duane 眼球后退综合征

（五）Moebius 综合征

（六）Brown 综合征

（七）甲状腺相关眼病

（八）慢性进行性眼外肌麻痹

（九）重症肌无力

（十）眼眶爆裂性骨折

七、中枢性麻痹性斜视

中枢性麻痹性斜视分为核性、核间性和核上性。

八、眼球震颤

第七节

眼外伤

机械性、物理性和化学性因素等直接作用于眼部，引起眼球或附属器结构和功能损害统称为眼外伤。眼外伤是常见的儿童眼病之一。儿童处于生理和心理发育的关键时期，眼外伤所致的盲和低视力、弱视以及容颜损害相比于其他人群其危害性更大，所以儿童眼外伤是很重要的儿童眼病，加强对儿童眼外伤的防治有着极为重要的意义。正确处理眼外伤也是儿童弱视防治的重点内容。

儿童眼外伤主要是眼部组织的机械性损伤、热烫伤和烧伤、化学伤、动物咬伤、抓伤等，辐射伤或日射伤、雷电击伤、昆虫叮咬伤、产伤等亦可见。

儿童眼外伤病情复杂，严重者可使视力严重受损甚至完全丧失，或使眼面部严重畸形影响儿童美容和心理发育。有些眼外伤虽然相对轻微，但因儿童常不能主动诉说或故意隐瞒病情或对受伤史、症状等表述不清，以及儿童对检查缺乏合作，致使延误眼外伤的诊断和治疗，有时可造成一些严重及不可挽回的后果。

儿童眼外伤后果严重，眼外伤并发症和后遗症较多，而且 6 岁以内儿童的眼外伤影响视力后继发的伤侧眼弱视亦不可忽视，往往是外伤后低视力的原因之一。儿童眼外伤主要并发症有白内障、前房积血、角膜水肿和混浊、虹膜炎、虹膜脱出、眼睑裂伤、瞳孔变形、玻璃体脱出、瞳孔散大、视网膜震荡、角膜血染、眼内炎、继发性青光眼、虹膜根部断离、晶状体脱位、眼球萎缩、视网膜脱离、视神经萎缩、上睑下垂、眼外肌麻痹、交感性眼炎、黄斑裂孔、眼球内异物、眶内异物、泪小管断裂及眶尖综合征等。

儿童眼外伤造成的视力损害极其严重，有统计显示，儿童眼外伤患者出院时 60% 患眼视力低于 0.05。当然，医院的入院标准不同会有明显的统计差异。儿童眼部结构娇嫩，对外伤、操作、炎症反应剧烈，处理困难，视力受损严重，加之儿童多对检查和治疗缺乏配合，影响医师正确地判断病情和及时处理，致使其视功能进一步受损。另外儿童白内障术后并发症多，特别是后发性白内障、增殖性玻璃体视网膜病变发生率高，如处理不当，可能导致弱视、低视力乃至盲。这些都是伤眼远期视功能受损严重的重要原因。外伤导致的上睑下垂、角膜混浊、晶状体混浊、玻璃体混浊，是导致形觉剥夺性弱视的危险因素，也是防治弱视的重点，这些致伤类型中尤以机械性损伤为多见。

一 眼睑外伤

（一）眼睑外伤的表现与诊断

眼睑机械性外伤的诊断比较容易，主要有以下几种类型：

1. 眼睑挫伤

包括眼睑皮下淤血、血肿、气肿等。

2. 眼睑皮肤裂伤

可为磕碰伤、割伤、刺伤等。磕碰伤常致上睑上方或外侧眶缘部皮肤及肌层裂伤。

3. 眼睑全层裂伤

指穿透眼睑皮肤、睑板及结膜的眼睑外伤。

4. 合并上睑提肌损伤的眼睑外伤

位于上睑与眉弓交界区的眼睑深层裂伤，应考虑上睑提肌损伤的可能性。令患儿睁眼，如上睑不能上举，即应探查伤口，了解上睑提肌有无损伤。

5. 合并内或外韧带损伤的眼睑外伤

内外眦部眼睑的外伤有时合并内（外）眦韧带的损伤，内（外）眦韧带完全断裂可引起眼角向外（内）移位。检查时应注意是否合并眼球、视神经或泪器损伤等。

（二）眼睑外伤的处理

1. 一般处理

按儿童眼外伤紧急处理原则先做一般处理。眼睑肿胀严重者，24 小时内可予以冷敷，48 小时可热敷。

2. 手术治疗

皮肤伤口应用小针细线，小跨度，仔细对合，严密缝合。与睑缘平行的眼睑伤，因伤口与眼轮匝肌方向一致，较易愈合。如果伤口小，且规整，未伤及深层肌肉组织，可不予缝合。而垂直伤口或不规整伤口，则须及时行清创缝合处理。

二 角膜外伤

角膜是眼球最突出的部分，比较容易受到机械性外伤侵袭，而角膜的透明性和正常的屈光状态是维持正常视力的重要保障，因此正确认识和处理角膜外伤是我们必须掌握的内容。

（一）角膜挫伤

致伤物为钝器的损伤均可引起角膜的挫伤，近年玩具气枪弹所致的角膜挫伤增多。

1. 角膜挫伤性水肿

挫伤致角膜上皮或内皮受损，可引起角膜基质层水肿。水肿可为线状、格子状、盘状或弥漫状。患儿可表现为疼痛畏光、流泪和视力障碍。角膜挫伤性水肿的治疗主要有：①涂抗生素眼膏、滴眼液并包扎患眼，促进上皮愈合防止感染；②合并虹膜损伤者采用1%阿托品散瞳及皮质类固醇点眼；③高渗剂（50%葡萄糖或10%氯化钠）点眼，促进水肿吸收。

2. 角膜挫裂伤

伤口可以仅位于板层或为角膜全层，全层伤口多合并眼内组织的嵌顿及较重的其他眼内组织损伤。此时应仔细缝合角膜伤口（详见本节"角膜全层裂伤"），并做相应的对症处理。

（二）角膜擦伤

多见于外力近平行于角膜切线方向的钝器伤、树枝擦伤、抓伤等，使角膜上皮层与前弹力层分离。临床表现：由于角膜神经暴露，患儿有疼痛、流泪、畏光症状。检查可见上皮缺损区，荧光素染色阳性（呈绿色）。

角膜擦伤的治疗主要是包扎患眼和局部涂抗生素眼膏或点抗生素滴眼液防止感染，必要时可以结膜下注射抗生素，口服维生素 C 等。应用非甾体类抗炎滴眼液点眼或口服吲哚美辛等可以减轻患儿眼部疼痛。

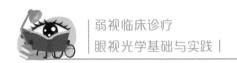
(三) 角膜异物

儿童角膜异物多为风沙异物，少数为爆炸伤所致多发异物。临床上遇患儿有流泪闭眼症状时应注意检查角膜有无异物。表层异物用聚光灯泡或裂隙灯检查较易发现，深层异物需用裂隙灯看清异物深度。另外还应从病史及直接观察判断异物性质。

角膜异物可以通过以下方式进行处理：①对于附着在角膜浅层的少量较小的异物，可在表面麻醉的情况下，用沾过生理盐水的湿棉签轻轻拭去。②对于附着在角膜表面的大量细小异物，可采用清洁的流动水或生理盐水冲洗眼睛，将异物冲出，以避免对眼部造成进一步损伤（如角膜上皮损伤、感染等）。③对于比较大，或者处于角膜较深位置的异物，需行手术治疗，挑取异物时应严格执行无菌操作，以最大程度降低创口感染的风险。

实施上述处理之后，需要根据异物性质、污染程度、创口大小等情况，给予抗生素等药物预防或控制感染；给予玻璃酸钠滴眼液、重组牛碱性成纤维细胞生长因子滴眼液等药物促进角膜损伤修复；给予甾体类抗炎药控制炎症反应，减轻疼痛。

(四) 角膜板层裂伤

刀、针、飞溅的金属、玻璃等锐器伤及角膜基质层但未切穿后弹力层，则导致角膜板层裂伤。伤口可以垂直于角膜表面，也可斜行或平于角膜表面呈板层掀开一角膜瓣。患儿自觉症状有疼痛、畏光、流泪。视力障碍则视伤口位置而程度不同。应注意观察裂口大小，有无哆开、上皮层间植入、异物嵌顿及伤口感染等。如合并感染则伤口水肿，有分泌物，甚至形成溃疡，前房积脓等。

角膜板层裂伤的治疗：小的板层裂伤予以包扎患眼，减少活动，几小时即可闭合伤口，同时上皮在表面愈合。大的板层裂伤有伤口哆开者则需用 10-0 尼龙线做缝合，嵌入的异物要予取出。术后须预防性应用抗生素防止感染，也可加用纤维连接蛋白（fibronectin，Fn）点眼促进伤口愈合。陈旧板层伤口已有上皮植入者需重新掀开角膜板层瓣刮除植入上皮并严密缝合。

(五) 角膜全层裂伤

机械性外伤致角膜全层穿破。在儿童多为玩耍时被刀、针、玩具、棍棒等伤及引起。可为角膜裂伤或角巩膜裂伤、规则裂伤或不规则裂伤、单纯裂伤或合并眼内容物脱出及嵌顿。临床表现：伤后有"热水"自眼内流出伴疼痛、畏光、流泪，视力障碍。

检查则见角（巩）膜伤口，前房变浅或消失、眼内容物嵌顿等。

角膜全层裂伤的治疗：除眼外伤的一般处理原则外，角膜裂伤的治疗首要的是急症清创缝合伤口。需全麻手术者，常因已进食影响急症手术，对较大伤口眼内容物脱出较多需紧急手术者可以给患儿洗胃以争取时间。另外破伤风抗毒素的注射不应忽略。

角膜伤口的缝合质量直接关系到伤口愈合及术后视力的恢复，手术要求在手术显微镜下进行，清创后探查伤口形状、大小、位置。一般选用 10-0 尼龙线铲针进行缝合。①角膜规则裂伤：伤口呈线形，缝合时距伤口两侧各 1.5mm 处进、出针，水肿者距离稍大些。进针时垂直角膜面，深达角膜的 2/3~4/5，最后将线结转入基质内。要求对位准确，夹角膜时要准、稳，勿损伤角膜内皮，避免重复操作以减少损伤。如手术显微镜下有 Placido 盘，则在观测散光下调整缝线结扎松紧至最佳。缝合后伤口应达水密，并且无虹膜前粘连或嵌顿。②不规则伤口：伤口呈星形、丫形或树枝形，则采取间断、连续、荷包、海式等多种缝合方式相结合，以达到闭合伤口、减少散光的目的。合并虹膜或其他眼内容物脱出者，先处理脱出的眼内容物，再行伤口缝合。

三　晶状体外伤

（一）晶状体外伤的种类

1. 挫伤性白内障

（1）Vossius 环　晶状体前囊上的圆形色素沉积。是由于挫伤时晶状体与虹膜碰撞，虹膜色素及纹理打印在前囊上而产生的色素环，其直径可大可小。

（2）晶状体部分或全部混浊　外伤使晶状体囊通透性增加及皮质纤维受损可产生上皮下、局部或全部的晶状体皮质混浊。晶状体的弥散性混浊常发生于外伤后的数天至数周，但也有发生在伤后数年者。

2. 晶状体穿通伤

（1）局限静止性白内障　常由针刺或细小异物所致，穿破伤很小，穿破前囊后，破口被虹膜封闭，晶状体混浊局限静止。

（2）完全性外伤性白内障　晶状体被穿破后，皮质纤维吸水肿胀、撕裂、乳化、混浊，有时晶状体皮质可经前囊破口溢出至前房，甚至引起高眼压、虹膜炎等。

3. 晶状体脱位

（1）晶状体全脱位　可脱位至玻璃体腔、前房或嵌顿于角、巩膜伤口，脱出至球结膜下，甚至个别情况下晶状体脱失。

（2）晶状体半脱位 晶状体悬韧带部分断裂。晶状体可偏向一侧，或一侧偏向前或后房而产生晶状体倾斜，或仅见晶状体震颤而无明显移位。

（二）晶状体外伤的临床表现及诊断

1. 外伤性白内障

合作儿童可诉说视物不清，或由家长发现其瞳孔区发白。完全的白内障在聚光灯下就可发现晶状体呈灰白色混浊，甚至在晶状体穿破伤时见到溢出的晶状体皮质。部分混浊者需裂隙灯显微镜下仔细检查或散瞳检查。检查时应注意有无合并晶状体异物和其他眼外伤情况。

2. 晶状体脱位

较大的儿童可以诉说单眼复视、视物模糊或变形；裂隙灯显微镜下可见脱位的晶状体或在原位找不到晶状体；检查时还可见前房加深及虹膜、晶状体震颤，这是晶状体脱位的表现。

（三）晶状体外伤的处理

儿童的外伤性白内障及晶状体脱位，只要明显影响视力或有其他并发症发生，就应及时处理。对局限静止的挫伤性白内障，无明显视力障碍者无需手术，仅用激素或非甾体类抗炎药控制炎症，防止虹膜粘连。也可加用维生素C、谷胱甘肽等。但在以后的时间有可能晶状体混浊逐渐加重，故应随访。对不能配合视力检查的患儿，可根据晶状体混浊程度判断是否手术，或以散瞳时不能清晰地窥见眼底为手术标准。

1. 外伤性白内障

根据伤情及患儿年龄的不同，手术时机及方式应灵活恰当。

（1）手术时机 有晶状体囊破裂，皮质大量溢出，接触角膜内皮，引起明显刺激症状或继发性青光眼者，应立即手术。无其他合并伤的单纯晶状体混浊，一般可在伤眼炎症反应消退2~3周后手术。合并晶状体内异物留存者，如无明显炎症反应，可以在白内障摘除的同时摘除异物。

（2）并发症 与其他白内障手术后并发症的不同之处主要是虹膜粘连、后囊破裂、后发性白内障及弱视发生率较高。

2. 晶状体脱位

（1）轻度的半脱位，晶状体赤道部未进入瞳孔区，无晶状体混浊及继发性青光眼等并发症，可以定期随访。但有明显的晶状体、虹膜震颤影响或可能影响视力者，应及时手术治疗。

（2）晶状体全脱位或重度半脱位，可以做白内障摘除联合前部玻璃体切割术。对脱入玻璃体腔者，则可做后玻璃体切割术及晶状体切除。年龄较大的儿童可以行Ⅰ期或Ⅱ期前房型人工晶状体植入，如植入后房型人工晶状体则采用睫状沟固定。

待情况稳定后，须及时配戴远用和近用眼镜，对于存在弱视风险的儿童，及时实施弱视治疗（详见第三章第一节）。

四 玻璃体外伤

玻璃体外伤常合并角膜、巩膜、晶状体、葡萄膜等外伤。随着玻璃体视网膜显微手术技术的进步，明显改善了复杂眼外伤的预后，使许多原来可能丧失视力或眼球的儿童得以保留眼球甚或保存有用视力。

（一）玻璃体外伤的主要类型和诊断

1. 玻璃体积血

出血可来自色素膜血管或视网膜血管，如无晶状体混浊，散瞳时检查不难被发现，否则需 B 型超声等影像学检查辅助诊断。

2. 玻璃体脱位

主要是脱入前房，另外巩膜有破裂伤口时可以脱出至眼球外。

3. 玻璃体增殖性病变

葡萄膜、视网膜外伤后继发色素上皮游离或玻璃体积血及器械贯穿均可引起纤维细胞增殖，形成玻璃体增殖性病变。依靠检眼镜观察及影像学检查可诊断。

4. 玻璃体炎症

玻璃体炎症是外伤后眼内炎症的一部分。

5. 玻璃体异物

异物穿透眼球壁，留存于玻璃体腔。

（二）儿童玻璃体外伤的处理

1. 轻微的玻璃体外伤

在出血经治疗 1 个月内吸收，炎症经保守治疗有效，玻璃体脱入前房未引起青光

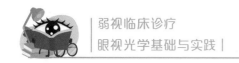
眼等并发症的情况下，可以保守治疗，对症做相应处理。

2. 复杂的玻璃体外伤

玻璃体手术是治疗复杂的玻璃体外伤的主要手段。儿童的眼球直径尚未达到成人大小以及玻璃体与视网膜粘着紧密，加之炎症反应及增殖性病变均强于成年人，因此对手术的要求更高，要求术者具有熟练的手术技巧及一定的小儿玻璃体手术经验。

玻璃体外伤手术主要目的：①清除玻璃体积血、炎症产物和致病性微生物，减少对细胞增生的刺激因素，恢复屈光介质的透明，便于处理其他视网膜并发症；②切除玻璃体和玻璃体后皮质层，减少细胞增生的支架组织；③切除及松解增生的膜性组织，解除对视网膜、睫状体的牵拉；④玻璃体腔内用药（常用的是抗生素和激素）起到相应治疗作用；⑤澄清屈光通道，避免形觉剥夺性弱视发生，或为弱视儿童创造进一步治疗的条件。

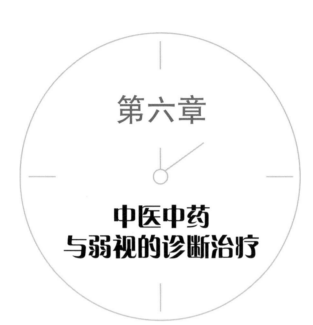

第六章

中医中药
与弱视的诊断治疗

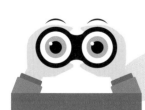

第一节
中医对视力的认识

一 人体五脏六腑与视力的关系

中医认为眼为视觉器官，属五官之一，它通过经络与五脏六腑等全身组织密切相连，从而使机体成为一个有机的整体。中医认为眼之所以能辨颜色、视万物，是由于五脏六腑的精气滋养。所以，若经络脏腑功能失调，则可能反映到眼部，甚至引起眼病。反之，眼部的疾病也可能通过经络影响到相应的脏腑，以至引起脏腑的功能失调。这就是中医眼科在治疗各种眼病时所强调的整体观念。

二 眼与心脏的关系

心主血脉，诸脉属目。心主藏神，目为心使。在人体五脏中，心主全身血脉，脉中之血又需心气推动，才能通达周身及上输于目，目受血之荣养方能视天下万物。心又为神舍，神之外用在于眼。这里的神是指大脑的精神和思维活动。精神统摄于心，为各脏腑精气所生。若精气弱而心神衰，就可由目反映出来，可见其目不明。另外，古人认为心阳在视物时起着十分重要的作用，若心阳衰弱，则目中神光不得发越于远处，故而视物不清。

三 眼与肝脏的关系

肝开窍于目，受血而能视。肝在五脏中主藏血，有贮藏及调节血量的功能。同时，中医认为虽五脏六腑之精气均上注于目，但强调目为肝之外窍，由此可见肝血对于目的营养尤为重要，故古籍有"肝受血而能视"的重要学术思想。肝开窍于目，还有赖

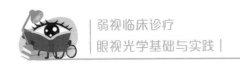

于肝主疏泄，肝气条达，上通于目的功能。此功能正常，肝气才充沛畅达，气行则血行，使目明眼亮。反之，肝气不舒，肝血瘀滞等，均会出现眼部不适，甚或导致眼疾。

四 眼与脾脏的关系

脾为气血生化之源，脾主升清，胃主降浊则目窍通利。脾与胃相表里，合为后天之本。胃主受纳、腐熟水谷，脾主运化水谷精微，脾胃升清降浊，使目力得水谷精微之濡养，胞睑开合自如，视物清晰。反之，目失所养，则可能出现能近怯远症或能远怯近症等。

五 眼与肾脏的关系

肾主藏精，精生髓，五轮学说中有水轮（瞳神）属肾之说。肾为先天之本，藏五脏六腑之精气。肝藏血，肾藏精，精血可以互生，故又有"肝肾同源"的说法。肝肾两脏常是盛则同盛，衰则同衰，故精足则血量足，目能辨五色，识万物。

六 眼与肺脏的关系

肺主气司呼吸，气和则目明，肺气宣降，眼络通畅。肺气调和气血流畅，则五脏六腑精阳之气皆能源源不断输注于目，故目视精明。

七 肝肾不足与视力的关系

肝主藏血，肾主藏精，精血互相化生，肝肾荣则共荣，亏则共亏。肝在五脏中主藏血，有贮藏及调节血量的功能。神开窍于目，受血而能视。中医认为虽五脏六腑之精气均上注于目，但强调目为肝之外窍，由此可见肝血对于目的营养尤为重要，故古籍有"肝受血而能视"的重要学术思想。肝肾精血充盈则耳聪目明。

在眼部机能调理过程中通过补肝益肾达到肝气冲和条达、肾精充足才能目视精明、辨色识物。决明子、菊花、桑叶、薄荷清肝明目，疏风散热，使视疲劳得到及时消除；决明子、菊花、桑叶、薄荷、橘皮可使肝气恢复冲和条达；枸杞子、黄芪补肾益髓；沙棘濡目养睛，使精髓得以补充，眼部不失所养，则精足血盈，目能辨五色，识万物。

八 人体机能与视力的关系

《黄帝内经》有"正气存内，邪不可干"之说。当人体脏腑功能正常，正气旺盛，气血充盈流畅，卫外固密，外邪难以入侵，内邪难于产生，就不会发生疾病。眼睛之所以出现近视，与长期近距离用眼有很大关系，长时间近距离用眼，使眼睛长时间处于功能代偿状态，如果眼睛本身气血不够充盈，抗疲劳能力不足，就会由功能性代偿转变为器质性代偿，由视疲劳到调节痉挛到眼轴增长。松花粉、茯苓、阿胶、甘草、大枣、蜂蜜能够健脾益血、补气和中，提高人体气血运行状态和抗疲劳能力，最大限度地减少近距离用眼过程中产生的视疲劳。

九 中医对眼部屈光介质的认识和理解

角膜、晶状体、玻璃体、房水是眼睛屈光系统的组成部分，每个组成部分的生理状态、折射率、曲率、通透度都与视力有着很大的关系。

角膜屈光力为43.00D左右，透明无色，没有血管，有丰富的神经末梢。角膜由于长期暴露在外，需要保持湿润。中医眼科认为，肾主津液，上润目珠，如果人体津液不足，则目失所养。正常情况下，角膜表面有一层均匀的泪膜，可避免长时间用眼情况下，角膜长期裸露导致的炎症和感染。当出现风热犯肺或者肝经郁热时，会出现迎风流泪、眼睛发痒、红肿等症状，表现在角膜结膜就是各种炎症和病变。

晶状体是眼睛调节的重要器官，晶状体皮质的弹性决定其调节力的大小，晶状体皮质的弹性与气血充盈状态有很大的关系，这也就决定了每个人眼睛老化的时间和程度不同，同样用眼的环境下近视的时间和度数有所不同。如果气血充盈，晶状体弹性大，其调节力就大，发生近视的概率就小，发生老视的时间就晚。

晶状体和玻璃体都是透明无色的，视疲劳、蓝光照射等可引起眼组织结构损伤，导致自由基增多、组织液化而出现混浊，玻璃体混浊称为飞蚊症，晶状体混浊称为白内障。叶黄素、胡萝卜素可以有效地过滤蓝光，不仅可以减少自由基的产生，还可以选择性地减少长短波光的通过，在减轻视网膜损害的同时还能提高视网膜的成像质量。

房水的主要作用是维持眼内压与营养眼组织，其通过前房、后房等循环于眼组织，但是如果肝经郁热湿阻，会导致其循环受阻，进而导致眼内压过高而形成青光眼。茯苓可以健脾利湿，薄荷、桑叶可以疏肝理气，清肝明目，从而维持正常的眼内压。

十 视知觉与智力的关系

脑的功能始于感觉输入，而在各感觉系统中，视觉提供的信息占全部传入信息的70%以上。视觉环境中变化多端的信息经过双眼传向初级视皮质（纹状区或17区），进行初步处理，然后从纹状区传至皮质其他区域做进一步的加工，这种加工处理对于完整的感知觉是必不可少的。有关弱视的研究发现，弱视儿童视皮质 17、18、19 区均存在一定程度的损害。这表明弱视儿童认知功能障碍具有其神经生物学基础。研究发现，中、重度弱视儿童存在一定程度的智力受损。重度弱视患儿中存在智力结构不平衡和注意力缺陷，言语智商和操作智商分离现象者与正常儿童相比明显增多。这说明重度弱视患儿常不能正确地利用初级视觉通路所提供的视觉信息，难于辨认物体、图像和颜色，在空间中利用视觉确定方向出现困难；同时注意力集中时间短暂，缺乏持续性，容易受外界干扰。部分弱视患儿存在注意力不能集中、易冲动、易激动等注意力缺陷障碍多动症状。通过对正常儿童和弱视患儿的对比研究发现，重度弱视患儿在领悟、搭积木、拼物、译码等分测验和操作智商方面的得分明显低于正常儿童。研究发现，近视和弱视会导致儿童丧失学习兴趣、儿童多动症以及智力下降。医务人员在实际工作中发现，部分儿童智力低下和注意力不集中的主要原因是视力障碍。

早产儿由于未能发育完全往往也在出生之后出现一些神经系统缺陷及视力低下，由此导致的认知和行为的缺陷包括智力低下、发育迟缓、斜弱视等，在适当的时候予以有效的干预，可以通过对大脑及眼部实施及时有效的刺激，促进其生理功能的提升。

因此，改善人类视功能和提高智力，比单纯的治疗眼科疾病更加具有迫切性。在视觉系统发育的早期，改善患儿视功能，能够提高他们的智力，促进学习兴趣，提高学习效率。特别是针对学龄儿童的视功能改善和智力的提高在视知觉学习的研究中显得格外重要，改善儿童视功能的同时必须抓紧时间提高其智力水平。

第二节
中医对弱视的认识和辨证治疗

弱视患者眼外观正常，目力低下，属中医"视瞻昏渺"的范畴，甚至为"小儿青盲症"。祖国医学文献中早就有近似本病的记载，如隋朝巢元方所著的《诸病源候论》。《诸病源候论·小儿杂病·目青盲候》曰："眼无障翳，而不见物，谓之盲。"刘光耀先生著的《眼科金镜·盲》曰："症之初起不痛不痒，不红不肿，如无症状，只是不能睹物，盲瞽日久，父母不知为盲。"祖国医学认为"肝藏血""肝开窍于目""目得血而能视"，说明肝血充盈，则视物精明，能辨五色。明代医学家张景岳曰："肝肾之气足则目精彩光明，肝肾之气乏则目昏蒙眩晕。"

目前，本病常分为四个证型。

一　理脾消积，养肝明目

小儿具有气血未充，脏腑娇嫩的生理特点，加上目前独生子女多偏食择食，饮食不节，积滞损伤中焦，气机受阻，运化失职，消化吸收功能长期障碍，影响儿童的营养和生长发育，目失濡养而致弱视。患儿常觉眼部畏光、干涩不适，频频眨眼，全身兼见纳呆厌食，食而不化，脘腹胀满，或午后潮热尤以手足较重，烦躁易怒，夜眠不宁，面黄消瘦，毛发稀疏，皮肤干燥，困倦喜卧，精神不振，大便溏薄或干结，舌苔浊腻，脉滑细。综理脉证，属积滞伤脾型弱视。当以消积导滞，理脾和中为首务。因儿童弱视由运化失职，肝虚血少，目失濡养所致，故宜佐以养血益肝明目之品。

方选肥儿丸（《太平惠民和剂局方》）加减：神曲 15 克，肉豆蔻 6 克，麦芽 12 克，陈皮 8 克，木香 4 克，白术 6 克，茯苓 15 克。或选加决明子、青葙子、谷精草以助清热明目；加生地、枸杞子、女贞子以滋补强壮，养阴明目；加菟丝子以补肾益精明目。配合主方，共建消积导滞，理脾和中，养肝明目之功。

二 清肝泄胆利湿，疏风活络明目

目为肝之窍，受肝血而能视，赖肝气而辨色，故为肝之外候。而肝与胆为脏腑相合，互为表里，胆之精汁升聚而成神膏，故眼的视觉正常与否，与肝胆关系密切。或劳目久视，用眼不当，致使肝胆劳伤，气血不足；或闷闷不乐，哭笑无常，情志不遂；或饮食不节，饥饱失常，偏食择食，损伤脾胃，内生湿浊，郁遏化热，蕴结肝胆，均易引起肝胆疏泄功能失常，湿热熏蒸，浊阴上泛，目窍受蒙而酿成病。患儿常觉眼部胀痛，头昏脑胀，眼睑时而痉挛，不能过久视物，久则困乏。或目珠偏斜，并伴口苦，饮食减少，小便黄赤，夜睡易惊易醒，舌红、苔黄，脉弦滑而数。参合脉证，属肝胆湿热型之弱视，故宜用清泄肝胆湿热，疏风活络明目法治之。

方选升麻龙胆饮子（《审视瑶函》方）加减：龙胆草 10 克，黄芩 10 克，地龙 12克，升麻 3 克，郁金 6 克，谷精草 15 克，麻黄根 6 克，当归 10 克，蔓荆子 10 克，青蛤粉 6 克，甘草 3 克，滑石 10 克。若用眼过久，目珠偏视，眼睑时而痉挛者，加丹参、川牛膝以活血通络；加僵蚕、钩藤、全蝎以清热祛风，解痉止痛。眼胀头痛者，加夏枯草、香附、白芷以清热散瘀，祛风止痛；口苦目赤、小便赤黄者，加木通、栀子以利水清热；目痛日久，用药后视力改善不著者，去龙胆草、黄芩、滑石，加菟丝子、女贞子、淫羊藿以补肾养肝明目；纳呆食滞者，加鸡内金、砂仁以消食和胃，利湿醒脾。

三 养血补肝，滋阴明目

肝藏血，肾藏精，目赖肝血肾精以视物精明，故肝肾之气足，目则精彩光明，肝肾之气乏，目则昏蒙。若因久视、久病或热邪伤阴而致肝肾不足，水不涵木，精不化血，血不养肝，精血亏乏，不能濡养于目，则表现眼无器质性改变，单眼或双眼视力减退，在 0.3 以下，不能矫正或矫正视力低于 0.8，对排列成行的视标分辨力较单个视标差，并见眼目干涩昏蒙、不耐疲劳、眼珠外斜，或伴头晕耳鸣、腰酸乏力、失眠多梦，舌质淡红、苔薄白，脉弦细而弱，证属肝肾不足型弱视。治宜养血补肝，滋肾明目。

方选四物五子汤（《审视瑶函》）加减：当归 10 克，白芍 10 克，川芎 6 克，熟地黄 10 克，五味子 10 克，菟丝子 10 克，车前子 10 克，覆盆子 10 克，枸杞子 10 克。阴虚火旺见口干、神疲、舌红少苔、脉细而数者，可加生地、知母、黄柏、决明子、谷精草等滋阴降火，清肝平肝之品；气虚懒言，倦怠乏力者，加太子参、黄芪、白术等以健脾益气；血瘀者，易白芍为赤芍，加核桃仁、红花以活血化瘀；气滞者，加香附、郁金；血虚头痛者，加白芷、藁本。

四 益气养血，补虚明目

气血是维持视功能的主要物质。气对眼的作用甚大，故《太平圣惠方·眼内障论》曰："眼通五脏，气贯五轮。"《灵枢·决气篇》曰："气脱者，目不明。"而以血对眼的关系而论，两者也是非常密切的，正如《审视瑶函》所言："目之有血，为养目之源，充和则有发生长养之功，而目不病。少有亏滞，则目病生矣。"若年弱体衰，久病亏损，竭视伤血，过劳损气，或饮食失调，运化不足而致视物昏蒙，目若忽无所见，或上睑下垂，或眼位偏斜，兼见头晕目眩，神疲乏力，纳呆食滞，面色不华，舌苔薄白或无苔，脉沉细而弱，则属气血亏损型弱视。当治以益气养血、补虚明目法。

方选补元增明汤（《屈光不正与中医疗法》）：紫河车粉 6 克（冲），枸杞子 15 克，菟丝子 18 克，楮实子 15 克，人参 4 克（或党参 10 克），牛膝 10 克，木瓜 10 克，山药 15 克，熟地黄 15 克，伸筋草 15 克，丹参 20 克，当归 12 克。目珠偏斜，转动失灵者，加僵蚕、钩藤，甚者加全蝎、蜈蚣；上睑下垂，启睁无力者，加葛根、升麻；弱视日久，视力难复者，加制马钱子（0.6~1 克）、灵芝以补虚强壮；纳呆食滞者，加鸡内金、神曲、山楂、麦芽消胀化滞，开胃健脾，以助气血生化之源。此属气血亏损之虚证，治当用补益，但应防止补之不当，反致气血壅塞。因此，在益气养血的同时，稍加活血导滞之品，使补弋而不壅，补血而不涩。川牛膝、丹参、麦芽、山楂皆为常用之品，往往可获事半功倍之效。

第三节

中医针灸治疗弱视

针灸治疗眼病，有其独到之处。虽然有许多的优点，但并非万能。"万病一针"的想法是不切实际的。唐代孙思邈曰："若针而不灸，灸而不针，皆非良医也；针灸而不药，药而不针灸，尤非良医也。"针灸仅为治疗疾病的方法之一，绝不能代替所有的治疗方法。

针灸适用于功能性弱视，如斜视性弱视、屈光参差性弱视和屈光不正性弱视等。在施治时首先应注意诊断确实，查明病原，如斜视性弱视，是因为患者有斜视，由于眼位偏斜而发生复视，为消除或克服斜视所造成的复视和视觉紊乱，大脑视觉中枢就抑制由斜视眼传入的视觉冲动，斜视眼黄斑功能长期被抑制而形成弱视。在治疗斜视性弱视时，要从斜视入手。

针灸疗法是在经络学说与脏腑学说的基础上不断发展完善的。《灵枢·九针十二原》曰："故以微针，通其经脉，调其气血，营其逆顺出入之会。"这就是说，通过针灸可以疏通经脉，调节机体内部的阴阳失调、气血逆乱、营卫不和，达到扶正祛邪的目的。

在辨证之后，则是取穴论治，取穴、配穴是否得当，直接影响治疗效果。取穴可分为局部取穴、远隔取穴、经验取穴、辨证取穴、表里取穴、原经取穴、俞募取穴、八会穴取穴、八脉交会穴取穴、郄穴取穴等。配穴方法有单侧配穴、双侧配穴、上下配穴、前后配穴、交叉配穴、局部与远部配穴等。

治疗弱视取穴是根据穴位的主治、眼与经络的关系及全身情况决定的，临床多采用以下取穴方法。

1. 局部取穴

即在眼的周围或头面部取穴，包括经穴、经外奇穴及近年来新发现的某些经外穴，如五脉之会的睛明，经外奇穴太阳、印堂，新穴内明、球后、新明等。

2. 远程取穴

如光明、风池、合谷等。

3. 辨证取穴

以整体观念出发，取穴三阴交、足三里、肝俞、肾俞。

总之，一般以眼部穴位为主，辨证取穴、远程取穴为辅。针刺时，可先取患眼眼部穴位 1~3 个，再取全身或远程穴位 4~6 个。巩固治疗时，可减少取穴数量。同时，应根据患者体质与病情的需要，定期轮换取穴，或选出 2~3 个穴位组，交替使用。

在临床运用时，还应注意针刺法则。如《经脉》曰："盛则泻之，虚则补之，热则疾之，寒则留之，陷下则灸之，不盛不虚，以经取之。"这些都是针灸的基本原则。具体的补泻手法有迎随补泻、捻转补泻、提插补泻、呼吸补泻等。

常用穴位：睛明、四白、太阳、球后、承泣、翳风、合谷、风池、肝俞、肾俞、三阴交、足三里、新明等。

方法：每天 1 次，每次取眼局部穴位 1~3 个，配穴 3~5 个，可用或补或泻或强刺激，10 次为 1 个疗程，疗程之间间隔 3~5 天。待视力提高后，改为主配穴各 1 个，弱刺激，10 天为 1 个疗程。

穴释：肝俞、肾俞能补肝益肾；三阴交、足三里能健脾益气；睛明有滋水明目之功；光明有疏肝明目之效；风池可清头明目；承泣有疏风活络、开窍明目之功；太阳有疏风清热、清头明目之效。

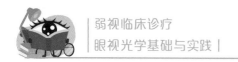
第四节
弱视儿童的饮食和药膳

弱视治疗较难且过程漫长。早期发现、早期治疗是治疗本病的关键，超过 12 岁再治疗，其有效率明显下降。饮食及药膳用于治疗营养不良性弱视，可防止或延缓其发生和发展。

营养不良性弱视是一种因营养物质缺乏（主要是维生素 B_1 缺乏）引起的球后视神经炎，常见于孕期及哺乳期严重营养不良的女性所生的幼儿。正常情况下，维生素 B_1 被人体吸收后，可转变为丙酮酸脱氢酶必需的辅助成分。此外，维生素 B_1 还有维护神经组织正常传导功能的作用。

视神经是中枢神经系统的一部分，能把双眼所接收的视觉信号不断地传入大脑，产生视觉。视神经的组织结构十分精致。当体内缺乏维生素 B_1，引起物质代谢障碍时，视神经很容易受到损害，影响视觉信号的传导，导致视力下降，形成弱视。可选食花生、豌豆、黄豆、葵花籽、甲鱼、螺蛳、猪肉、羊肝、羊肾、猪肝等富含维生素 B_1 的食品。

作为药膳，应本着着重补维生素 B_1，兼顾其他营养物质的综合均衡的原则，同时结合其他治疗方法。以下是几种药膳验方。

 方一

熟花生米 50 克，鸡蛋 1 个（约 50 克），牛奶 200 克，蜂蜜 15 克。

（一）制法

鸡蛋去壳，搅匀，倒入煮沸的牛奶中，待煮沸后再加入熟花生米和蜂蜜，搅拌均匀。

（二）服法

每天 1 剂，做早餐服。

二　方二

羊肝 40 克，黄芪 15 克。

（一）制法

羊肝切片，和黄芪一起放入锅内，加水适量，煮 20 分钟。

（二）服法

吃羊肝，喝汤。肝片可蘸调味品服用，每天 1 剂。

三　方三

菟丝子 30~60 克，粳米 100 克，白糖适量。

（一）制法

先将菟丝子洗净后捣碎，加水煎取汁，去渣，入米煮粥，粥将成时加入白糖，稍煮即可。

（二）服法

7~10 天为 1 个疗程，分早晚 2 次服用，间隔 3~5 天再服。

第五节
叶黄素对弱视改善的研究

　　叶黄素是一种含氧的类胡萝卜素，是一种性能优异的抗氧化剂。叶黄素对黄斑有重要的保护作用，缺乏时易引起黄斑退化和视物模糊，进而出现视力退化、近视等症状。叶黄素与某些眼病直接相关，并对婴儿视觉发育具有重要影响。叶黄素对眼睛的主要生理功能是作为抗氧化剂抑制有害自由基的形成，以及光保护作用。处于眼球发育期的儿童，叶黄素的摄入不足或过度消耗所形成的"光"伤害，是导致近视、弱视发病率接近 60% 的基本原因。叶黄素在人体内主要参与构成视网膜中的黄斑色素，分布在黄斑区和整个视网膜中，黄斑区叶黄素浓度达 1mmol/L，对维持正常视觉起重要作用。1988 年哈佛大学 Handelman 博士等研究发现，人类视网膜中叶黄素浓度越高，视觉敏感度越强。已有令人信服的证据表明，出生后缺少叶黄素和玉米黄质可导致视网膜和视网膜色素上皮细胞的解剖学结构发生明显改变。有学者对单眼弱视的学龄期儿童进行综合治疗 1~2 年，对照组患儿使用传统治疗方式，试验组患儿在传统治疗方式的基础上口服叶黄素咀嚼片 450mg，每天 1 次，辅助治疗弱视。治疗 6 个月后，试验组患儿有效率高达 81.82%，明显高于对照组的 64.95%。说明叶黄素具有一定的生理功效，且无毒安全，作为弱视治疗的辅助药物有极大的应用前景。

　　黄斑区的主要色素为叶黄素，其可以吸收光谱中有害的短波，起到光屏障的作用，可将有害的短波转化为热量。另外，叶黄素是一种抗氧化剂，可清除光诱导产生的活性氧自由基，从而缓解视疲劳。

　　立体视觉的发育和精细立体视锐度的形成有赖于准确协调的眼球运动功能以及双眼黄斑中心凹注视，对弱视的患儿使用综合疗法以及叶黄素治疗，能够保护视网膜的黄斑色素，改善患儿的新陈代谢以及色素上皮细胞的营养，促进视网膜的发育。弱视的巩固治疗过程中继续给予口服叶黄素，对于低龄儿童的视觉发育和立体视觉形成有益。

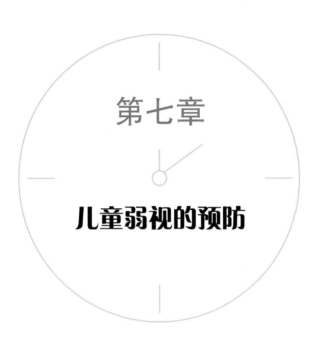

第七章

儿童弱视的预防

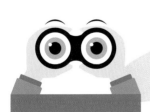

弱视是儿童常见的眼病之一。人类在半个多世纪前就已开始研究弱视，近年来尤对弱视的流行病学和分子生物学进行了大量研究。按照弱视患病率 2%~4% 计算，我国弱视儿童已超过 1000 万，还有大量成人弱视患者。弱视是一个严重的公共健康问题，也是影响民族素质的重要问题。弱视是早期异常的视觉经验所致，这些异常的视觉经验包括单眼斜视、未矫正的屈光不正（包括高度屈光不正、屈光参差）或其他由眼部向大脑传递"像"的质量下降等因素。而弱视的早期发现、早期诊断是预防和高品质治愈的关键。做好弱视的早期预防工作，是降低弱视发病率的关键。

我国的相关研究表明，早产儿、低体重儿以及近亲结婚所生的婴幼儿中，弱视的患病率高于普通人群 4 倍。发育迟缓的婴幼儿中，弱视的患病率是普通人群的 6 倍。屈光参差性弱视和屈光不正性弱视患者若不伴有斜视，弱视并不容易被发现。弱视治疗效果与年龄密切相关，年龄越小，治疗效果越好，不仅疗程短，而且治愈率高；年龄越大疗程越长，治愈率越低。弱视发现得太晚，会严重影响治疗效果，甚至错过治疗时机，成为终身眼病。由此可见，相比于"最好的治疗"，弱视的早期预防更加重要且具有更高的临床和社会价值！

中华医学会眼科学分会斜视与小儿眼科学组继 2011 年制定弱视诊断相关共识后，于 2021 年再次组织我国相关领域专家，以国内外循证医学研究成果为基础，汇总与弱视治疗相关的专家意见，讨论制定了《中国儿童弱视防治专家共识（2021 年）》，对儿童弱视预防提出了具体要求和建议：

1. 进行广泛的宣传教育，让更多的人了解斜视和屈光参差是弱视的主要危险因素，使家长及托幼工作者认识弱视早期诊断和治疗的意义，积极筛查弱视，以便早期发现弱视危险因素，实现早期干预。

2. 定期为婴幼儿进行视力评估。0~6 岁儿童应定期筛查和评估视力，并进行规范诊断和尽早治疗。对于具有弱视、斜视和屈光不正（主要指远视眼和散光眼）家族史的婴幼儿，更应及早进行检查。发现斜视或注视行为异常，应及时进行专科检查。

3. 可采用选择观看法、Lea Symbols 图形视力表或其他方法评估婴幼儿视力，并将其作为诊断弱视的参考指标。婴幼儿视力评估及弱视诊断标准可参见表 7-1。若发现单眼或双眼最佳矫正视力低于相应年龄的正常视力，或双眼视力相差 2 行及以上，应及时就诊。

表 7-1　婴幼儿、低龄儿童不同弱视类型的诊断方法和标准

弱视类型	评估方法和指标	判断标准
单眼弱视	单眼遮盖试验	双眼抗拒反应不对称
	注视偏好反应	单眼不能注视或不能持续注视
	选择性观看	双眼相差≥2个倍频
	最佳矫正视力	双眼相差≥2行
双眼弱视	最佳矫正视力	①年龄3至4岁，视力<0.4 ②年龄4岁以上至5岁，视力<0.5 ③年龄5岁以上，视力<0.6

注：使用全套Teller视敏度卡进行选择性观看检查，2个倍频为4块检测卡的视力差距，即视力较低眼条栅视力值相当于视力较高眼条栅视力值对应的1/4视角。

本章拟根据国家有关规定要求，结合我们的工作实践，从弱视预防的宣传教育与家庭指导、弱视儿童的早期筛查、弱视危险因素的早期处理三个方面进行分述。

第一节
弱视预防的宣传教育与家庭指导

弱视的发病主体是儿童，基于其发病个体年龄小、大部分有明确病因、病因预防可在一定程度上避免发病、治疗效果很大程度上取决于干预年龄和过程管理这些重要特征，面向社会公众和儿童家长普及儿童眼保健科学知识，增强视力不良防控意识，提升科学知识知晓率，引导家庭积极主动接受儿童眼保健和视力检查服务，参与儿童视觉发育过程管理具有重大的现实意义。

为此国家卫生健康委员会于2021年制定了《0~6岁儿童眼保健及视力检查服务规范（试行）》，首次从国家层面为0~6岁儿童家长参与孩子眼健康和视觉发育过程管理提出富有操作性的指导意见。

一 新生儿期（新生儿家庭访视和满月健康管理）

（一）普遍性指导要点

新生儿能感受光亮及明暗变化，对光照有反应。新生儿视力发育需要良好的环境亮度，白天要保证室内光线明亮，夜间睡眠时应关灯。日常养育照护中注意保持其眼部清洁卫生，保证充足睡眠和营养。儿童的眼球和视力是逐步发育成熟的，出生时，眼睛未发育成熟，处于远视状态，随着生长发育，眼球逐渐增长，眼屈光度数逐渐趋向于正视，这就是"正视化过程"。0~6岁儿童视力发育过程为：出生时仅有光感，1岁视力一般可达0.2，2岁视力一般可达0.4以上，3岁视力一般可达0.5以上，4岁视力一般可达0.6以上，5岁及以上视力一般可达0.8以上。

6岁之前是儿童视觉发育的关键时期，若此期间视力未正常发育，长大后将难以弥补。斜视、弱视、先天性白内障等眼病会严重影响儿童视觉发育，一般发病隐匿，家

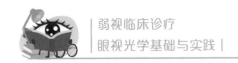

长不易发现，需定期检查，早筛、早诊、早治。应告知家长注意观察儿童眼部有无异常，若发现异常，应及时寻求专业支持。

（二）针对性指导要点

出生体重<2000g 的低出生体重儿或出生孕周<32 周的早产儿，应当在出生后 4~6 周或矫正胎龄 32 周，由眼科医生进行首次眼底病变筛查，并应遵照专业眼科医生指导意见，按时接受眼底复查。若存在其他眼病高危因素，未做过眼科专科检查，应告知家长尽早检查。

若瞳孔区发白，提示可疑为先天性白内障和视网膜母细胞瘤等。孕期风疹病毒感染可导致新生儿先天性白内障。我国先天性白内障发病率约为 0.4%，在婴儿中发病率约为 0.02%~0.05%，约占新生儿致盲性眼病的 30%，筛查发现异常时一定要及早诊断。明显影响视力的白内障须尽早手术，手术越早，获得良好视力的机会越大。

婴儿期（3、6、8、12 月龄）

（一）普遍性指导要点

指导家长观察婴儿视觉发育情况，注意有无异常的视觉行为。婴儿应避免强光直射，禁用手机、电脑等电子产品。告知家长婴儿正常的屈光状态为轻度远视，这是生理性远视，称为"远视储备量"。远视储备量不足可能会发展为近视。指导家长增强近视防控意识。告知家长应注意观察婴儿眼部有无异常，若发现异常，应及时转诊。

（二）针对性指导要点

若眼部有分泌物、持续溢泪，提示可疑为结膜炎或泪囊炎，应及时到眼科检查。

若瞳孔区发白，提示可疑为先天性白内障和视网膜母细胞瘤等，一定要及早诊治。

若眼位检查异常，提示可疑为斜视，因儿童斜视会影响视力和立体视觉的发育，故应进行视功能评估及排查，及早诊治。

三 幼儿期（18、24、30、36 月龄）

（一）普遍性指导要点

应指导家长注意观察幼儿有无歪头视物、视物距离过近等异常行为。保证充足睡眠和营养。告知家长至少每半年带幼儿接受一次眼保健和视力检查，筛查异常者应遵医嘱进一步检查确诊，及时矫治，以免错过最佳治疗时期。避免让幼儿玩尖锐物，避免接触强酸、强碱等洗涤剂。教育和督促幼儿经常洗手，不揉眼睛。不带患传染性眼病幼儿到人群聚集场所活动。告知家长应注意观察幼儿眼部有无异常，若发现异常，应及时寻求专业支持。

（二）针对性指导要点

若眼位检查异常，提示可疑为斜视，儿童斜视除了影响美观外，还会影响其视力和立体视觉的发育，导致弱视及双眼单视功能不同程度的丧失，故应进行视功能评估及排查，及早诊治。早期治疗斜视可以在矫正眼位、恢复外观的基础上，促进视力发育和双眼视觉功能的建立。

若瞳孔检查、眼位检查和屈光筛查异常，提示可疑为先天性白内障、斜视、远视、散光、屈光参差等。上述病症可能会造成视力发育停滞，从而引起弱视。弱视主要表现为视力差、戴镜矫正不能立刻提高视力。大部分弱视有治愈机会，应及早发现并治疗，年龄越小效果越好。一旦错过儿童视觉发育的可塑期，会造成终身的视觉缺陷。

四 学龄前期（4~6岁）

（一）普遍性指导要点

学龄前儿童正常的屈光状态为轻度远视，视力以其不同年龄的相应发育标准逐渐达到正常。这个阶段要告知家长至少每年带儿童进行一次眼保健和视力检查，重点关注儿童弱视、斜视和屈光不正的筛查和治疗。4岁儿童裸眼视力一般可达0.6以上，5岁及以上一般可达0.8以上，若儿童视力不能达标，或双眼视力相差2行及以上（标准对数视力表），或双眼视力相差0.2及以上（国际标准视力表），主要是远视、散光、屈光参差、斜视或发育停滞等所致，需进一步做详细的眼部检查确诊。应告知家长注意观察儿童眼部有无异常，若发现异常，应及时寻求专业帮助。

（二）针对性指导要点

若瞳孔检查、眼位检查和屈光筛查等，提示可疑为弱视，应告知家长尽早诊治，年龄越小治疗效果越好，6岁以前治疗效果更佳，一旦错过最佳时期，可能会造成终身的视觉缺陷。

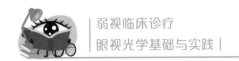
若眼位检查异常，提示可疑为斜视，儿童斜视除了影响美观外，还会影响视力和立体视觉的发育，导致弱视及双眼单视功能不同程度的丧失，故应进行视功能评估及排查，及早诊治。早期治疗斜视可以在矫正眼位、恢复外观的基础上，促进视力发育和双眼视觉功能的建立。

若视力检查及屈光筛查异常，提示可疑为视力低常、矫正视力异常，包括两眼视力均低于同龄儿童正常值或两眼矫正视力相差 2 行（含）以上，要告知家长应进一步检查，以明确诊断并进行干预。

第二节
弱视儿童的早期筛查

弱视是危害儿童视觉发育的常见功能性眼病，常发生在视觉发育尚未成熟的儿童。视觉发育敏感期是弱视发病的危险期，也是治疗弱视的最佳时期。从动物研究结果推测，人类视觉系统敏感期从出生时开始，2~3岁可塑性最强，4~6岁以后明显减弱，9~12岁敏感期结束。一旦错过视觉发育最佳治疗时期，儿童视觉将会形成不可逆损害。即使治疗也难以完全恢复视功能，造成患儿单眼或双眼视觉的终身损害或残疾，对个人及社会都会带来负担。鉴于弱视发病和治疗与年龄密切相关的特殊性，只有认识到弱视在特定人群中的患病率、病因或危险因素，才能做到早期发现和预防。因此对弱视的早期筛查、诊断与治疗十分重要。

人类在半个多世纪前就已开始研究弱视，近年来尤对弱视的流行病学和分子生物学进行了大量研究。而针对弱视，目前还缺乏全国范围的大型流行病学调查数据。根据文献报道和汇总分析，预估我国弱视的整体患病率为1.0%~2.0%，近年发表的以人群为基础的不同地区的流行病学研究结果显示，弱视的患病率为0.82%~9.60%，类型以屈光不正性弱视为主，程度以轻、中度为主。主要发病年龄在3~5岁，即视觉发育的关键期。7岁以上各年龄段儿童弱视的患病率基本保持不变，且与成人弱视患病率相当，提示弱视起病于低龄儿童。值得注意的是，上述这些横断面调查研究中，对于受检儿童多未采集是否曾被诊断为弱视或接受相关治疗等信息，因此整体患病率有可能被低估。既往研究表明，我国弱视检出率为2.8%，按目前人口总数14亿计算，我国的弱视患者约4000万，这是一个严重的公共健康问题。

有学者统计，屈光参差性弱视和屈光不正性弱视占弱视人群的50%~75%，这两类弱视患者因不伴有斜视，不容易被发现。特别是屈光参差性弱视患者，一只眼的视力可达到正常水平，更不容易被发现，常常耽误治疗时机。另据报告，我国早产儿、低体重儿以及近亲结婚所生的婴幼儿中，弱视的患病率高于普通人群约 4 倍。发育迟缓的婴幼儿中，弱视的患病率是普通人群的 6 倍。这类群体的早期干预的要求较其他儿童更加迫切。近年来，随着我国二孩、三孩政策的推行，新生儿数量增多，同时由于高龄产妇的激增等多种因素的影响，早产儿发生率上升，目前已高达 7%，数量居全球第二（2023 年统计）。以早产儿为主要群体的"问题新生儿"数量也随之增加，对新时期儿童弱视的防治提出了新的、更严峻的挑战！

2021 年 1 月，中华医学会眼科学分会斜视与小儿眼科学组，中国医师协会眼科医师分会斜视与小儿眼科学组联合制定了《中国儿童弱视防治专家共识》，共识明确要求，要积极筛查弱视，以便早期发现弱视危险因素，实现早期干预，为弱视的早期干预提供了专业指导。2021 年 6 月国家卫生健康委员会发布《0~6 岁儿童眼保健及视力检查服务规范（试行）》，该规范聚焦新生儿期、婴儿期、幼儿期和学龄前期，对不同年龄段需要筛查、诊断和干预内容进行统一规范，进一步明确了儿童眼保健工作的服务内涵，完善了服务链条，为推动落实早监测、早发现、早预警、早干预，提供了重要指示。2022 年 1 月，国家卫生健康委员会发布了《"十四五"全国眼健康规划（2021—2025 年）》，新规划明确指出需要重点关注儿童青少年人群的眼健康，以及进一步提升斜弱视等眼病的治疗水平，再次从国家政策层面关注儿童斜弱视的防控和治疗，为斜弱视的防治工作提供了重要的政策支持。

一 弱视筛查的最佳年龄

已经知晓弱视的发生和疗效与年龄的密切关系，从理论上讲，弱视的筛查当然是越早越好。但是实际工作中，被筛查者年龄越小，筛查的难度越大，而且婴幼儿期的筛查结果可靠性较差，漏诊率和误诊率也较高。

多数学者认为，学龄前期大面积筛查的效果比较可靠，也能够争取获得最佳的弱视治疗效果。目前认为弱视筛查的最佳年龄是 0~6 岁。根据我国的国情，最晚在入学前，应该进行视力筛查和眼部检查。对 0~6 岁的儿童进行筛查，更容易发现弱视发病的原因和危险因素。例如对视力、立体视觉、注视行为、注视优势、眼位、屈光度、屈光介质、眼睑情况等进行检查，一旦发现弱视的病因和危险因素，就应该及时将可疑患者转给相关专业机构以进一步诊断和治疗。

笔者认为，除先天性白内障、早产儿眼底病变等特殊群体需在出生后及早干预外，婴幼儿弱视筛查，可以 6 月龄为时间起点。这一阶段的儿童已进入发育最旺盛的时期，眼睛已能跟随目标转动，注视辐辏持续时间较长，能配合简单的注视功能检查。而且此时正常发育的儿童，其眼外肌已能持续地协调运动，不再出现眼球偏斜现象，是及早发现斜视这一导致弱视的常见危险因素的最佳时机。从 2009 年始，笔者尝试以妇幼保健机构为依托，探索开展以弱视防治为重点的儿童视觉发育早期干预工作，就屈光参差、单眼斜视、单侧上睑下垂等以"两眼结构性不均衡"为特征，易导致弱视的危险因素，对相关地区 6 月龄以上的婴幼儿实施全域普遍筛查，并对危险人群实施分类干预，总结出"儿童视觉发育过程管理'0 岁起点工作方案'"，获得了较好的临床和社会效果。

 ## 弱视筛查方法

作为弱视诊断和疗效的主要参考指标，视力无疑是弱视筛查的重要指标。视力检查理所当然应是儿童弱视筛查与诊断中的重要组成部分，但对于尚不能用言语表达的低龄儿童，视力检查受到一定限制。近年来对弱视的早期筛查不断延伸至对弱视相关危险因素的早期筛查，而屈光不正和屈光参差是引起弱视的最常见危险因素，针对屈光状态的筛查成为弱视早期筛查的重点内容，其方法、技术、设备也在不断更新发展。

儿童弱视的筛查方法和技术多种多样，目前比较常用的方法如下：

1. 采集病史

询问患儿的个人史，包括母亲的怀孕史和分娩史、弱视发病的危险因素，以及家族中有无弱视、斜视、视力低下及其他眼病患者等。

2. 望诊

观察眼部外观是否存在异常。眼睑位置及其对称性：有无倒睫（导致角膜损伤、散光的重要体征）。眼球大小、位置对称性：有无大/小眼球、眼球位置偏斜。角膜大小和形态：有无大/小角膜、角膜混浊。瞳孔位置及形态对称性：有无瞳孔异位、瞳孔闭锁，两侧瞳孔是否等大、整圆等。

3. 红光反射检查法

红光反射检查法在半暗室内进行，被检者与检查者相对而坐，检查距离约 50cm，在双眼散瞳的情况下，用直接检眼镜大光斑同时投照双眼，观察瞳孔区的红光反射。正常情况下，双眼瞳孔区出现红光反射，而且两眼反射红光的颜色、明亮度应该相同。如果存在屈光介质混浊、斜视、屈光参差、视网膜病变等，则双眼红光反射出的光线颜色不同、亮度也不同，甚至红光反射消失。

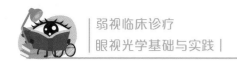

4. 角膜映光法检查眼位

满6月龄后，用角膜映光法观察眼位及两眼的角膜映光点是否对称。

5. 观察视物行为

通过观察和询问监护人，了解儿童日常视物时是否存在异常行为表现，如3月龄时不与家人对视、对外界反应差，6月龄时视物明显歪头或凑近，畏光、眯眼或经常揉眼等。对于3岁左右的儿童，可以观察他们的注视行为和注视优势。观察一只眼的注视能力，即能否稳定注视一个点光源，能否平稳地追随目标。观察斜视患者两眼的注视优势（如果总是用一只眼注视，另一只眼不注视而处于偏斜状态，则非注视眼的视力可能低下），交替遮盖，正常情况下每一只眼应该都能够维持稳定注视点光源，而且能够保持一定时间。

6. 遮盖检查及检眼镜检查

用遮盖法检查眼位、眼球运动，用检眼镜检查屈光介质、视网膜和视神经。

7. 屈光筛查

采用正确的屈光检查方法检测婴幼儿的屈光状态，确定婴幼儿的屈光发育是否正常，尽早发现影响视觉发育的异常屈光状态（高度屈光不正、屈光参差），及时矫正屈光不正，让婴幼儿获得充分的视力发育机会。目前，婴幼儿屈光检查的方法主要包括摄影验光筛查（photorefraction）、近距离检影验光（near retinoscopy）、睫状肌麻痹检影验光（cycloplegic retinoscopy）。

（1）摄影验光筛查　摄影验光筛查是使用摄影验光仪对婴幼儿的屈光状态进行初筛。其原理是摄影验光仪相机镜头附近的光源发出的光线经眼球屈光系统两次屈折（入眼和出眼均被屈折）后从瞳孔区发出，出射光线被相机摄取，被检眼的屈光状态和调节状态决定了被检眼瞳孔区新月形光影的形态和亮度，据此判断被检者的屈光状态。

该方法的特点：只需被检者瞬间注视，无损伤性；能早期发现婴幼儿的屈光、眼位和屈光介质异常；能快速、客观、准确地对不合作的婴幼儿、智力障碍儿童、残疾儿童进行屈光状态、眼位和屈光介质检查；仪器简单，使用方便，不需专业人员操作；是一种客观检查方法，能留下永久客观记录；适用于学龄前儿童群体屈光状态调查。

摄影验光仪的使用方法：检查前双眼使用睫状肌麻痹剂（在暗室中检查时也可不作睫状肌麻痹）；被检者坐于摄影仪前1m处，双眼注视检查仪的闪烁灯；当被检者注视闪烁灯的一刻，快速按下快门拍下照片；摄影验光仪会自动打印出屈光检查结果。

目前我国常用的设备有SW-800手持式屈光筛查仪，该仪器为精密光机电一体化仪器，由触摸式屏幕界面和内置照相机组成（包括照明系统、测重系统和观测系统3个部分）。其工作原理是利用红外光，通过波前传感器测量人眼的像差，从而计算出人眼的屈光信息。仪器采用双目设计，可同时测量双眼。测量距离为1m，不与被检者接触，有效避免了交叉感染，并提高了低龄儿童对检查的依从性。检查时让儿童注视闪亮、发出鸟鸣声音的镜头，利用角膜—眼底反光形成图像。在儿童追随鸟鸣声，注视光亮屏幕的瞬间即可同时测量出双眼屈光数值，相对于单目设计的仪器，这种双目设计更节省测量时间，而且两眼同时检查时对调节影响趋于一致，更易于发现屈光参差。在弱视相关危险因素筛查中应用性能良好，又因高效的读取速度和简便的操作在大规模筛查中具有一定优势。

（2）近距离检影验光　Mohindra（1975年）首次提出近距离检影验光法，此法可用来取代儿童尤其是婴幼儿和新生儿的睫状肌麻痹检影验光。该方法的适应证主要包括：①需对婴幼儿的屈光状态频繁随访；②患儿对使用睫状肌麻痹剂极度恐惧焦虑；③患儿使用睫状肌麻痹剂存在风险。近距离检影验光不需要使用睫状肌麻痹剂，要求在暗室进行，检查距离为50cm，检影镜灯光需调至微弱状态，此时诱发调节会很弱。检查需使用校正因子校正。但此法检查结果是否准确，以及校正因子的确定尚存争议，而且其操作必须由专业人员进行，故难以应用于大规模的弱视危险因素筛查。

（3）睫状肌麻痹检影验光　该方法被推崇为婴幼儿屈光检查的"金标准"，有条件的单位和地区也可用该方法对重点可疑人群进行屈光筛查（详见第二章第二节）。

通常正常儿童应当在出生后28~30天进行首次眼病筛查，利用上述方法和设备可以对3月龄以上婴儿进行屈光筛查，婴幼儿应每3个月进行一次屈光筛查或检查，学龄前儿童每半年验光一次，发现可疑再做进一步检查，如散瞳屈光检查和眼底检查等。

8. 视力筛查

视力即视锐度，是临床筛查与诊断弱视最常用的指标。主要包括字母视力、光栅视力和游标视力三个指标。字母视力即通常所说的视力，是最小可辨认视锐度。字母视力异常是筛查和诊断弱视的主要标准。字母视力的发育受到儿童认知能力的影响，到4~6岁时才逐渐成熟。如果条件允许，应该尽早进行，建议对3岁以上儿童进行视力筛查。在进行视力检查之前，可向家长讲述视力检查的具体方法，并让家长教会儿童。儿童如果不能很好地配合，可以在6个月之后进行复查。

用于视力筛查的视力表种类很多，不同视力表适合不同年龄段儿童，根据视标类型不同，分为条栅视力表、点视力表、图形视力表、字母视力表、数字视力表、文字视力表等；根据视标大小设计和计量方法不同，分为单字母视力表、国际标准视力表、对数视力表等，可根据患儿的年龄和配合能力选择。

3岁及以下婴幼儿的视力筛查可采用嫌恶试验法（亦称单眼遮盖厌恶试验，检测时用遮盖板分别遮挡儿童左右眼，观察儿童行为反应是否一致。两眼视力对称的儿童，分别遮挡两眼时的反应等同；若一眼对遮挡明显抗拒而另一眼不抗拒，提示双眼视力差距较大，抗拒眼为视力相对较好眼）定性检测。对于能配合的儿童，可以采用OKN和FPL进行定量检测（详见第二章第二节）。

儿童弱视筛查可以在幼儿园、小学进行，由幼儿园和学校的保健医生或初级保健单位相关人员进行筛查，也可以集中在当地的妇幼保健院进行。

上述筛查中如果发现弱视危险因素（病史）、屈光介质混浊、上睑下垂等形觉剥夺风险、显性斜视、高度屈光不正、屈光参差（表7-2），或发现两眼视力均明显低下或存在显著差异，须及时转诊。

表7-2　筛查可发现的屈光性弱视危险因素指标

月（年）龄	屈光不正	屈光参差
24月龄	散光>2.00Dc，远视>+4.50Ds，近视<-3.50Ds	>1.50Ds/1.00Dc
36月龄	散光>2.00Dc，远视>+4.00Ds，近视<-3.00Ds	>1.50Ds/1.00Dc
4岁	散光>2.00Dc，远视>+4.00Ds，近视<-3.00Ds	>1.50Ds/1.00Dc
5岁、6岁	散光>1.50Dc，远视>+3.50Ds，近视<-1.50Ds	>1.50Ds/1.00Dc

注：数据来源于国家卫生健康委员会《0~6岁儿童眼保健及视力检查服务规范（试行）》（2021年）。

三　儿童视觉发育过程管理"0岁起点工作方案"

本方案从学龄前儿童的视觉结构和功能的筛查和检测入手，以两眼结构和功能发育均衡性为重点，对辖区内0~6岁学龄前儿童进行普遍检查，对重点人群实施睫状肌麻痹剂散瞳验光检查，及时发现影响儿童视觉发育的结构和功能异常，有针对性地开展健康教育与医学干预，同时建立辖区学龄前儿童屈光不正和视力发育水平状况及儿童眼病相关分类数据库，为屈光不正、视力低常及罹患眼病儿童实施早期分类干预提供有力的理论依据。逐步形成宣教与医疗结合，筛查与处理衔接，临床和科研并举，公共卫生和临床医学互补的学龄前儿童视觉发育早期干预新模式。最终打造出政府相关部门统一协调管理下，医疗卫生机构分工协作，幼儿园、社区、家庭密切配合的儿童视觉发育早期立体干预体系。兹将该方案的儿童弱视防治部分（要点）介绍如下，供同行参考。

1. 时间起点：6 月龄

人类视觉系统发育敏感期从出生时开始，2~3 岁可塑性最强，4~6 岁以后明显减弱，9~12 岁敏感期结束。婴幼儿视力发育的快慢可能也存在差异，但一般倾向于视觉发育过程在 2~3 岁大致完成，5~6 岁近于成人。而双眼视觉的发育开始于出生后 4 个月，高峰在 1~3 岁，3~4 岁立体视接近成人水平，通过反复的视觉锻炼直到 5~6 岁双眼视觉才逐渐发育成熟和完善。一些眼部疾病如先天性白内障、先天性内斜视、单侧上睑下垂、屈光参差等，若在敏感期内得到治疗，既有利于单眼视力的正常发育，又有助于双眼视觉的恢复和发育，并有机会获得较高的立体视锐度，若超出敏感期，则可能导致双眼视功能不可逆的丧失！6 月龄的正常婴儿注视辐辏持续时间延长，眼外肌能持续地协调运动，不再出现眼球偏斜现象，即达到眼位，有较好的检查配合度，是早期发现并干预单眼斜视、屈光参差和易忽视的单侧形觉剥夺（大于 1.0mm 大小的屈光介质混浊、单侧上睑下垂、眼睑内翻倒睫）等弱视危险因素的最佳时间。单眼白内障在婴儿出生后 2 个月内进行白内障手术并进行光学矫正和视功能训练，预后较好，故需在出生后 1 个月内即实施筛查。

2. 起步基点：基础性普遍性筛查

（1）眼外观检查　观察眼睑有无畸形、倒睫和上睑下垂，双眼眼球大小是否对称，角膜是否透明、双侧对称，瞳孔是否居中、形圆、双侧对称，瞳孔区是否发白。

（2）光照反应检查　在 40cm 处用直接检眼镜将光线同时投照到两眼，瞳孔常态下，观察角膜映光点是否对称；（瞳孔散大状态下）观察瞳孔区的红光反射，在正常情况下，双眼瞳孔区出现红光反射，且两眼反射红光的颜色、明亮度相同。如果存在屈光介质混浊、斜视、屈光参差、严重玻璃体、视网膜病变等，则双眼红光反射出的光线颜色、亮度不同。

（3）屈光度筛查　用手持式屈光筛查仪检查，了解婴幼儿是否存在屈光状态异常（高度屈光不正、屈光参差）。

3. 技术支点：客观验光

对于存在高度屈光不正、屈光参差的婴幼儿实施睫状肌麻痹剂散瞳检影验光。

4. 干预重点：两眼不对称（不平衡）

两眼结构和功能不均衡不仅影响单眼视力的正常发育，而且会严重破坏双眼视功能发育的基础，导致双眼视功能不可逆的丧失。这些不对称（不平衡）主要包括：①眼球位置不对称（斜视）；②屈光度高低不平衡（屈光参差）；③眼睑位置不对称

（单侧上睑下垂）；④眼部外观大小不对称［大/小角膜（眼球），单侧眯眼导致的眼外观大小不对称］；⑤眼部外观颜色不对称（单侧白内障、角膜混浊）；⑥瞳孔区红光反射不对称（斜视、屈光参差、玻璃体视网膜病变）。这些"不对称（不平衡）"是斜视性弱视、屈光参差性弱视、单眼形觉剥夺性弱视相关危险因素的重要表征，这三类弱视因其对儿童视觉功能发育危害性之大而成为早期干预的重点。

该方案以区域人群为工作对象，涉及范围广，受益儿童多。设备层面，起始阶段仅用到手电、检眼镜、检影镜等简单器具设备，有条件的单位可配置便携式屈光筛查仪，除此之外无需其他昂贵、高端专业设备，资金投入少；技术层面，除儿童检影验光有一定难度，需选择专业人员并对其进行必要的培训外，其他眼部常规检查技术、屈光筛查仪使用技术等，一般人员通过简单培训即可掌握。因此，比较适合在基层单位推行。近15年来，我们以妇幼保健机构为依托，以"专科门诊+社区筛查"的模式推行此方案，尽早发现弱视危险因素，有效预防了弱视的发生。对于已发生弱视的儿童及时给予干预，不仅有效促进了弱视眼视力的正常发育，而且最大限度地争取了双眼视功能发育的宝贵时间。

为提高弱视的治疗效果，在不断探索新方法和新途径的同时，我们必须充分认识到早期发现和早期治疗对于成功治疗弱视的关键性意义。提高眼科工作者和儿童保健工作者，以及家长和社会各界对弱视的认识和重视程度，在全社会积极推广和普及防治弱视的知识，是实现弱视早期发现和早期治疗、降低弱视发病率的基础。临床在不断提高斜视诊断和治疗水平的同时，应用更多的精力做好弱视的筛查和预防工作，为弱视的早期发现和早期治疗，提高我国弱视的诊断和治疗水平奠定基础。

第三节

弱视危险因素的早期处理

弱视的危险因素包括屈光不正（高度屈光不正、屈光参差）、单眼斜视、形觉剥夺，这些因素通过形觉剥夺和两眼异常相互作用而导致弱视。对处于视觉发育期的儿童早期实施筛查，尽早发现这些危险因素，以此为基础，针对这些危险因素实施及时、有效的干预，防止弱视相关机制的出现，是预防弱视发生的关键。

 预防性屈光不正矫正

中高度远视、高度近视和散光是弱视最常见的发病原因，大部分的屈光不正都是先天性的。预防性屈光不正矫正是一项非常重要的预防措施。不仅能避免高度屈光不正引发的形觉剥夺机制的启动，还能及时消除屈光参差和调节性内斜视导致的两眼异常相互作用。凡是患儿的屈光不正达到或超过弱视诊断的标准或引发调节性内斜视，就有可能患弱视，因此对于此类儿童，无论其能否配合视力检查，只要存在这样的风险，都应该给予矫正。

美国眼科学会《眼科临床指南》中提出，1~3岁婴幼儿存在屈光不正，如果屈光不正的度数超过以下指标（表7-3），就应该给予预防性矫正。

表 7-3　婴幼儿屈光不正矫正指南

	屈光不正度数（D)		
	0~1 岁	1~2 岁	2~3 岁
双眼屈光不正相近			
近视	≥-4.00	≥-4.00	≥-3.00
远视无内斜视	≥+6.00	≥+5.00	≥+4.50
远视合并内斜视	>+2.00	>+2.00	>+1.50

续表

屈光不正度数（D）		
散光	≥3.00	≥2.50	>2.00
双眼屈光参差		
近视	≥-2.50	≥-2.50	≥-2.00
远视	≥+2.50	≥+2.00	≥+1.50
散光	≥2.50	≥2.00	≥2.00

从上表可以看出，远视合并内斜视的矫正起点要远远低于远视无内斜视的矫正起点度数，双眼屈光参差的矫正起点要低于双眼屈光不正相近的矫正起点度数，这与内斜视和屈光参差导致弱视的风险程度相对较高的特点是一致的。

中华医学会眼科学分会眼视光学组经过大量的调查研究，结合国内的情况，参考美国眼科学会相关的视光临床实践指南及大量文献，制定了《儿童屈光矫正专家共识（2017年）》，该共识再次推荐了上述标准，并进一步强调：3~10岁儿童，低度远视（≤+3.00D）者，如出现视力下降，伴双眼视功能障碍或其他功能性视觉问题，则需要矫正远视。中高度远视（+3.00~+5.00D）者，需要进行光学矫正。一般认为，屈光度数>+3.00D者，必须进行屈光矫正。屈光矫正的度数需结合小瞳孔下检影验光，以及睫状肌麻痹后检影验光和主觉验光的结果，同时需考虑调节、双眼视功能以及患儿的依从性等来确定。学龄前及学龄儿童>1.50D的顺规及逆规散光，>1.00D的斜轴散光需配镜矫正。该共识还特别强调：高度远视，特别是伴有屈光参差性远视的儿童，他们在早期（2~3岁以前）往往没有明显体征（如尚未表现出内斜视等），往往伴弱视或斜视风险，需更加密切随访并早期进行干预。

二　恰当处理眼位偏斜

单眼斜视是导致弱视的另一个常见危险因素，这一因素导致的弱视具有3个特点：①发病机制的多重性。斜视性弱视患者，在斜视眼黄斑上形成的物像与注视眼黄斑上的物像不同，引起竞争，因此存在双眼异常相互作用；斜视眼的聚焦物像是由注视眼的调节需要决定的，所以斜视眼的物像常常是模糊的，因此也存在形觉剥夺问题。②对视功能发育影响的严重性。斜视性弱视不仅影响弱视眼视力，还会破坏双眼视觉功能的发育，导致立体视等高级视功能的终身丧失。③部分患者病因的隐蔽性。斜视性弱视患者其弱视的严重程度与斜视程度不存在正相关，即微小斜视可以导致重度弱视。这一特点与屈光参差性弱视（屈光参差越大，弱视风险越高、程度相对越重）的特点迥异，这也是导致一些斜视性弱视被漏诊、被忽视的重要原因之一。对于处于视觉发育早期的婴幼儿，一旦发现有弱视风险的眼位偏斜，必须高度重视，积极采取有效措施，预防斜视性弱视的发生！早期处理方式包括非手术和手术两大类，前者为首选。常见有弱视风险的眼位偏斜及处理原则（建议）见表7-4。

表7-4　有弱视风险的眼位偏斜及处理原则（建议）

斜视类型	非手术	手术（时机）
屈光调节性内斜视	完全矫正远视	无需手术
高 AC/A 型内斜视	配戴双光/多焦点眼镜	常规手术时机
部分调节性内斜视	完全矫正远视+常规处理	常规手术时机
先天性内斜视	肉毒素注射+常规处理	经非手术处理后仍无效时
其他内斜视	常规处理	经非手术处理后仍无效时
共同性外斜视	常规处理	常规手术时机
非共同性外斜视	常规处理	经非手术处理后仍无效时
继发性外斜视	常规处理	常规手术时机
先天性外斜视	常规处理	一般 12~18 月龄
垂直斜视	常规处理	经非手术处理后仍无效时

注：上表中"非手术"干预方式项的"常规处理"包括常规矫正屈光不正和适当遮盖非斜视眼，必要时辅以棱镜矫正。"手术"干预方式项的"常规手术时机"是指两眼可交替注视或视力平衡/接近时。

所有非手术或手术方式处理的主要目的是保证两眼能同时注视目标或遮盖注视眼时，偏斜眼能正常注视目标，为弱视的预防和治疗创造基本条件（否则视为"无效"），同时让双眼视觉功能的发育成为可能。

三　及时发现并处理导致形觉剥夺性弱视的危险因素

导致形觉剥夺性弱视的主要危险因素包括儿童视觉发育期的屈光介质混浊、完全性上睑下垂和婴幼儿期因治疗疾病的需要而采用的不适当遮盖。常见的屈光介质混浊有白内障、角膜混浊、感染性或非感染性眼内炎、玻璃体积血等。早期发现、及时、合理处理这些疾病及其"衍生"的屈光不正和斜视问题，是预防和治疗弱视的关键。

同时还必须注意到，与双眼形觉剥夺形成的弱视比较，单眼形觉剥夺性弱视更难以治疗，尤其在视觉发育的关键期，单眼形觉剥夺导致剥夺性弱视发生的危险性明显

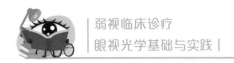

增高。有研究表明，出生后早期单眼形觉剥夺时间>1周可导致不可逆的视力下降。因此，我们应重视形觉剥夺性弱视形成的规律，减小弱视形成的危险性，避免弱视的发生。

婴幼儿白内障是形觉剥夺性弱视常见病因之一（详见第五章第二节），手术摘除是预防弱视的重要手段。手术指征的把握、手术时机的选择、术后视功能重建是有效预防白内障相关形觉剥夺性弱视的三大关键！

白内障手术指征的把握须权衡手术摘除病变晶状体带来的视力改善和调节功能永久丧失之间的关系，结合患儿自身情况，综合参考晶状体混浊的位置、程度、范围及其对视功能的影响，从而决定手术治疗的必要性。中华医学会眼科学分会白内障及屈光手术学组《中国儿童白内障围手术期管理专家共识（2022年）》推荐了手术指征。①不能配合视力检查的患儿：致密的核性白内障；混浊位于视轴且直径大于3mm；晶状体混浊影响眼底检查或屈光检查；合并斜视、弱视、眼球震颤；无法固视。②可配合视力检查的患儿：由晶状体原因引起最佳矫正视力低于0.4。对于暂时无上述手术指征的患儿可选择保守治疗，但应进行密切随访，注意患儿视觉行为的异常，如固视困难、歪头视物、眼球震颤、双眼运动不协调等，严密观察晶状体混浊范围和密度的进展情况以及晶状体形态的改变（如晶状体前、后圆锥或膨出），必要时选择手术干预。

除上述手术指征之外，白内障手术时机的选择是预防形觉剥夺性弱视的另一个关键。共识认为：出生后6周内是视觉发育的重要时期，对于单眼罹患白内障的儿童，6周龄前接受白内障摘除手术可最大限度减轻形觉剥夺导致的不良视觉后果。然而，若在出生后4周内进行手术，可能显著增加患儿术后发生继发性青光眼的风险。因此，对于明显影响视觉的单眼白内障（合并明显的单眼固视障碍、晶状体明显致密混浊、眼底红光反射消失等），可在出生后4~6周行白内障摘除手术。对于双眼致密混浊的白内障，在出生后10周内行手术治疗可获得良好的视觉预后。为避免患儿出现不可逆弱视和眼球震颤，可尽量将手术时间提前至出生后8周内。为避免第二只眼发生形觉剥夺性弱视，双眼手术间隔时间不宜过长，在全身麻醉允许的情况下，应尽快进行第二只眼手术。当不得不延迟第二只眼手术时，可对第一只眼术后进行间断性遮盖，直到第二只眼手术完成。但是，不建议常规在同一天内即时连续行双眼白内障摘除手术，以免增加双眼同时发生严重并发症的风险。若综合权衡麻醉风险、就诊难度、眼部情况后，不得不选用此种手术方案，则须向患儿家长充分说明风险和益处，并且在围手术期对双眼必须使用完全独立的两套手术用品（布巾、手术器械和药物）。

白内障术后视功能重建包括弱视治疗和双眼视功能训练。白内障摘除手术后有效的屈光矫正是帮助患儿获得良好视觉效果、预防和辅助治疗弱视的重要前提，应根据患儿具体情况选择合理的屈光矫正方法，并长期密切随访，及时调整屈光矫正方案。及时、合理矫正屈光不正基础上的弱视训练，也是双眼视功能重建的重要基础（详见第三章第二节）。

除白内障之外，发生于婴幼儿的角膜混浊、玻璃体积血（混浊）也是形觉剥夺性弱视的高危因素。预防眼外伤，积极治疗发生于这些部位的外伤和感染等相关疾病，最大限度地保证屈光介质的完整、均一、透明，是预防形觉剥夺性弱视的关键（详见第五章第七节）。

除上述发生于屈光介质的器质性病变外，上睑下垂和不恰当遮盖是导致形觉剥夺性弱视的常见危险因素，因其与角膜、晶状体等屈光介质相比"远"离眼球，往往容易被忽视。

上睑下垂是临床常见多发病，该疾病不仅影响患者外观，而且会对视功能造成不良影响。在正常情况下，睁眼平视时上睑缘遮盖角膜上缘≤2mm；在排除额肌作用的情况下，遮盖>2mm即可诊断为上睑下垂。单侧上睑下垂者可与正常侧进行对比估计下垂量：两眼平视时，两侧睑裂高度差，即为下垂量。双侧上睑下垂者则需观察上睑缘遮盖角膜的程度，根据遮盖程度分为：①轻度，遮盖≤4mm，此时下垂量≤2mm；②中度，遮盖>4~6mm，下垂量>2~4mm；③重度，遮盖>6mm，遮盖达到瞳孔中央，此时下垂量>4mm。发生于婴幼儿的完全性上睑下垂是导致形觉剥夺性弱视的常见原因之一。

婴幼儿上睑下垂以先天性为主，患病率约0.18%，主要表现为出生后出现单眼或双眼上眼睑不能上抬或上抬不足，上眼睑部分或完全遮盖瞳孔。先天性上睑下垂的儿童，一般睁眼比较晚，在出生后几天或者几周都不能睁大眼睛。中重度上睑下垂一般都需要手术治疗。我国《上睑下垂诊治专家共识》（2017年）推荐的手术时机为：①轻至中度上睑下垂，因为瞳孔可以部分或全部暴露，较少发生形觉剥夺性弱视，故可以在患者年龄较大，可以配合局部麻醉后手术矫正，如考虑社会心理因素，可以在学龄前期即3~5岁手术。②单眼重度上睑下垂，因瞳孔全部遮盖，仰头视物，为预防形觉剥夺性弱视及脊柱发育问题，可在1岁左右手术。③小睑裂综合征，属于重度上睑下垂，可于2岁左右手术。手术可以分两期进行，先做内外眦成形，6~12个月后二期行上睑下垂矫正手术。④双侧肌力不同的上睑下垂，由于Hering反射（双侧上睑提肌受到统一的神经支配，对于上睑下垂患者，其下垂侧或下垂更严重一侧会代偿性地引起双侧神经支配作用增强，导致对侧眼睑位置假性抬高），表现为下垂眼睑矫正完成后，对侧眼睑下垂加重。因此对于双侧肌力不同的上睑下垂建议先对下垂较重侧进行矫正，待半年左右眼睑形态稳定后再进行对侧下垂的矫正。

不恰当遮盖主要源于两个方面：①为治疗外眼病而遮盖患眼和医源性眼睑缝合；②因治疗弱视而遮盖健眼。赵堪兴教授早在 2002 年就撰文指出：对于出生后早期因治疗疾病必须行（患眼）单眼遮盖者，遮盖时间应严格限于 1 天或 2 天；对弱视儿童采用遮盖疗法治疗时，健眼的遮盖时间和复查周期均应结合年龄因素，复查时间 1 岁儿童应≤1 周，2 岁儿童应≤2 周，3 岁儿童应≤3 周，4 岁儿童可间隔 1 个月；对于婴幼儿应提倡部分时间遮盖，避免全时遮盖，以防止遮盖性弱视形成。近年来，不恰当遮盖导致弱视的风险也越来越引起人们的关注和重视。美国眼科学会《眼科临床指南》将遮盖性弱视（亦称反向弱视）与屈光性弱视、斜视性弱视、形觉剥夺性弱视并列为弱视的四大类型之一。2006 年中华医学会眼科分会组织相关专家在美国眼科学会发布的《眼科临床指南》总结的基础上，根据我国眼科的实际情况，对弱视患者治疗过程中随诊评估的间隔时间提出了明确建议（表 7-5），对预防遮盖性弱视的发生发挥了积极作用。

表 7-5　不同年龄段弱视患者积极治疗过程中的随诊评估间隔时间

年龄（岁）	高遮盖比例（≥清醒期 70%）	低遮盖比例（≤清醒期 70%）	维持治疗和观察时间
0~1	几天~2 周	2~4 周	1~4 个月
1~2	2~4 周	2~8 个月	2~4 个月
2~3	3~8 周	2~3 个月	2~4 个月
3~4	4~12 周	2~3 个月	2~6 个月
4~5	4~16 周	2~3 个月	2~6 个月
5~7	6~16 周	2~3 个月	2~6 个月
7~9	8~16 周	3~6 个月	3~12 个月
9 岁以上	8~16 周	3~6 个月	6~12 个月

弱视是儿童发育过程中易发的多病因疾病，只有提高眼科工作者、儿童保健工作者、幼儿园和学校保健医师，以及家长和社会各界对弱视危害的认识，实现弱视早筛查、早诊断、早治疗，共同构筑起守护孩子光明的长城，才能最大程度预防弱视的发生，使所有的弱视儿童获得令人满意的治疗效果，让他们拥有一个光明的未来！

参考文献

［1］闫洪禄．眼生理学［M］．北京：人民卫生出版社，2001：3-233.

［2］李凤鸣．中华眼科学［M］．北京：人民卫生出版社，2005：2773-2978.

［3］王宁利．同仁视光与配镜实用技术［M］．北京：人民军医出版社，2013：245-303.

［4］严宏．弱视［M］．北京：科学出版社，2007：182-258.

［5］THOMAS L S．Basic and Clinical Science Course（BCSC）Pediatric Ophthalmology and Strabismus［M］．刘娜，译．北京：中华医学会，2002：259-265.

［6］SCHEIMAN M，WICK B，STEINMAN B．Clinical Management of Binocular Vision ［M］．李丽华，译．北京：人民卫生出版社，2022：2-67.

［7］中华人民共和国国家卫生健康委员会．病历书写基本规范［DB/OL］．（2010-02-04）［2023-09-25］．http：//www.nhc.gov.cn/wjw/gfxwj/201304/1917f257cd774af a835cff168dc4ea41.shtml.

［8］中华人民共和国国家卫生健康委员会．电子病历应用管理规范（试行）［DB/OL］．（2017-02-22）［2023-09-25］．http：//www.nhc.gov.cn/yzygj/s3593/201702/22 bb2525318f496f846e 8566754876a1.shtml.

［9］中华人民共和国国家卫生健康委员会．0~6岁儿童眼保健及视力检查服务规范（试行）［DB/OL］．（2021-06-23）［2024-01-01］．http：//www.nhc.gov.cn/fys/s7906/202106/15c5e7d23b3843daa3d87d2d7cebc3ce.shtml.

［10］中华人民共和国国家质量监督检验检疫总局，中国国家标准化管理委员会．眼科光学术语：GB/T 26397—2011［S］．北京：中国标准出版社，2011：1-53.

［11］中华人民共和国国家质量监督检验检疫总局，中国国家标准化管理委员会．配装眼镜：GB 13511.1—2011［S］．北京：中国标准出版社，2011：1-6.

［12］中华医学会眼科学分会斜视与小儿眼科学组．中国儿童睫状肌麻痹验光及安全用药专家共识（2019年）［J］．中华眼科杂志，2019，55（1）：7-12.

［13］张颖．学龄前儿童弱视的早期筛查［J］．国际眼科杂志，2020，20（7）：1183-1186.

［14］周哲.LSC-1型弱视增视治疗系统的开发与临床应用［C］//中国科协年会论文集.自主创新与高科技产业化.北京：中国科学技术协会，2006：214-221.

［15］中华医学会眼科学分会斜视与小儿眼科学组.弱视诊断专家共识（2011年）［J］.中华眼科杂志，2011，47（8）：768.

［16］中华医学会眼科分会斜视与小儿眼科学组.中国儿童弱视防治专家共识（2021年）［J］.中华眼科杂志，2021，57（5）：336-340.

［17］American Academy of Ophthalmology. Amblyopia preferred practice pattern［DB/OL］.（2022-12-14）［2023-12-23］.https：//www. aaojournal. org/article/S0161-6420（22）00865-X/fulltext.

［18］中华医学会眼科学分会斜视与小儿眼科学组.中国儿童睫状肌麻痹验光及安全用药专家共识（2019年）［J］.中华眼科杂志，2019，55（1）：7-12.

［19］曹宁，卢秀珍，路琦，等.对比敏感度检查在眼科科研及诊疗中的应用［J］.国际眼科杂志，2020，20（10）：1736-1739.

［20］周靖晶，戴鸿斌，张友华.弱视儿童与正常儿童对比敏感度差异［J］.中华眼视光学与视觉科学杂志，2022，24（4）：241-247.

［21］张方华.我国弱视与斜视防治10年进展［J］.中华眼科杂志，2000，36（3）：208-211.

［22］梅斯.中国儿童斜弱视数字治疗现状白皮书（2022）［DB/OL］.（2023-03-01）［2023-11-13］.https：//www. 163. com/dy/article/HUOUSB440511B3FV. html.

［23］姚静，赵晨.规范弱视的诊断和治疗：解读2017年版弱视眼科临床指南［J］.中国眼耳鼻喉科杂志，2019，19（5）：297-299.

［24］綦瑞，朱金燕，王晓光，等.易误诊为弱视的遗传性视网膜疾病基因型及表型分析［J］.中华实验眼科杂志，2019，37（11）：888-895.

［25］中国眼遗传病诊疗小组，中国眼科遗传联盟.眼遗传病基因诊断方法专家共识［J］.中华实验眼科杂志，2018，36（7）：481-488.

［26］中华医学会眼科学分会眼底病学组，中华医学会儿科学分会眼科学组，中华医学会眼科学分会眼整形眼眶病学组.中国视网膜母细胞瘤诊断和治疗指南（2019年）［J］.中华眼科杂志，2019，55（10）：726-738.

［27］HESS R F, MANSOURI B, THOMPSON B. A new binocular approach to the treatment of amblyopia in adults well beyond the critical period of visual development［J］. Restor Neurol Neurosci，2010，28（6）：793-802.

［28］黄叔仁. 临床眼底病学［M］. 合肥：安徽科学技术出版社，1994：15-27，101-104.

［29］中华医学会儿科学分会眼科学组. 我国斜视分类专家共识（2015 年）［J］. 中华眼科杂志，2015，51（6）：408-410.

［30］中华预防医学会公共卫生眼科分会. 中国学龄儿童眼球远视储备、眼轴长度、角膜曲率参考区间及相关遗传因素专家共识（2022 年）［J］. 中华眼科杂志，2022，58（2）：96-102.

［31］赵堪兴，郑曰忠. 目前我国弱视临床防治中亟待解决的问题［J］. 中华眼科杂志，2009，45（11）：961-962.

［32］闫洪禄. 小儿眼科学［M］. 北京：人民卫生出版社，2002：1-49，232-303，546-561.

［33］中华医学会眼科学分会眼视光学组. 儿童屈光矫正专家共识（2017）［J］. 中华眼视光学与视觉科学杂志，2017，19（12）：705-710.

［34］中华医学会眼科学分会白内障及屈光手术学组. 中国儿童白内障围手术期管理专家共识（2022 年）［J］. 中华眼科杂志，2022，58（5）：326-333.

［35］赵堪兴. 早期发现和早期干预，努力提高弱视的防治水平［J］. 中华眼科杂志，2002，38（8）：449-451.

［36］《上睑下垂诊治专家共识》制定专家组. 上睑下垂诊治专家共识［J］. 中华医学杂志，2017，97（6）：406-411.

［37］中华医学会眼科学分会. 几种主要眼病临床指南总结（一）［J］. 中华眼科杂志，2006，42（10）：954-960.

［38］张瑶洁. 偏心注视性弱视的诊断和治疗分析［J］. 中国眼镜科技杂志，2021（1）：147-151.

［39］黄佳. 视觉敏感期后弱视的可塑性研究进展［J］. 眼视光学杂志，2006，8（5）：338-340.

［40］曹宁，卢秀珍，毕爱玲，等. 对比敏感度检测方法的研究进展［J］. 国际眼科杂志，2020，20（7）：1192-1196.

［41］李丹，李军，吕亚静，等. 儿童远视性弱视眼调节幅度及调节灵活度的研究［J］. 中国实用眼科杂志，2012，30（6）：666-669.

后 记

经过 3 年多的酝酿和 1 年多的编写，这本书终于可以付梓了！这种感觉说是有点像"十月怀胎，一朝分娩"，好像也不太准确，如果非要套用这句话来描述一下此中真切的感受，应该更像是 20 多年"怀胎"，终得"剖宫"而产！而这一"胎"开始孕育其实是在 24 年前，我进入北京同仁医院并决定把儿童弱视诊疗作为终身职业的那一刻。在此，要特别地感谢张瑶洁先生，是他始于 8 年前的"处心积虑"，和 1 年多来的高效努力，促成了这一弱婴的呱呱落地！

在儿童青少年近视问题炙热于朝野的当下，写一本关于弱视的书，似乎不太合乎时宜，然纵观巨大的儿童眼保健市场，一方面，琳琅满目的弱视训练产品、比比皆是的弱视训练机构、诸如"弱视儿童超过 8 岁就无法治疗"之类五花八门的"科普"宣传，另许许多多的家长在焦虑和恐惧中颠沛流离，不堪重负；另一方面，不少的主流从业者遇低龄患儿时知难而退，一句"等孩子长大再说"让许多弱视儿童错失早期干预良机！高冷的专精业界和过热的商业市场形成了强烈的反差。有鉴于此，我们真切地感受到，在弱视恰当干预问题上，进一步明确适宜人群、弄清适宜技术、熟悉适宜设备很有必要。

基于上述原因和理念，在编写此书时，我们兼顾了专业临床实践和大众科普宣传两方面的需求。在专业角度，注意到有志于从事本专业的新同事对基础理论的需求，选择性介绍了与弱视诊疗相关的解剖和生理知识，在此基础上进一步介绍了视觉系统的发育，其中重点介绍了关于视觉发育敏感期的业界主流共识，和基于我国实际情况的弱视定义与分类。试图从基础层面勾勒出弱视干预的适宜人群之易识特征，作为临床诊治和科普宣传的共同基础。

弱视的诊断是本书的重点，也是弱视诊疗环节的重点。我们在对"一个定义"（弱视定义），"两大机制"（导致弱视的"形觉剥夺"和"两眼异常相互作用"机制），"三大病因"（屈光不正、单眼斜视、形觉剥夺）进行深入探讨和通俗解读的基础上，结合多年的临床实践经验，提出了弱视诊断过程中的"八大关注"，循此道而行，或可最大程度地避免弱视的误诊和漏诊。

弱视治疗是目前业界争议较多的问题，国内外许多视光学和小儿眼科工作者在治疗方法和手段方面作了许多富于创造性的尝试和探索，本书仅就目前相对成熟和大家公认的部分，结合作者从业过程中长期应用一些方法而得到的点滴感悟，择其重要和可行者给予了或详或略的介绍。关于弱视治疗，因目前尚缺乏明确的治愈标准，许多从业者习惯于从诊断标准出发，将关注点都集中于对弱视眼视力的改善和恢复上，而忽视了双眼视功能的评估和干预，这也是许多弱视患者治愈后复发，或"康复"后正常生活和工作仍然受限的根本原因。我们认为，双眼视功能重建是弱视治疗的出发点和落脚点，围绕此观点，本书在弱视治疗后半部分重点介绍了此方面的理念和做法，供同行读者参考。

在多年的临床工作中，我们还注意到，作为弱视的一个特例，注视异常导致的弱视被忽视，导致许多此类患者被漏诊，即便是被纳入治疗，由于病因不明确，治疗方法选择不当，盲目训练时间最长者竟逾8年，中途放弃治疗者亦不在少数。有鉴于此，本书在复习经典专著的基础上，结合笔者多年的实践经验，详细介绍了注视异常的检查技术、甄别方法和临床矫治技术，希望能给遇此困惑的同行些许裨益。

弱视作为多病因功能性眼病，与许多眼病密切相关，这些眼病有的是导致弱视的原因，有的貌似弱视而并非弱视，他们或是弱视诊疗过程中需要克服的"堡垒"，或是弱视诊断时容易掉入的"坑"。本书列出了7类弱视相关眼病，供专业读者参考。

"工欲善其事，必先利其器。"明确了弱视的诊断、清晰了治疗方向和方法，适宜器具的选择和使用乃是保证疗效的关键！同时，合理选择必需器具，既能最大程度减轻患者的治疗负担，保证患者的治疗依从性，又能避免患者家庭和社会不必要的经济负担。本书对现有的弱视诊疗相关主流器具和设备的设计原理、性能、使用方法和注意事项进行集中介绍，供同事们有选择之需时参考。

中西医并重是我国卫生工作的基本方针，也是我国医药卫生事业的显著特征和优势，在弱视的病机认识、辨证施治方面，中医药也有其独到之处和不可忽视的重要作用，本书专设一章，对其进行扼要介绍，当"西医"之道"山穷水尽"之时，借此或能"柳暗花明"。

著名科学家富兰克林曾经说过："一分预防胜过十分治疗"（An ounce of prevention is worth a pound of cure）。弱视诊疗与其说是一项医学工程，不如说是一项社会工程。早期的预防和管理才是最大程度避免弱视发生、最高品质实现弱视治愈的重要前提和基础。为此，我们在前述勾勒弱视人群特征的基础上，在本书最后一章结合新近制定的

《中国儿童弱视防治专家共识（2021年）》、《0~6岁儿童眼保健及视力检查服务规范（试行）》（2021年）和《中国婴幼儿视力评估专家共识（2023年）》等重要文件，重点介绍了儿童弱视早预防、早发现、早干预的重要理念和方法，并介绍了作者总结近10年工作经验制定并在基层医疗机构推行了近15年的"儿童视觉发育过程管理'0岁起点工作方案'"实例，供幼教、妇幼机构等相关工作人员在科普和临床工作中参考，其中弱视预防宣教和家庭指导部分内容，或可疏解部分家长在此方面的育儿焦虑。

笔者从2000年7月始进入北京同仁医院工作，师从弱视专家黄淑琴老师，至今已近24年，感恩这个有着138年辉煌历史的医学圣殿给予我的文化熏陶和专业滋养，感恩黄淑琴老师的专业启蒙和无私帮助！正是在这样的人文环境和专业氛围中，我得以接触到数以万计的弱视患者和他们的家长，在给他们提供力所能及的专业帮助的同时，更多的是从他们身上得到了很多书本上没有的专业启迪。此书所及内容除业界前辈的经典专业理论和同道老师的新近专业集成之外，许多"经验"就是他们的宝贵贡献。本书中的部分"特写"照片，有的是他们在就诊过程中的留影，有的则是专为本书所拍，当向他们说明意图和征求意见时，无不慷慨支持。在此，谨对这群无法一一列举的有缘人的宝贵贡献和慷慨支持表示衷心感谢！还要特别感谢我的同仁团队的同事和各级领导多年来对我的包容、支持和帮助！感谢福盛康团队的朋友对我的信任、帮助和对此书的辛苦付出！特别感谢彩虹女士在百忙之中逐字逐句通读全书，为本书的文字表达把关并提出了许多重要的修改意见！感谢瓜瓜同学在本书编写过程中恰到好处的帮助和支持，使此书的编写在艰难中得以有始有终！

笔者将此书喻之以"弱婴"，除情感层面的珍惜之外，更多的还有对其成长的期待和缺憾的担忧，限于作者的学术水平和专业经验，书中肯定有许多不妥甚至谬误之处，还请各位有缘人不吝赐教，以便于及时勘正。

特为此记。

2024年5月18日于北京